AF569881

E. Alagoda-Coeln

Nuad begreifen

Praxis der traditionellen thailändischen Massage,
Faszienlinien, Yogapositionen

Eva Alagoda-Coeln

Nuad begreifen

Praxis der traditionellen thailändischen Massage, Faszienlinien, Yogapositionen

1. Auflage

Mit einem Geleitwort von: Dr. med. Silvia Sitter, Wien

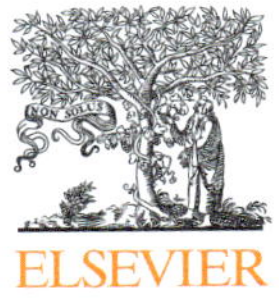

Elsevier GmbH, Hackerbrücke 6, 80335 München, Deutschland
Wir freuen uns über Ihr Feedback und Ihre Anregungen an books.cs.muc@elsevier.com

ISBN 978-3-437-58711-5
eISBN 978-3-437-06152-3

1. Auflage 2020

Wichtiger Hinweis für den Benutzer
Ärzte/Praktiker und Forscher müssen sich bei der Bewertung und Anwendung aller hier beschriebenen Informationen, Methoden, Wirkstoffe oder Experimente stets auf ihre eigenen Erfahrungen und Kenntnisse verlassen. Bedingt durch den schnellen Wissenszuwachs insbesondere in den medizinischen Wissenschaften sollte eine unabhängige Überprüfung von Diagnosen und Arzneimitteldosierungen erfolgen. Im größtmöglichen Umfang des Gesetzes wird von Elsevier, den Autoren, Redakteuren oder Beitragenden keinerlei Haftung in Bezug auf jegliche Verletzung und/oder Schäden an Personen oder Eigentum, im Rahmen von Produkthaftung, Fahrlässigkeit oder anderweitig, übernommen. Dies gilt gleichermaßen für jegliche Anwendung oder Bedienung der in diesem Werk aufgeführten Methoden, Produkte, Anweisungen oder Konzepte.

Für die Vollständigkeit und Auswahl der aufgeführten Medikamente übernimmt der Verlag keine Gewähr.
Geschützte Warennamen (Warenzeichen) werden in der Regel besonders kenntlich gemacht (®). Aus dem Fehlen eines solchen Hinweises kann jedoch nicht automatisch geschlossen werden, dass es sich um einen freien Warennamen handelt.

Bibliografische Information der Deutschen Nationalbibliothek
Die Deutsche Nationalbibliothek verzeichnet diese Publikation in der Deutschen Nationalbibliografie; detaillierte bibliografische Daten sind im Internet über http://www.dnb.de/ abrufbar.

20 21 22 23 24 5 4 3 2 1

Um den Textfluss nicht zu stören, wurde bei Patienten und Berufsbezeichnungen die grammatikalisch feminine Form gewählt. Selbstverständlich sind in diesen Fällen immer Frauen und Männer gemeint.

Planung: Marko Schweizer
Projektmanagement: Elisabeth Märtz
Redaktion: Willi Haas, München
Herstellung: Dietmar Radünz, Leipzig
Satz: abavo GmbH, Buchloe
Druck und Bindung: Drukarnia Dimograf Sp. z o. o., Bielsko-Biała/Polen
Fotografien: Dipl.-HTL-Ing. Alexander Eder, Wien, Nuad-Praktiker, www.koerperwerkraum.at
Umschlaggestaltung: SpieszDesign, Neu-Ulm
Titelfotografien: Alexander Eder, Wien

Aktuelle Informationen finden Sie im Internet unter **www.elsevier.de**

Geleitwort

Wir alle teilen uns eine Welt.

Unterschiede und Gemeinsamkeiten entdecken, vielfältige Einblicke in mögliche Sichtweisen auf diese Welt und unseren Umgang mit ihr zu erlangen und damit auch unseren Bedürfnissen und Problemen zu begegnen, können Herausforderung und Bereicherung sein. Stehen Achtsamkeit, wertschätzende Akzeptanz der Pluralität und ehrliches Interesse am anderen im Vordergrund, kann das Brückenbauen gelingen und zur Entdeckung neuer Schätze beitragen.

Wie in diesem Buch über Nuad. Eva Alagoda-Coeln verbindet auf interessante und anschauliche Weise Theorie und Praxis, östliche Tradition und westlichen Blickwinkel, altbewährtes asiatisches Wissen und moderne Erkenntnisse aus der Faszienforschung.

Faszien – dieses faszinierende Netzwerk aus Sehnen, Bändern, Muskel- und Organhüllen und Bindegewebe, das größte sensorische Organ unseres Körpers, das alles mit allem verbindet – hier finden wesentliche Stoffwechselvorgänge und Informationsübertragungen statt. Faszien haben Stütz- und Trägerfunktion, sie schützen vor Krafteinwirkungen, wirken wie Stoßdämpfer und unterstützen das Gefäß- und Immunsystem. Die Hand, die berührt, wie bei Behandlungen wie Nuad, wirkt über den sensorischen Input auch auf das Nervensystem und hilft, Systeme zu regulieren und Spannungen auszugleichen. Ins Fließen und in Bewegung bringen – das steht im Zentrum jeder Regulationsbehandlung.

Die heilsame Wirkung von Berührung war zu allen Zeiten in allen Kulturen bekannt. Berührung ist ein Grundbedürfnis, sie ist die erste und universellste Sprache, die wir sprechen. Berührung hilft uns, uns besser zu spüren, kann unser Immunsystem stärken und unseren Blutdruck regulieren, sie tröstet und beruhigt, gibt Halt, motiviert und vitalisiert, stärkt unsere Aufmerksamkeit, reduziert Stress und aktiviert Glückshormone.

Auch dazu kann Nuad beitragen. Lassen Sie sich von der Lektüre dieses Buches berühren. Viel Freude beim Lesen.

Wien, Winter 2019
Dr. med. Silvia Sitter

Danksagung

Dank an meine Tochter Sanja: Du hast mir Zeit und Raum gelassen, um dieses Buch zu schreiben, und die Freude über dessen Entstehung mit mir geteilt!

Dank an meinen Sohn Marlon: Du bist mir ein kritischer, konstruktiver und liebevoller Gesprächspartner!

Dank an meine Eltern: weil ihr mich immer ermutigt habt!

Dank an meinen lieben Freund Peter: für deine Begleitung zum Verlag nach München, dein Zuhören und auch Texte kritisch lesen!

Dank an meine Freundinnen und Freunde: für eure Geduld mit meinem Buch als Thema und eure Ideen!

Dank an meinen Bruder Robert: für deinen juristischen Blick auf den Vertrag und entsprechende Formulierungen!

Dank an meinen Coach Bernhard Siegl: für deinen extrem hilfreichen Blick, deine Recherche und Unterstützung bei der Erstellung des Exposés!

Dank an Kerstin und Alex: für euer nuad-spezifisches Lektorat dieses Buches.

Dank an Dr. Silvia Sitter: für dein medizinisches Lektorat noch vor dem Verlag, die vielen vorangehenden Gespräche zum Thema Gesundheit und dein Vorwort!

Dank an Bettina Gecse-Kofler: für dein umfangreiches Wissen über Yoga, die Yoga-Texte und Bezugnahme zu Nuad sowie deinen Unterricht beim Lehrgang seit vielen Jahren!

Dank an Lena Raubaum: für deine wunderbaren Gedichte, hier das Nachwort! Und für deine vielschichtige Unterstützung als Online-Redakteurin und Yoga-Lehrerin!

Dank an meine Helferinnen bei den Fotos: Maria als Modell für Nuad, Bettina als Modell für Yoga und Alex als Fotograf.

Dank an die Leitung des Prana-Yoga-Studios: für die Nutzung der Räumlichkeiten!

Dank an mein Team beim Verlag Elsevier: Marko Schweizer als Erstkontakt und Ansprechperson für alles, Elisabeth Märtz für das Projektmanagement und Willi Haas für das Lektorat!

Dank an meine Klientinnen: für euer Vertrauen schon seit vielen Jahren, die Möglichkeit, euch bei eurer Gesundheit zu unterstützen!

Dank an meine Schülerinnen: für eure Fragen und weil ihr mich fordert!

Dank an meine Lehrerinnen in Österreich und Thailand: weil ihr mir diese wunderbare Methode vermittelt habt!

Dank an die Unesco, die am 13. Dezember 2019 Nuad Thai als Weltkulturerbe anerkannt hat!

Und – last not least – Dank an Gabi Holzreiter: Du hast mir im Frühjahr 1988 von deiner Zeit in Thailand erzählt, von Nuad geschwärmt, mir detailliert die Behandlung beschrieben und mit den Worten „Ich glaube, das ist etwas für dich!“ einen Samen gesät, der mein Leben maßgeblich beeinflusst hat.

Wien, Winter 2019
Eva Alagoda-Coeln

Adressen

Eva Alagoda-Coeln
Servitengasse 21/9
1090 Wien
Österreich
+43 680 2120456
office@nuad-und-massage.at
www.nuad-und-massage.at

Weiterführende Schulen:
Old Chiang Mai Hospital
238/1 Wua Lai Rd
Haiya Subdistrict, Mueang Chiang Mai District
Chiang Mai 50100
Thailand
www.thaimassageschool.ac.th

ITM – International Training Massage School
59/9 Chang Puek Road Soi 4
T. Sri Phum, A. Muang
Chiang Mai 50200
Thailand
E-Mail: itm@itmthaimassage.com
www.itmthaimassage.com

Sunshine-Network:
www.asokananda.com/thaiyoga.html

Nuad-Anbieter*innen in Österreich:
www.yogaguide.at

*Internationale Website – Schulen, Praktiker*innen, Literatur, Archiv:*
www.thaihealingalliance.com

Verein Nuad-Austria:
www.nuad.at

Abkürzungen

A	Ansatz
BW	Brustwirbel
BWS	Brustwirbelsäule
C	die Halswirbelsäule betreffend
C1	1. Halswirbel (1. HW)
DFS	Dornfortsatz
EZM	Extrazellulärmatrix
F	Funktion
HW	Halswirbel
HWS	Halswirbelsäule
I	Innervation
L	die Lendenwirbelsäule betreffend
L1	1. Lendenwirbel (1. LW)
LW	Lendenwirbel
LWS	Lendenwirbelsäule
M./Mm.	Musculus/Musculi
max.	maximus
med.	medius
MFR	myofaszialer Release
min.	minimus
N./Nn.	Nervus/Nervi
PAVK	periphere arterielle Verschlusserkrankung
S	das Kreuzbein betreffend
S1	1. Kreuzbeinwirbel (1. SW)
SIAI	Spina illiaca anterior inferior
SIAS	Spina iliaca anterior superior
Th	die Brustwirbelsäule betreffend
Th1	1. Brustwirbel (1. BW)
U	Ursprung
WS	Wirbelsäule

Abbildungsnachweis

Der Verweis auf die jeweilige Abbildungsquelle befindet sich bei allen Abbildungen im Werk am Ende des Legendentextes in eckigen Klammern.

K401	Alexander Eder, Wien
L190	Gerda Raichle, Ulm
R319	Lehrbuch Faszien, Schleip 2014
R394	Myers 2010, Anat. Trains, Abb. 8.1AB

Inhaltsverzeichnis

Einleitung

Was ist Nuad?

Da Sie dieses Buch in Ihren Händen halten, wissen Sie, dass es keine neuartige asiatische Speise ist, kein tropisches Tier und kein Kopfschmuck. Nuad ist keine Sportart oder Hypnosetechnik, wenn auch ein schmunzelndes „ich lass mich heute nuadisieren" durchaus einschlägig klingen würde.

Nuad, das thailändische Wort für Massage, übersetzt als Thai-Massage, aber auch „heilsame Berührung" genannt oder mit passivem Yoga assoziiert, ist eine alte thailändische Form der Körperarbeit, die vielseitig und vielschichtig wie kaum eine andere Methode zur Gesundheit beitragen kann.

Nuad hat in den 30 Jahren unserer Bekanntschaft – ich reiste 1989 erstmals nach Thailand, um es zu lernen – einen Globalisierungskick erhalten. Ursprünglich nur in Thailand gehegt, gepflegt und praktiziert, können Sie Nuad heutzutage auf der ganzen Welt lernen und genießen. War es früher hauptsächlich eine Druck- und Dehntechnik mit mehr oder weniger meditativ-spirituellem Charakter, auch oft zum Lösen manifester physischer Probleme eingesetzt, wurden in den vergangenen 30 Jahren viele Aspekte und Möglichkeiten weiterentwickelt und kultiviert.

Hier möchte ich Ihnen, werte Leserin und werter Leser, die wichtigsten Methoden umschreiben, die aufbauend auf dem alten Nuad Phen Boran gegenwärtig global zu finden sind.

Thai-Massage, Watpo-Stil, beinhaltet hauptsächlich Punktbehandlungen und Energielinienarbeit, ergänzt mit Dehnungen, und hat einen weitgehend fixen Ablauf. Die Bezeichnung „Watpo-Stil" bezieht sich auf die Schule im berühmten Tempel in Bangkok.

Thai-Yoga, auch sehr bildlich, fokussiert den Aspekt des Hatha-Yoga, respektive die Körperübungen und Dehnungen. Nuad wird daher gerne als „Yoga für Faule" bezeichnet. Diese Methode, ebenfalls mit Druck auf Punkten und Linien und kombiniert mit Übungen und Dehnungen, ist eine Weiterentwicklung des Watpo-Stils und wird in Chiang Mai im Norden Thailands kultiviert.

Nuad Naman (Ölbehandlung) entstand auf Nachfrage „westlicher" Touristen als Kombination des ursprünglichen Nuad mit der sogenannten Schwedischen Massage unter Verwendung von Ölen.

Nuad Tao (Massage der Füße) umfasst Fußzonenbehandlung, Einsatz von Creme, Balsam, Stäbchen, Fußwickel und Streichungen, die bis zum Oberschenkel gehen können. Oft wird Nuad Tao mit einer Schulter-Kopf-Behandlung abgeschlossen.

Dynamisches Nuad mit lockeren Schüttelungen und wiegeähnlichen Bewegungen bedeutet relativ wenig Druck und eher weiches Arbeiten. Das Hauptaugenmerk liegt auf den Möglichkeiten des Bewegens und Loslassens der Klientin.

Barfuß-Nuad als weitere Technik kann eigenständig, aber auch integriert in die anderen angewendet werden. Eine tolle Entlastung unserer Hände, liebe Nuadistinnen!

Osteothai, die augenfällige Verbindung zwischen Osteopathie und Nuad, lässt Wissen aus kraniosakraler Technik und Faszienarbeit in Nuad einfließen oder auch umgekehrt, je nach professionellem Hintergrund.

Nuad **als Energiearbeit** wendet das Wissen über energetische Zusammenhänge an. Dabei werden Punkte gedrückt und Linien (Sen) bearbeitet, die wie ein Netz den Körper überziehen. Ziel ist es, den Energiefluss wieder in Gang zu setzen oder instand zu halten.

Nuad kann **als spirituelle Übung** praktiziert werden, mit der Praktikerin als Gefäß, die den Geist des Universums mit der Klientin verbindet und um Heilung bittet.

Nuad lässt sich aber auch **als Tanz** ausführen, als nonverbales Gespräch, bei dem die Praktikerin ihre Klientin in diverse Positionen führt, sie einlädt, Anspannung loszulassen, um abschließend „zu fliegen". So wie gemeinsamer Tanz hat Nuad viel mit Vertrauen zu tun.

Glücklicherweise müssen Sie sich aber nun nicht entscheiden, was Sie erleben wollen, da die Methoden einander nicht ausschließen, sondern im Gegenteil einander ergänzen können. Das „Können" bezieht sich auf das Wissen der Praktikerin, deren beruflichen und spirituellen Zugang und auch ihre Präferenzen in der Anwendung.

Nuad wirkt auf physischer, psychischer, energetischer und spiritueller Ebene. Und sogar sozial, weil Menschen, die sich in ihrem Körper wohlfühlen und loslassen können, meist umgänglicher sind.

Die Übungen in diesem Buch sind manchmal sehr grobstofflich, es finden sich aber auch dynamisch-schwingende Übungen, ebenso wie der energetische und spirituelle Aspekt.

Wenn Sie als Praktikerin nun der Frage nachgehen, wie Sie Nuad lernen sollen, empfehle ich Ihnen jenen Zugang, der Ihnen am nächsten ist. Wenn Sie, so wie ich, als Masseurin beginnen, ist Ihnen der muskulofasziale Blickwinkel wahrscheinlich der verständlichste. Dazu finden Sie reichlich Informationen in diesem Buch. Wenn Sie sich von der spirituellen Seite nähern, leben Sie Nuad als Geschenk der Verbindung mit dem Kosmos. Als Hatha-Yoga-Praktizierende können Sie sich in die passiven Übungen und Dehnelemente besonders gut hineindenken.

Mein 2008 im Verlag Maudrich erschienenes Buch „Nuad verstehen und richtig anwenden – der Traum vom Fliegen" ist mittlerweile zum Standardwerk der Ausbildung in Österreich (Wirtschaftskammer) geworden. Im vergangenen Jahrzehnt habe ich mein Augenmerk als Nuad-Praktikerin und Masseurin ganz besonders auf das feine Netz des Bindegewebes, dessen physiologische Bedeutung sowie auf die Faszienzüge gelegt.

Im nun vorliegenden Buch erfahren Sie mehr über das weite Feld des Bindegewebes und wie Sie dieses Wissen in Ihre Arbeit mit Nuad integrieren können. Ob Sie jetzt gerade beschließen, Nuad lernen zu wollen, oder ob Sie bereits Expertin sind und Ihr Wissen erweitern wollen – dieses Buch begleitet Sie dabei! In Kapitel 1 erhalten Sie das nötige Fachwissen zu den medizinischen und traditionellen Grundlagen, in Kapitel 2 sind die Übungen sehr detailliert beschrieben. Ein ausführliches Glossar hilft beim Navigieren durch die Fachausdrücke. Anwendungsbeispiele und Behandlungsempfehlungen geben einen Eindruck in die Möglichkeiten mit Nuad sowie eine Orientierung für den Umgang mit Krankheitsbildern. Dieses Wissen wird bei behördlichen Fachgesprächen („Gewerbeschein") oft überprüft, was dieses Buch besonders auszeichnet!

Meine Lebens-, Liebes- und Erfolgsgeschichte mit Nuad

Wie aus einer ersten Begegnung „lebenslänglich" wurde:

1989, als ich mich nach Thailand aufmachte, um Nuad zu lernen, war ich auf der Suche nach einer Erweiterung meines Wissens als Masseurin. Eigentlich hatte ich keine Ahnung, was mich erwarten würde. Ich hatte von Druck und Dehnung und passivem Yoga gehört und dass Tempel dieses Wissen kultivieren. Der letzte Punkt war mir als ehemaliger Klosterschülerin ja vertraut, auch hierzulande beherbergten die Kirchen lange Zeit einen Schatz an medizinischem Wissen. Da mich der Unterricht im Wat-Po-Tempel in Bangkok überhaupt nicht ansprach, beschloss ich, weiterzusuchen und landete im Old Chiang Mai Hospital in Nordthailand.

Nach intensivem Unterricht in der Gruppe hatte ich das große Glück, Meisterinnen und Meister kennenzulernen, die mich jeweils auf einzigartige Weise persönlich sehr tief berührten. Einer der wichtigsten war Chayjuth Priyasith, ein schon damals alter Mann, dessen Schüler Asokananda, Pichest, Chongkol und Kam Thye Chow danach selber Beachtliches geleistet haben. Ich hatte die Ehre, von ihm behandelt zu werden, bei ihm zu lernen und zu hospitieren. Eines Nachmittags fragte ich ihn, was eigentlich SEN sind, also jener Begriff, der als Linie kommuniziert wird. Vorab: SEN wird meist als „Energielinie" übersetzt, deren es zehn gibt, die bei Nuad üblicherweise behandelt werden.

Ja, was sind Sen? Chayjuth nahm meine Hand und legte sie auf eine Schlagader, auf eine Vene, dann auf einen Nervenpunkt, dann zwischen zwei Muskeln, auf seinen Darm … überall waren Sen. Sen heißt einfach Linie. Das kann dem Verlauf einer Blutbahn entsprechen oder eines Nervs, ebenso wie der Vertiefung zwischen zwei Muskeln oder entlang eines Knochens oder, oder, oder … Und über den Bauch ziehen sämtliche Sen. Ein Sen kreuzt die Körpermitte am Bauch – sehr interessant im Vergleich zu den Faszienzügen, auf die ich im Buch zu sprechen kommen werde. Chayjuth hatte nie Anatomiebücher gesehen, hatte jahrzehntelange Erfahrung als Praktiker und Lehrer und konnte mit seiner Art, zu arbeiten und zu unterrichten, unglaublich viel Körperwissen vermitteln. Ich muss an dieser Stelle ergänzen, dass er sehr spirituell war, viel meditierte und zweifelsohne viel über seine Patientinnen und Schülerinnen spürte. Manchmal hat er – bei mir oder seinen Patientinnen – unfassbar lange einen Punkt gedrückt, immer mehr, sich geradezu hineingelehnt, abgewartet … und etwas befreit!

Nun komm ich wieder zurück zum strukturellen Denken. Zu der Zeit, als ich begann, mich mit Nuad zu befassen, waren bindegewebige Strukturen, extrazelluläre Matrix oder Faszien wohl bekannte Begriffe, sie hatten aber lange nicht die Bedeutung für die Gesundheit, die ihnen mittlerweile zuerkannt wird. Und das, obwohl Ida Rolf ja schon in den 1930er Jahren intensiv forschte und behandelte! Ich näherte mich Nuad mit meinem Muskelwissen als Masseurin und mit meinen Erfahrungen aus der Akupressur und Meridianlehre. Dieser Zugang war anfangs nicht unbedingt hilfreich, einerseits wegen der teilweise brachialen, auf die schwere körperliche Arbeit der Thais abgestimmten Übungen. Ich dachte mir, so harte Übungen mit Draufsteigen etc. können doch nicht guttun! Und andererseits wegen des Vergleichs mit den Meridianen und Punkten der chinesischen Medizin, die dauernd in meinem Kopf herumgeisterten – meine Lehrerinnen pochten auf den eigenen, nämlich thailändischen Weg.

Mittlerweile sehe ich mehr denn je die Verbindung zwischen strukturellem Denken und Energiefluss. Wenn Muskeln verspannt sind, Bindegewebe verfilzt ist, Gelenkkapseln verkümmern, verhärtete Faszien Druck auf Muskeln ausüben, wenn sich wenig Flüssigkeit im Gewebe befindet und der Stoffwechsel nicht stattfinden kann – stockt alles, auch der Energiefluss. Und umgekehrt wirkt sich der Energiefluss auf die Strukturen aus.

In der traditionellen thailändischen Medizin gibt es vier Elemente, die gepflegt und ausgewogen sein müssen, um gesund zu sein: **Erde, Wasser, Feuer, Wind.** Das Element **„Raum“** aus dem Buddhismus (dort auch „Leere“ oder „Äther“) halte ich auch für wichtig und lasse es ebenfalls in meine Arbeit einfließen, weshalb das Kapitel „Die fünf Elemente“ heißt.

Pranee Vielhaber, eine weitere, sehr erfahrene, in Österreich lebende Nuadpraktikerin und Nuadlehrerin bestätigte mir meine Überzeugung, dass Strukturen geschmeidig miteinander „umgehen“ müssen, um den Energiefluss zu unterstützen. Sie erklärte mir einen interessanten Begriff: **In der traditionellen Thailändischen Medizin heißt es „die weiße Haut klebt“.** Und dieses „Kleben“ macht unbeweglich und krank, weil nichts mehr fließen kann. Die Punkte und Linien, die sie drückt, zieht und schiebt, ebenso die Dehnungen, die sie ausführt, lösen dieses „Kleben“ und unterstützen damit die Gesundheit. **Die Parallelen zur Arbeit mit bindegewebigen Strukturen sind frappant!** Nuad kann sehr intensiv, manchmal schmerzhaft und dann sehr befreiend sein. Spätestens nach der Behandlung spüren wir den Unterschied!

Ich bin überzeugt, dass das Lösen von Verklebungen, das Versorgen der Gewebe mit Flüssigkeit, das Funktionieren von Faszienzügen, das Unterstützen von Bewegung im Kleinen und im Großen und auch die Balance der fünf Elemente essenziell ist und wir mit Nuad ganz besonders auf dem breiten Feld der Prävention somit wesentlich zur Gesunderhaltung beitragen können.

Wenn Sie mich nun fragen, wie Sie Nuad lernen sollen, aus welchem Blickwinkel Sie darauf schauen, wie und wo Sie hineinspüren sollen, kann ich Ihnen aus ganzem Herzen empfehlen: Bleiben Sie offen! Nuad ausschließlich aus einer Perspektive zu betrachten, wäre sehr schade, sowohl für Sie selbst als auch für Ihre künftigen Klientinnen! Nuad ist so wunderbar vielfältig wie die Menschen, die zu Ihnen kommen.

KAPITEL

1 Grundlagen

1.1 Medizinische Grundlagen für die Arbeit mit Nuad

In diesem Abschnitt beschäftigen wir uns mit den westlich-medizinischen Grundlagen, die ich für die Arbeit mit Nuad als wichtig erachte. Empirische Kenntnisse über den Bau, die Funktion und die Zusammenhänge des Körpers wurden in Thailand gemeinsam mit dem Wissen über Nuad in Tempeln oder in einem Lehrerinnen-Schülerinnen-Verhältnis oder von Eltern zu Kindern weitergereicht. In Europa erwerben wir medizinisches Grundwissen zumeist in der Schule und später bei diversen strukturierten Ausbildungen, durch Vorträge und aus Büchern. Wie auch immer man es lernt: Wichtig ist, für Wissen rund um Strukturen und Prozesse im Körper offen zu bleiben und bereit zu sein, Erkenntnisse und Erfahrungen zur gesundheitlichen Unterstützung unserer Klientinnen anzuwenden!

Die folgenden Strukturen und Systeme, die ich in diesem Abschnitt beschreibe, zählen zum Bewegungsapparat im engeren Sinn oder sind für dessen Erhalt und Aktivität unabkömmlich: Knochen, Muskeln, Faszien, Sehnen, Bänder, Schleimbeutel, Sehnenscheiden, Knorpelscheiben (Bandscheiben, Menisken), Blutkreislauf, Lymphsystem, Nervensystem.

1.1.1 Einteilung des Bewegungsapparates

- Kopf mit Rumpf: Kopf, Wirbelsäule, Brustkorb, Bauch
- Obere Extremität: Schultergürtel, Arm, Hand
- Untere Extremität: Beckengürtel, Bein, Fuß

1.1.2 Aufbau und Bewegungen der Wirbelsäule

Die gesamte Wirbelsäule (WS) als funktionelle Einheit ist – auf ihre knöchernen Strukturen bezogen – aus vielen einzelnen **Segmenten,** den Wirbeln, aufgebaut, die aus einem Körper, einem Bogen und diversen Fortsätzen bestehen. Ausnahmen dieses Aufbaus sind die ersten zwei Halswirbel sowie Kreuz- und Steißbeinwirbel.

Der Wirbelbogen bildet mit dem Wirbelkörper das Wirbelloch, umfasst und sichert damit das **Rückenmark.** Links und rechts treten zwischen den Wirbeln aus den Zwischenwirbellöchern die **Spinalnerven** aus. Diverse Fortsätze dienen als Ansatzstellen für Muskeln. Im Brustwirbelbereich finden wir eigene Fortsätze für die Rippenwirbelgelenke. Wichtige Hilfsmittel zur Erhaltung der Mobilität sind die **Bandscheiben,** die aus einem **gallertigen Kern** und einem **Faserring** bestehen und jeweils zwischen zwei Wirbelkörpern, vom zweiten Halswirbel bis zum Kreuzbein, liegen. Sie gewährleisten das mühelose Kippen und Rotieren der Wirbelsegmente und somit unsere Beweglichkeit, sie schützen die Knochenflächen und wirken als Stoßdämpfer. Ein ausgeklügeltes **System von Bändern** an allen Seiten der Wirbelsäule begrenzt die Beweglichkeit, unterstützt die Statik und verhindert Wirbelverschiebungen.

Die gesamte Wirbelsäule ist **doppelt s-förmig gekrümmt:** Halslordose, Brustkyphose, Lendenlordose sowie Kreuzkyphose mit dem Steißbein. Mithilfe der vielen kleinen Abschnitte der Wirbelsäule, der Bandscheiben, der Bänder, der Krümmungen und natürlich der Muskeln bleiben wir gleichzeitig stabil und beweglich.

Die Rippen und das Brustbein schützen den **Brustkorb** und dienen als Ansatz für Muskeln, die den Brustkorb bewegen und damit die **Atmung** ermöglichen.

1

Auf der Rumpfrückseite liegen **mehrere Muskelgruppen,** die unterschiedlichste Funktionen haben: **tiefe** Muskeln in mehreren Schichten nahe der Wirbelsäule, die die Bewegungen des Rumpfes sowie des Kopfes ausführen (z. B. M. longissimus) und die aufrechte Haltung ermöglichen, sowie **oberflächliche** Muskeln, die auf die obere Extremität wirken (z. B. M. latissimus).

Die Muskeln auf der Rumpfvorderseite unterstützen die Rückenmuskeln zum einen als **Antagonisten** bei der Stabilität (z. B. M. rectus abdominis), um die Ausgewogenheit der Körperspannung zu erhalten, andererseits dienen sie als **Synergisten** bei Bewegungen (z. B. M. obliquus internus abd. unterstützt den M. quadratus lumborum bei der Seitneigung). Des Weiteren wirken sie auf die obere Extremität (z. B. M. pectoralis major) oder auf das Becken und somit auf die untere Extremität (z. B. M. rectus abdominis).

Einen Muskel möchte ich an dieser Stelle wegen seiner Lage und Funktion hervorheben: den **M. iliopsoas.** Er besteht aus zwei Anteilen, dem M. psoas, der von der LWS entspringt, und dem M. iliacus, dessen Ursprung ventral am Becken liegt. Gemeinsam ziehen sie über das Hüftgelenk und setzen am Oberschenkel an. Somit dient dieser Muskel als starker Hüftbeuger und funktioneller Bauchmuskel und wirkt auf die Statik.

Die **Gelenkverbindung zur oberen Extremität** (Art. sternoclavicularis), ein sehr kleines Gelenk, liegt an der Körpervorderseite und ermöglicht Bewegung in alle Richtungen, ist somit dreiachsig. Der Schultergürtel (Schulterblatt, Schlüsselbein) wird von vielen Muskeln sowohl an der Vorderseite als auch der Rumpfrückseite bewegt und gesichert (z. B. M. trapezius, Mm. rhomboidei, M. pectoralis min.).

Die **Verbindung der Wirbelsäule zum Becken** (Schambein, Darmbein, Sitzbein) und damit zur unteren Extremität (Art. iliosacralis) ist ein besonderes Gelenk (Amphiarthrose) aufgrund des geringen Bewegungsspielraums.

Im Bereich der Extremitäten können wir funktionell ebenfalls **oberflächliche und tiefliegende Muskeln** unterscheiden: Erstere (z. B. M. tibialis anterior) führen eher **schnelle oder feine Bewegungen** aus, während die tieferen Muskeln (z. B. M. brachialis) **Haltefunktionen** haben.

Was bedeutet das für Nuad?

Die meisten passiven Bewegungen, die wir an den Extremitäten ausführen, wirken auch auf den Rumpf, z. B. kann Zug am Fuß die Halswirbelsäule bewegen. Durch Bewegungs- und Dehnungsübungen helfen wir, Fehlhaltungen entgegenzuwirken und die Bandscheiben gesundheitsfördernd zu be- und entlasten.

1.1.3 Aufbau der Skelettmuskulatur

Die kleinste Einheit sind **Aktin-/Myosinfilamente:** Eiweißkörper, die sich bei Befehl und entsprechender Energieversorgung zur Kontraktion verbinden und wieder loslassen sollen, um dann wieder kontraktionsfähig zu sein. Viele solcher Filamente ergeben eine **Myofibrille,** einige hundert Myofibrillen liegen in einer Muskelzelle. Eine **Skelettmuskelzelle** kann bis zu 15 cm lang sein. Mehrere Muskelzellen (= Fasern) bilden ein **Faserbündel,** das von einer dünnen Haut umgeben ist, und mit weiteren Faserbündeln zum **Muskel** wird, ebenfalls von Haut eingehüllt. Diese Haut (Muskelbindegewebe = **Faszie**) wird zur Sehne und setzt meist an Knochen an. Jenes Muskelende, das näher am Rumpf bzw. der Wirbelsäule liegt, wird Ursprung genannt, das distale Ende als Ansatz bezeichnet. Muskeln bzw. deren Sehnen wirken auf ein oder mehrere Gelenke. Da die Muskelbündel zwischen Ursprung und Ansatz in beide Richtungen kontrahiert werden können, ist es möglich, über beide Sehnen die Knochen einander näher zu bringen.

Eine Muskeleinheit mit dazugehörigem Sehnenteil heißt **Myotenon.** Im Muskel liegen **Blutgefäße, Lymphbahnen und Nerven,** um die Versorgung und Funktionsfähigkeit zu gewährleisten. Schmale Muskeln (z. B. M. gracilis) bestehen aus einem einzigen Myotenon, breitere Muskeln aus mehreren Einheiten (z. B. M. gluteus max.).

Unterteilung der Skelettmuskeln nach ihrer Funktion

Posturale (= tonische) Fasern sind langsam, gut durchblutet, enthalten viele Spindelzellen, ermüden kaum, gewinnen ihre Energie aus Glykogen und Fett mit hohem Sauerstoffverbrauch, haben geringe Milchsäureproduktion bei ausreichend Sauerstoff, sind wichtig für Haltefunktionen. Sie liegen eher in der Tiefe. Über- oder Fehlbelastung führt zu Verkürzung des Muskels mit konzentrischer Verspannung (z. B. M. iliopsoas).

Phasische Fasern sind schnell, weniger durchblutet, enthalten wenig Spindelzellen, ermüden rasch, gewinnen Energie nur aus Abbau von Glukose mit wenig Sauerstoff (anaerob), schnelle und starke Milchsäureproduktion, wichtig für schnelle Kontraktion. Sie liegen eher oberflächlich. Spezifischer Bewegungsmangel führt zu Schwächung des Muskels bis hin zu Atrophie mit exzentrischer Verspannung (z. B. M. triceps brachii).

Alle Muskeln enthalten beide Anteile (posturale und phasische), wobei einer überwiegt, um der Aufgabe im Bewegungsmuster gerecht zu werden. Beispiel: Der M. longissimus im thorakalen Bereich ist vorwiegend phasisch, während er im lumbalen Bereich eher postural ist. Muskeln, die einen höheren Grundtonus brauchen (z. B., um den Kopf zu halten), enthalten hauptsächlich tonische Muskelfasern, in Muskeln für schnelle Bewegungen überwiegen die phasischen Anteile.

Posturale und phasische Muskeln sind oft Antagonisten, z. B. beugt der M. iliopsoas in der Hüfte und ist vorwiegend postural, der M. gluteus maximus streckt in der Hüfte und ist vorwiegend phasisch.

Überwiegend posturale Muskeln:

- M. longissimus (LWS, HWS)
- Interkostale Muskeln
- M. masseter
- M. quadratus lumborum
- Mm. scaleni
- M. pectoralis major
- M. levator scapulae
- M. trapezius (descendens)
- M. biceps brachii
- Ischiokrurale Muskulatur
- M. iliopsoas
- M. quadriceps (rectus femoris)
- M. tensor fasciae latae
- Adduktoren
- M. piriformis
- M. soleus

Überwiegend phasische Muskeln:

- M. longissimus (BWS)
- M. trapezius (transversus, ascendens)
- M. serratus anterior
- M. triceps brachii
- M. quadriceps (vastus med et lat)
- M. gluteus maximus
- M. extensor digitorum longus (der Finger und der Zehen)
- Mm. peronei
- M. tibialis anterior

Die therapeutisch relevante Verkürzung der posturalen Muskeln verläuft in zwei Phasen. Die erste Phase charakterisiert eine Tonussteigerung und soll daher mit entspannendem Druck (ruhig, tief und langsam) ausgeglichen werden. Die zweite Phase geht mit einer morphologischen Gewebeveränderung einher und bedarf starker Dehnreize. Durch übermäßigen Reiz zur Kontraktion im Verhältnis zur Dehnung und Entspannung verliert der Muskel die Dehnfähigkeit und ist bei abrupter Bewegung verletzungsgefährdet. Letzteres gilt besonders für die Sehnen, z. B. die Achillessehne, da diese nicht gut durchblutet und weniger dehnbar sind als Muskeln.

Wichtig für posturale Muskeln sind Dehnungsübungen, sowohl direkt als auch indirekt über **Faszienverläufe.**

Phasische Muskeln vertragen kräftiges, dynamischeres Drücken zur Regeneration und Aktivierung sowie zur Auflösung der Verklebungen des umgebenden Bindegewebes.

Muskelaufbau, -abbau, Länge und Dehnfähigkeit sind abhängig von Bewegung, aktiv und passiv.

Was bedeutet das für Nuad?

Muskeldehnung heißt Dehnung von der kleinsten Einheit, über den ganzen Muskel, die Sehne bis hin zum Zugreiz am Knochen. Durch regelmäßiges Nuad können Sie die Dehnfähigkeit unterstützen und positive Impulse für entsprechende ausgleichende Bewegungen (z. B. mittels Yoga) im Alltag geben.

1.1.4 Gelenkaufbau und -versorgung

Gelenke sind grundsätzlich überall dort zu finden, wo zwei Knochen zusammentreffen, egal wie sie verbunden sind oder wie beweglich sie sind. Man unterscheidet **echte** und **unechte** Gelenke.

Unechte Gelenke **(Synarthrosen)** werden auch als Haft bezeichnet, besitzen keinen Gelenkspalt und sollen, wie der Name schon sagt, zwei Knochen möglichst stabil zusammenhalten. Die Gelenkanteile können durch Knorpel, Knochen oder bindegewebige Strukturen verbunden sein (z. B. die knorpelige Verbindung zwischen den Rippen und dem Brustbein, die Verwachsung der Wirbel des Steißbeins oder die Membran zwischen Elle und Speiche).

Ein echtes Gelenk **(Diarthrose)** besteht aus:

- zwei Knochen,
- Knorpel als Schutzschicht auf beiden Knochenenden,
- einer Kapsel, die aus zwei Membranen besteht und das Gelenk schützt, führt und ernährt,
- inneren Hilfsstrukturen: Bandscheiben oder Menisken, Lippen und Falten (von Membran gebildet),
- äußeren Hilfsstrukturen: Schleimbeutel, Sehnenscheiden, Sesambeine, Bänder,
- Synovia (Gelenkschmiere),
- Blutgefäßen, Nerven, Lymphbahnen.

Die Außenschicht der Gelenkkapsel **(Membrana fibrosa)** schützt das Gelenk vor Folgen von „falschen Bewegungen", d. h. Verschiebungen der Gelenkflächen, und wird von Bändern unterstützt. Das gibt Führung und Halt im Gelenk. Außerdem findet man Rezeptoren in der Membrana fibrosa, die die Kapsel vor Überdehnung schützen, indem sie die Spannung messen und eine entsprechende muskuläre Reaktion auslösen.

Die Innenschicht **(Membrana synovialis)** besteht aus zwei Schichten: der **Intima** und der **Subintima.**

Die Subintima enthält viele Nerven und Gefäße und ermöglicht dadurch die Produktion der Gelenkflüssigkeit **(Synovia).** Diese wird von der innersten Membran der Gelenkkapsel (Intima) abgegeben, sie regeneriert die Substanz des **hyalinen Knorpels** (auf den Gelenkflächen und Menisken).

Der Gelenkknorpel, der keine Blutgefäße enthält und somit von der kapillaren Versorgung nicht erreicht werden kann, ist auf die Gelenkflüssigkeit angewiesen. Seine Ernährung und Regeneration erfolgt durch **Diffusion** und ist bewegungsabhängig.

Bewegungsmangel führt zu verringerter Produktion der Synovia, wodurch es zu Substanzverlust am Knorpel kommt. Um den Gelenkknorpel gesund zu erhalten, muss er gleichmäßig be- und entlastet und die Kapsel gedehnt werden. Einseitigkeit führt zu Mangelernährung und entsprechender Abnutzung des Knorpels. Die Folgen reichen von Gelenkentzündung mit Schmerzen bis zu Degeneration, weitgehendem Knorpelverlust bis hin zu Knochenabrieb mit der Notwendigkeit einer Operation. Für die Kapsel kann Bewegungsmangel zu Schrumpfung (Kontraktur) führen, was die Beweglichkeit im Gelenk massiv beeinträchtigt. Über längere Zeit geschwächte Muskeln beeinflussen die Belastbarkeit des Gelenks negativ.

Was bedeutet das für Nuad?

Um diesem Prozess vorzubeugen, können Sie neben entsprechenden aktiven Übungen mit Nuad die Gelenke entlasten, durch passiven Druck den Knorpelerhalt unterstützen, durch sanften Zug die Kapseln dehnen und durch passive Bewegung den natürlichen Aktionsradius fördern.

Gelenkarten

- **Kugelgelenk:** 3-achsig, z. B. Hüftgelenk
- **Eigelenk:** 2-achsig, z. B. Handgelenk
- **Sattelgelenk:** 2-achsig, z. B. Mittelhand-Handwurzelgelenk des Daumens
- **Scharniergelenk:** 1-achsig, z. B. Fingergelenke zwischen Mittel- und Endglied
- **Radgelenk:** 1-achsig, z. B. das proximale Ellenspeichengelenk
- **Planes Gelenk:** z. B. zwischen den Wirbelfortsätzen
- **Straffes Gelenk:** z. B. das Kreuzdarmbeingelenk (Iliosakralgelenk, ISG)

Bewegungen der einzelnen Gelenke und eventuelle Besonderheiten

- **Kopf – 1. HW:** Nicken mit dem Kopf
- **1.–2. HW:** Drehen des Kopfes
- **HWS:** Rotation, Flexion, Extension, Lateralflexion (sehr beweglich)
- **BWS:** Flexion, Extension, Lateralflexion, Rotation (insgesamt geringe Beweglichkeit wegen des Brustkorbes)
- **Kondylengelenk:** 2-achsig, z. B. Kniegelenk
- **LWS:** Flexion, Extension, Lateralflexion (mäßig), Rotation (wenig)

- **Kreuzdarmbeingelenk:** Kippen des Beckens nach frontal und dorsal – eine Amphiarthrose (hat sehr geringen Aktionsradius, wird durch straffe Bänder fixiert)
- **Rippenwirbelgelenke:** unterstützen die Bewegungen des Brustkorbes
- **Brustbeinschlüsselbeingelenk:** ermöglicht alle Bewegungen des Schultergürtels und des Brustkorbes
- **Hüftgelenk:** Abduktion, Adduktion, Flexion, Extension, Innenrotation, Außenrotation; wegen der Lage des Gelenks zwischen Oberschenkelhöcker und Schambein werden Hüftgelenkschmerzen meist über der Leiste wahrgenommen.
- **Kniegelenk:** Extension, Flexion, leichte Rotation in Beugung; Patella (Sesambein) – vergrößert den Abstand zwischen Kniegelenk und Streckmuskel und dient somit als Hebel mit Kraftersparnis für den Streckmuskel; Menisken (halbmondförmige Knorpel) wirken als Stoßdämpfer, kleiden die unebenen Gelenkflächen des Schienbeins aus und vergrößern dessen Gelenkflächen; Kreuzbänder, die das Verrutschen des Unterschenkels nach ventral und dorsal verhindern.
- **Fußgelenk, oberes:** Flexion, Extension
- **Fußgelenk, unteres:** Supination, Pronation (beides auch mit Mittelfußknochen); in der Orthopädie unterscheidet man zwischen Supination/Pronation bei Bewegungen zwischen Vorfuß und Rückfuß mit Fixieren der Ferse und Inversion/Eversion bei Bewegungen zwischen Fuß und Unterschenkel.
- **Fußwurzel-Mittelfußbereich:** viele Knochenverbindungen ermöglichen die Fußbewegungen
- **Zehengrundgelenke:** Plantarflexion, Dorsalflexion, Abduktion, Adduktion, Rotation Besonderheit: Großzehengrundgelenk mit Sesambein
- **Zehengelenke (Mittel- und Endglied):** Plantarflexion, Extension
- **Schultergelenk:** Abduktion, Adduktion, Elevation, Innenrotation, Außenrotation, Anteversion, Retroversion
- **Ellbogengelenk (Oberarm/Elle):** Flexion, Extension
- **Ellenspeichengelenk:** Pronation, Supination
- **Oberarmspeichengelenk:** ermöglicht die Bewegungen der anderen Gelenke unter der gemeinsamen Kapsel
- **Handgelenk:** Flexion, Extension, Ulnarabduktion, Radialabduktion
- **Handwurzelgelenke:** Bewegungen mit Handgelenk
- **Daumenmittelhand-Handwurzelgelenk:** Abduktion, Adduktion, Zirkumduktion, Opposition
- **Daumengrundgelenk:** Palmarflexion, Extension
- **Fingergrundgelenke (II–V):** Palmarflexion, Dorsalflexion, Abduktion, Adduktion, Rotation (anatomische Kugelgelenke; funktionelle Eigelenke)
- **Fingergelenke (Mittel- und Endglied):** Palmarflexion, Extension

Was bedeutet das für Nuad?

Die Kenntnis der einzelnen Gelenke und ihrer Bewegungsmöglichkeiten hilft, Grenzen wahrzunehmen und zuordnen zu können.

1.1.5 Nervensystem

Klassischerweise wird es unterteilt in **Zentralnervensystem** (ZNS: Gehirn, Rückenmark), **peripheres Nervensystem** (Nervenplexi, Spinalnerven, Hirnnerven) und **vegetatives Nervensystem** (Sympathikus, Parasympathikus) mit dem enterischen Nervensystem.

Das Gehirn umfasst Großhirn, Zwischenhirn (mit Thalamus und Hypothalamus), Hirnstamm (mit Mittelhirn, Brücke, Medulla oblongata) und Kleinhirn. Das periphere Nervensystem beinhaltet die Spinalnerven (motorische und sensorische), die Geflechte bilden können (z. B. Solarplexus). Das vegetative Nervensystem regelt Aktion und Entspannung sämtlicher Strukturen und Organe.

Die Nerven brauchen Überträgerstoffe **(Neurotransmitter)** wie z. B. Adrenalin, Noradrenalin, Acetylcholin und Serotonin, um im Zielgewebe Reaktionen auszulösen, aber auch, um eine Information an das Zentralnervensystem weiterzuleiten.

Zentralnervensystem

- Die **Großhirnrinde** beinhaltet Projektionen des gesamten Bewegungsapparates und der Sinne sowie Zentren für Sprache, Sozialverhalten, Bewusstsein und Denken.

- Das **Zwischenhirn** filtert im Thalamus Informationen und enthält mit dem Hypothalamus das Steuerungszentrum für sämtliche endokrinen Drüsen (Hormonstoffwechsel) und alle vegetativen Prozesse wie z. B. Schlafrhythmus, Wasserhaushalt oder Körpertemperatur.
- Das **limbische System** ist für die Verarbeitung von Emotionen, die Entstehung von Triebverhalten und die Ausschüttung von Endorphinen zuständig.
- Der **Hirnstamm** ist wichtig für die Motorik; in der Medulla oblongata sitzt die Pyramide, in der die Fasern der rechten und linken Körperhälfte kreuzen (z. B. Schlaganfall auf der rechten Seite lähmt die linke Seite). Außerdem finden sich dort das Atem- und das Herz-Kreislauf-Zentrum.
- Das **Kleinhirn** dient u. a. der Koordination von Bewegungen und dem Grundtonus.
- Das **Rückenmark** leitet die Nervenimpulse aus dem Gehirn zum Rumpf und in die Peripherie und umgekehrt. Es gibt aber auch Erregungen, die direkt im Rückenmark beantwortet werden (Reflexe).

Peripheres Nervensystem

Das periphere Nervensystem leitet die Informationen vom Rückenmark in den Bewegungsapparat **(efferente, motorische Fasern)** und vom Bewegungsapparat zum ZNS **(afferente, sensorische Fasern),** viele Nervenbahnen enthalten beide **Fasern (gemischte Nerven).** Der längste und dickste Nerv des Menschen ist der Ischiasnerv. Es gibt aber auch periphere Nervenbahnen, die vegetative Fasern enthalten und somit unwillkürliche Anteile haben.

Jeder **Spinalnerv** hat mehrere Äste, die jeweils die Haut mit der Unterhaut, die Muskeln und die Organe versorgen. Die zugehörigen Areale heißen **Dermatom** für die Haut, **Myotom** für die Muskeln und **Viszerotom** für die Organe. Das bedeutet, dass sich eine Störung in einem Organ auf die Haut oder den Muskel desselben Spinalnervs übertragen kann. Die **Hirnnerven** versorgen einerseits das Gesicht (Mimik, Kauen, Schlucken, Spüren, Riechen, die Augen, die Ohren), den Kehlkopf, andererseits die Bewegungen des Kopfes und des Schultergürtels. Auch die Organe des Rumpfes werden mitgesteuert, da der N. vagus (10. Hirnnerv) auch zum Vegetativum (Parasympathikus) zählt.

Vegetatives Nervensystem

Das vegetative Nervensystem ist autonom und hat zwei Gegenspieler: den **Sympathikus** und den **Parasympathikus.** Beide stehen in permanentem Austausch mit dem Zentralnervensystem als übergeordnetem Organ und steuern Wach- und Schlafzustand, die Aktivität von Organen, die Durchblutung der Muskeln sowie die Höhe des Grundtonus im Allgemeinen.

Der Parasympathikus stimuliert u. a.: Speicheldrüsen, Magen, Darm, Blase, Geschlechtsorgane.

Der Sympathikus stimuliert u. a.: Hirn, Herztätigkeit, Lunge, Durchblutung und Tonus der Muskeln des Bewegungsapparates und des Herzens, die Ausschüttung von Adrenalin, die Tätigkeit der Schweißdrüsen und unseren Wachzustand.

Umgekehrt wirken beide Nervensysteme beruhigend auf die Organe des anderen und sollten ausgeglichen sein. Stresssymptome sind oft verursacht durch ein Überwiegen des Sympathikus, also zu viel Tagesaktivität, wenig oder seichten Schlaf, das berühmte Gedankenkarussell sowie Aufputschmittel und können längerfristig zu manifesten Erkrankungen führen.

Das Abdominal Brain **(enterisches Nervensystem)** wird meist dem vegetativen Nervensystem zugeordnet, kooperiert mit dessen beiden Anteilen (Sympathikus und Parasympathikus) und wird in seiner Funktion und Komplexität tendenziell unterschätzt. Es enthält wesentlich mehr Nervenzellen als das Rückenmark, liegt in der Eingeweidemuskulatur, regelt die Darmperistaltik und Drüsenaktivität und wirkt auf die Mikrodurchblutung sowie das Abwehrsystem.

Was bedeutet das für Nuad?

Mit Nuad, besonders mit einer langen Sitzung, können wir einen sehr tiefen Entspannungszustand ermöglichen, der die Adrenalinausschüttung verringert, den allgemeinen Grundtonus senkt, den Parasympathikus hörbar (Bauchgeräusche) stimuliert und dadurch ausgleichend auf viele Stresssymptome wirkt.

Menschen mit einem niedrigen Grundtonus, meist mit niedrigem Blutdruck, oder Menschen, die emotional eher antriebslos sind, brauchen hingegen tendenziell kürzeres, anregendes Nuad mit vielen Umkehrübungen (➤ Kap. 2.3.4).

1.1.6 Blutgefäß- und Lymphgefäßsystem

Wir unterscheiden grundsätzlich zwischen **arteriellen** und **venösen** Gefäßen, die gemeinsam ein geschlossenes System – einen Kreislauf – bilden. Arterielle Gefäße laufen vom Herz in die Peripherie, das Blut in ihnen ist angereichert mit Sauerstoff und Nährstoffen, venöse kommen aus der Peripherie zum Herzen, das Blut enthält Kohlendioxid. **Ausnahme:** Lungenkreislauf – arterielles Blut kommt vom Herz, ist sauerstoffarm, wird in der Lunge mit Sauerstoff angereichert und fließt als venöses Blut zum Herzen zurück. Die Endgefäße **(Kapillaren),** die weder venös noch arteriell sind und eine sehr dünne Wand aufweisen, ermöglichen den eigentlichen **Stoffaustausch** mittels Filtration, Diffusion und Reabsorbtion. Arterien besitzen starke Gefäßwände mit einer Muskelschicht, die den Transport des arteriellen Blutes unterstützt. An den inneren Übergängen vom Rumpf zu Armen und Beinen (Axilla und Leiste) sind die Arterien (Schlagadern) gut tastbar, ebenso in der Peripherie am Fußrücken sowie am Handgelenk. Venen hingegen haben keine eigene muskuläre Versorgung, keinen tastbaren Puls und sind auf die Muskelkraft aus der Nachbarschaft **(Muskelpumpe)** angewiesen. Das arterielle und venöse Blut verläuft in den großen Gefäßen parallel, was sich hilfreich auf den venösen Fluss auswirkt. An den Extremitäten liegen die Gefäße eingebettet in Skelettmuskeln, wodurch die Gefäße einerseits geschützt sind und andererseits ebenfalls die Venenfunktion unterstützt wird. Eine kluge Besonderheit im Blutgefäßsystem sind die **Venenklappen,** die das Absacken des venösen Blutes nach distal verhindern sollen. Bei schwachem Bindegewebe und mangelnder Muskelpumpe wird der venöse Durchmesser zu groß und die Venenklappen können sich nicht mehr schließen, wodurch es zu Krampfadern kommt. Krampfadern sind ein Zeichen, dass die venösen Gefäße schwach und damit verletzungsgefährdet sind, und stellen eine lokale Kontraindikation dar (➤ Kap. 1.1.10).

Im gesamten Körper eines Erwachsenen sind circa **fünf Liter Blut** im Umlauf; nicht alle Strukturen (Organe, Bewegungsapparat, Haut usw.) können und müssen immer gleich gut durchblutet werden. Die Blutzirkulation wird durch ein ausgeklügeltes Regelwerk gesteuert.

Die **Lymphbahnen** beginnen blind (d.h. offen) im Gewebe und nehmen Flüssigkeit auf, die **Lymphe** wird in **Lymphknoten** gefiltert, schließlich im linken Venenwinkel an das Blut abgegeben und damit dem Körperkreislauf wieder zugeführt. In den Lymphknoten werden Fremdzellen erkannt, Abwehrstoffe gebildet und Krankheitserreger unschädlich gemacht. In Leiste und Axilla liegen besonders viele Lymphknoten, die nicht oder kaum spürbar sein sollten und auf die mit Nuad kein direkter Druck ausgeübt wird.

Was bedeutet das für Nuad?

Grundsätzlich wird bei Nuad unter Einsatz des Körpergewichts mit kräftigem Druck und Loslassen gearbeitet. Jeglicher Druck ohne Reibung, sei es mit Händen, Füßen, Ellbogen etc., bedingt eine wenn auch nur kurze Unterbrechung des kapillaren Blutstroms. Das Loslassen schließlich verbessert die Durchblutung und damit den Stoffaustausch und Zellstoffwechsel. Durch den zum Teil sehr starken Druck können auch tiefere Schichten erreicht werden, wobei das rhythmische Arbeiten und die Intensivierung von Ein- und Ausatmung den Erfolg unterstützen.

1.1.7 Bindegewebe

In unserem Körper gibt es drei Systeme, die weitgehend den gesamten Körper „abbilden“: Das Nervensystem, das flüssige Netz (Blut- und Lymphgefäßsystem) und das Bindegewebenetz (➤ Abb. 1.1). Dazu finden Sie eine interessante vergleichende Tabelle im Buch „Anatomy Trains“ von Th. Myers (Myers 2015).

Das Bindegewebenetz (auch: das **Fasziennetz)** umhüllt den Körper subkutan, es umgibt und verbindet alle Strukturen wie Organe, Muskeln, Gefäße, bis hin zur kleinsten Zelle. Durch seinen mehrschichtigen Aufbau ermöglicht es im idealen Gefüge müheloses Gleiten der unterschiedlichen Strukturen. Wenn sämtliche Organe und Flüssigkeiten aus dem Körper entfernt werden, bleibt die Struktur bis in die kleinsten Einheiten erhalten. Das Herz wäre zum Beispiel im Präparat zur Gänze mit dem Verlauf der Herzkranzgefäße erkennbar, selbst wenn der Herzmuskel und die Flüssigkeiten entfernt wurden.

Das Bindegewebe ist ein **mechanosensibles System** mit unterschiedlichen Reizempfängern: **Pro-**

priozeptoren für Lage und Bewegung, **Mechanorezeptoren** für Druck. Aber auch **Chemo-** und **Thermorezeptoren** sowie **Nozizeptoren** für Schmerzwahrnehmung sind im Bindegewebe zu finden. Sämtliche Rezeptoren sind je nach Art und Lage in unterschiedlicher Dichte vorhanden. Damit registriert es Positionen, Bewegungen, mechanische und chemische Reize sowie Schmerz.

Auch unsere Nahrung und unsere Lebensweise beeinflussen den Gewebestoffwechsel, was zu „Übersäuerung" führen kann. Ebenso hinterlassen Stress und Angst möglicherweise einen „Fußabdruck" in Bindegewebszonen (Schleip 2014).

Das Bindegewebe kann auf die angeführten Reize mit Kontraktion bzw. Entspannung sowie Umbau/Umorganisation reagieren und besteht grundsätzlich aus spezifischen (ortsständigen) Zellen, aus mobilen Zellen und aus dem Raum zwischen den Zellen, dem **Interstitium** (Zwischenzellraum).

Die spezifischen Zellen sind Fibroblasten, Fibrozyten und Myofibroblasten, letztgenannte haben kontraktile Eigenschaften und finden sich besonders in Aponeurosen. Die mobilen, unspezifischen Zellen sind z. B. Lymphozyten und Plasmazellen.

Im Interstitium liegt die **Extrazellulärmatrix (EZM),** die aus diversen Fasern, Grundsubstanz und Wasser sowie löslichen Stoffe besteht und aussieht wie rohes Eiweiß. Sie enthält Zucker- und Eiweißverbindungen, Salze (Konzentration circa wie im Meer), Enzyme, Hormone und Antikörper. Abfallprodukte aus dem Stoffwechsel werden dort abgelagert. In der EZM schwimmen **Fibroblasten** (Bindegewebezellen), die Eiweißketten (Kollagen- und Elastinfasern) produzieren und somit wiederum maßgeblich am Aufbau der EZM beteiligt sind. Die Fibroblasten werden je nach Bedarf und Umgebung für Bänder, lockeres Bindegewebe etc. benötigt.

Der Auf- und Abbau geschieht laufend, nach einem Jahr ist die Hälfte des Bindegewebes erneuert. Fibroblasten helfen auch defektes Gewebe zu heilen, sowohl an der Körperoberfläche als auch im Inneren. Wenn durch eine chronische Entzündung, Durchblutungsstörungen oder schlechten Lymphabfluss zu viele Fibroblasten entstehen, kann es zu einer **Fibrose** mit oft starker Spannung und Schmerzen kommen.

Bindegewebsarten

Die Fasern, welche die EZM produziert, werden entsprechend ihres Aufbaus und ihrer Funktion in drei Gruppen aufgeteilt:

- Lockeres Bindegewebe
- Straffes Bindegewebe
- Retikuläres Bindegewebe

Lockeres Bindegewebe umgibt die Organe, Nerven, Blut- und Lymphgefäße wie ein schützender Füllstoff und dient als Fett- und Wasserspeicher. Teilweise liegt es auch innerhalb der Organe.

Straffes Bindegewebe mit kollagenen und elastischen Fasern umhüllt Muskeln (als Muskelfaszie) und Organe (als geflechtartige Organfaszie), hält diese an ihrem Platz (z. B. Mutterbänder bei der Gebärmutter), verbindet Knochen miteinander (Bänder; Membrana interossea am Unterarm), verstärkt Muskeln (Tractus iliotibialis am Oberschenkel), dient als Ursprungsfläche für Muskeln (Aponeurose am Rücken und Bauch) und verbindet Bauchraum mit Brustkorb (Sehnenplatte des Zwerchfells). Gewebe mit hohem Kollagenanteil wie Kapseln oder Bänder weisen eine sehr hohe Zugfestigkeit auf und lassen sich kaum dehnen: bis max. zu ihrer ursprünglichen (gesunden) Beweglichkeit. Die Grundkonstitution der Beweglichkeit wird in jungen Jahren festgelegt. Kinder, die viel Sport mit Dehnen machen (z. B. Ballett), sind auch im Alter beweglicher.

Retikuläres Bindegewebe bildet ein Netzwerk, besonders im Knochenmark und in lymphatischen Organen.

Funktionen des Bindegewebes

Wassergehalt und Mineralstoffe: Bindegewebe enthält viel Wasser, 70 % des gesamten Gewebes ist Flüssigkeit. Druck, der bei Dehnung entsteht, presst Wasser aus den Geweben **(Schwammeffekt),** wodurch neue Flüssigkeit aus Blut- und Lymphgefäßen sowie angrenzenden Geweben in den Zwischenzellraum aber auch in die Zellen direkt dringen kann. Somit wird das Gewebe bzw. die Zelle mit neuen Nährstoffen versorgt und sogar wiederaufgebaut.

Schlecht versorgtes Bindegewebe kann wieder elastischer werden. Wichtig dafür ist eine maßvolle Dosierung der Dehnung.

Außerdem werden bei der Dehnung Kalziumkanäle im Sarkolemm (Muskelzellhaut = Plasmamembran) geöffnet und Kalzium kann in die Zelle eindringen, was für die Kontraktionsfähigkeit des Muskels wichtig ist.

In allen Zellen befindet sich das **Zytoplasma** (Zellflüssigkeit), das eng mit der EZM kommuniziert, da die Zellwände sehr durchlässig sind, im Besonderen über die sogenannten **Gap Junctions** (siehe unten). Unser Gewebe braucht genug Flüssigkeit, um den Stoff- und Informationsaustausch zwischen den Zellen und im Bindegewebe zu ermöglichen (Myers 2015).

Eiweißgehalt: Die eigentlichen Fasern bestehen aus **Kollagen,** das aus Eiweiß aufgebaut ist, und teilweise aus Elastin. Zwischen den kollagenen Fasern gibt es sogenannte **Crosslinks,** das sind Querverstrebungen, die Belastung ermöglichen. Zu viel davon führt zu Steifigkeit und Verklebungen, zu wenig macht zu weich und reduziert den Halt.

Was bedeutet das für Nuad?

Druck- und Dehnreize können helfen, Verklebungen aufzulösen, was allerdings sehr schmerzhaft sein kann. Deren Auflösung ist wichtig, um weiterer Versteifung/Funktionseinschränkung von Muskeln und Organen erfolgreich entgegenzuwirken. Mit Nuad unterstützen wir den Flüssigkeitshaushalt und den Stoffaustausch.

Informationsweiterleitung im Bindegewebe und mit anderen Strukturen

Auf Zellbasis: Die **Gap Junctions** verbinden das Zytoplasma benachbarter Zellen direkt miteinander. Ihre Aufgabe ist die Kommunikation (Austausch von Signalen) zwischen benachbarten Zellen.

Das **vegetative Nervensystem** (Sympathikus) aktiviert die Myofibroblasten (z. B. in Aponeurosen).

Über das **periphere Nervensystem** wird Druck, Schmerz etc. wahrgenommen.

Das **Nervenbindegewebe** enthält Blut- und Lymphgefäße, ernährt und schützt die Nervenzellen. Es bildet gemeinsam mit Blutgefäßwänden die **Blut-Hirn-Schranke,** die verhindert, dass schädliche Stoffe in das Zentralnervensystem eindringen können. Da diese Schranke aber nur wasserlösliche Stoffe abhält, können fettlösliche Stoffe (z. B. Aromaöle) oder jene auf Alkoholbasis das Zentralnervensystem erreichen und beeinflussen. Das Bindegewebe der peripheren Nerven (➤ Kap. 1.1.5) besteht außerdem aus elastischen und kollagenen Fasern und Fettzellen. Durch die elastischen Fasern sind Nerven dehnbar. Wenn die Dehnfähigkeit überschritten wird und dadurch das Nervenbindegewebe einreißt, ist die Nervenzelle ungeschützt und verletzungsgefährdet. Die Nervenzelle kann aber auch durch starken Druck geschädigt werden, etwa durch dauerhaft und übermäßig verspannte Muskeln oder Gelenkfehlstellungen. Druck kann zu Lähmungserscheinungen führen, die anfangs noch reversibel sind (z. B. Kribbeln nach „eingeschlafenen" Beinen). Gut dosierter Druck wiederum verbessert die Nährstoffversorgung des Nervenbindegewebes.

Was bedeutet das für Nuad?

Um vorgeschädigtes Bindegewebe nicht weiter zu verletzen, vermeiden wir Dehnreize in diesem Gebiet. Das betrifft Zugdehnung als auch Druckdehnung. Spannungen des umgebenden Gewebes zu reduzieren, ist hingegen sehr sinnvoll. Druck und Dehnung des gesunden Gewebes unterstützt dessen Aufgabe.

Faszien

Faszien sind weißliche Strukturen, Häute, die sämtliche Muskeln, Knochen, Organe, Gefäße einhüllen, begleiten, schützen und als derbere Stränge (Sehnen) miteinander verbinden (Muskel – Knochen – Kontinuum), stabilisieren (Bänder) oder als Aponeurosen, Membranen, Septen sogar in gewisser Weise Knochenersatz darstellen (➤ Abb. 1.1). Schließlich setzen Muskeln mit ihren Sehnen nicht nur an Knochen an, sondern auch zum Beispiel an der Membrana interossea oder der Fascia thoracolumbalis. Auch die Septen des M. rectus abdominis sind wie Muskelansätze und ermöglichen damit eine feinere Bewegung im Bauchbereich. Faszien als Häute, beweglich und formbar, sind von einem feinen Kapillarnetz durchzogen, bekommen ihre Nährstoffe aber auch aus dem umgebenden Bindegewebe bzw. dem Interstitium. Das Kapillarnetz zieht weiter in die Muskelschichten.

1

Die Muskelfaszie Ein Muskel besteht aus vielen Muskelfaserbündeln, die jeweils durch eine dünne Haut (Faszie) voneinander getrennt und somit verschieblich sind; der gesamte Muskel ist ebenfalls von einer Faszie umgeben, die dann gemeinsam mit den tieferliegenden Häuten zum Ende des Muskels straffer wird und als Sehne in den Knochen übergeht. Dadurch entsteht eine starke Zugkraft, die Bewegung ermöglicht. Es gibt keinen Muskel, der ohne Bindegewebe am Knochen ansetzt, und sei es ein noch so schmaler Streifen. Muskelfaszien sind reich an Rezeptoren, die Bewegung, Lage, Druck, Schwingung, Temperatur, aber auch das chemische Milieu registrieren und Schmerz signalisieren.

Die Organfaszie Wie Muskeln sind auch alle Organe in Faszien gehüllt, jeweils mit einer inneren und einer äußeren Schichte, die gegeneinander verschieblich sind. Diese Häute halten die Organe in Form und haben bindegewebige „Ableger", die Bänder, welche die Lage im Rumpf sichern und Blutgefäße sowie Nervenbahnen zur Versorgung der Faszie enthalten. Auch Organfaszien enthalten reichlich Nozizeptoren, die für die Schmerzleitung zuständig sind. Druck auf die Faszie (z. B. bei der Menstruation) verursacht Schmerzen.

Straffes Bindegewebe Nun gibt es – wie oben erwähnt – auch Muskelansätze an bindegewebigen Strukturen, den **Aponeurosen,** den **Membranen** und in gewisser Weise auch den **Septen** (z. B. beim M. rectus abdominis), die die Muskellänge unterbrechen und damit die Muskelkraft besser dosieren lassen. Wenn anstatt der Septen ein durchgängiger Muskel wäre, würde das viele feine Becken- und Bauchbewegungen behindern. Faszial betrachtet stören die Septen nicht, die Spannkraft des Muskels wird über das Bindegewebe weitergeleitet.

Auch die Gelenke sind von einer bindegewebigen Struktur, der Gelenkkapsel, umgeben, deren Spannung über **Rezeptoren** gemessen und mittels Muskelzug hergestellt bzw. verändert wird.

Sehnen bestehen aus straffem Bindegewebe mit einem hohen Anteil an kollagenen Fasern, sind wenig form- und dehnbar sowie kaum durchblutet. Nicht bewegte Körperteile (Sehnenansätze) verknöchern mehr (Schmerzneigung) als bewegte. Eine besondere Art des Bindegewebes sind **Sehnenscheiden,** die Sehnen umhüllen, Synovia produzieren und damit Sehnen an besonders strapazierten Stellen vor Verschleiß und Verletzung schützen, wie z. B. an den Handgelenken. Die Sehnen stehen ebenso wie die Muskeln über Rezeptoren mit dem zentralen Nervensystem in Verbindung, Zug an der Sehne, ob über Kontraktion oder Dehnung des Muskels, wird über die sensorischen Nervenzellen registriert, an die Wirbelsäule weitergeleitet und entweder reflektorisch oder über das Gehirn beantwortet.

Die Knochenhaut Knochen sind ebenfalls von einer Haut überzogen, dem **Periost,** das viele Nerven enthält und damit zum Schutz und zur Heilung des Knochens beiträgt. Die Sehnen strahlen nun einerseits in die Knochensubstanz ein, andererseits in die Knochenhaut – somit entsteht ein fließender Verlauf, ein **Kontinuum von Muskel zu Knochen zu Muskel zu Knochen.** Dieses Kontinuum ist die Grundlage der **Faszienverläufe** (auch **Faszienzüge** oder **Faszienlinien** genannt) über den ganzen Körper und eine Erklärung der Wirksamkeit von Techniken wie Nuad. Dabei stellen die Knochen oft nur kurze „Bahnhöfe" dar, an dem der eine Muskel ansetzt und von dem der nächste weiterzieht (Myers 2015). Manchmal überlappen sich Muskeln, indem der eine von distal über ein zu bewegendes Gelenk zieht und der andere von proximal auf das Gelenk einwirkt (z. B. M. gastrocnemius und M. biceps fem./M. semitendinosus). Auch Bänder können fasziale Verbindungen bilden. Diese Zugreize sind mit wenigen Ausnahmen linear: längs-, quer-, spiral-, schrägverlaufend.

Was bedeutet das für Nuad?

Mittels Dehnreizen, die den ganzen Körper ansprechen können, erreichen wir über das Kontinuum auch tiefliegende fasziale Strukturen. Das Spürbarwerden von Blockaden oder Läsionen in von der Berührung entfernten Körperregionen und deren Behandlungsmöglichkeit mit Nuad zeigt dessen Tiefen- und Fernwirkung und erfordert einen sehr bewussten und achtsamen Umgang.

Knorpel-, Knochen- und Fettgewebe

Zur Gruppe der Binde- und Stützgewebe zählt auch Knorpel, Knochen und Fett, da diese Gewebearten aus spezifischen Bindegewebezellen gebildet werden (➤ Abb. 1.1).

Knorpelgewebe wird aus Chondroblasten gebildet und in **hyalinen Knorpel, elastischen Knorpel** sowie **Faserknorpel** unterteilt. Knorpel sind nicht durchblutet (Ausnahme: Menisken im knochennahen Bereich) und werden ausschließlich durch umgebende Flüssigkeiten, z. B. in den Gelenken, intakt gehalten.

Hyalinen Knorpel findet man an den Gelenkflächen, als Rippenknorpel und teilweise bei der Nasenscheidewand, an Kehlkopf und Luftröhre. Der Gelenkknorpel ist funktionsbedingt mehrschichtig, kann verformt und rückgebildet werden, wenn die Belastung nur kurz dauert. Bei übermäßiger oder einseitiger Belastung (Arbeit, Sport, Übergewicht) wird viel Wasser aus dem Knorpel gedrückt und nicht im selben Ausmaß wieder aufgenommen, wodurch der Knorpel verflacht und abgebaut wird. Die Wasserbindungsfähigkeit nimmt auch im Alter ab (Altersdegeneration).

Elastisches Knorpelgewebe ist z. B. die Ohrmuschel.

Faserknorpel enthält viel kollagenes Bindegewebe, hält Druck und Dehnung gut stand. Er kommt in den **Bandscheiben** (umgibt als Anulus fibrosus den gallertigen Kern), in den Menisken und in der Symphyse vor.

Was bedeutet das für Nuad?

Wir helfen, den Menschen zu einem gesunden Körperschema zu begleiten, und unterstützen mit Zug- und Druckdehnung die Regeneration von Knorpel.

Knochengewebe ist gut durchblutet, besteht aus reichlich kollagenen Fasern sowie Mineralstoffen, ist ebenso in laufendem Auf-, Ab- und Umbau begriffen und wird üblicherweise nach seiner Form eingeteilt: **Röhrenknochen, kurze Knochen, flache Knochen und unregelmäßige Knochen.** Knochen dienen als Ursprung und Ansatz für Muskeln, wofür sie besonders geeignete Strukturen aufweisen. **Rollhöcker** (Trochanter), **Vorsprünge** (Spinae, Processi), **Kanten** (Cristae), **Rauigkeiten** (Tuberositas) und **Leisten** (Linea) sind bevorzugte Stellen, an denen Muskeln mittels Sehnen ansetzen (z. B. Processus coracoideus für den M. pectoralis minor).

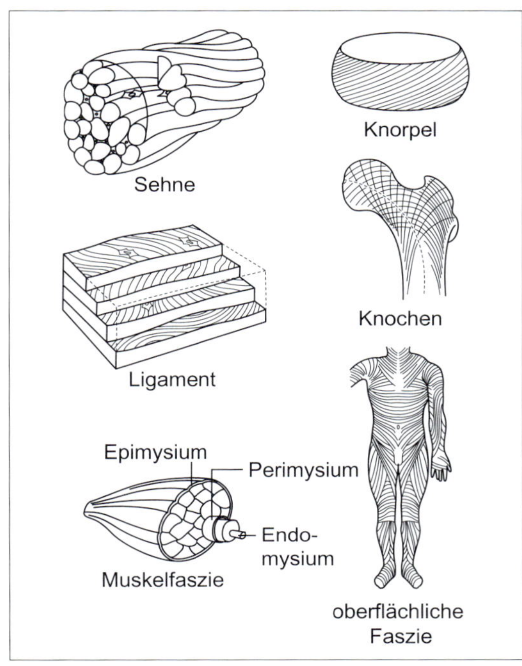

Abb. 1.1 Bindegewebige Strukturen [R319]

Der Knochenaufbau ist wie jener des Muskels reizabhängig. Nur durch regelmäßige Bewegung (aktiv, passiv) werden genügend Knochenzellen produziert und damit die Knochendichte erhalten oder verbessert, was besonders im Alter wichtig ist.

Fettgewebe, eine Sonderform des Bindegewebes, wird beim Erwachsenen eingeteilt in **Baufett** und **Depotfett.** Baufett schützt und isoliert die Organe thermisch und mechanisch. Depotfett ist ein wichtiger Energiespeicher, dessen Mangel besonders bei Krankheit oder außergewöhnlicher Belastung wahrgenommen wird. Allerdings führt auch Überschuss von Fett, sowohl in und an Gelenken und Organen oder als Depotfett durch die Gewichtsbelastung und Änderung der Körperhaltung, zu vielen Zivilisationserkrankungen, zu Gelenkbelastungen und sogar zu massiven Bewegungseinschränkungen. Fettgewebe enthält viele Kapillaren, diese sind aber oft „abgeschaltet". Zum einen erhält dadurch das Fett die Funktion der thermischen Isolierung, zum anderen kann der Körper nicht immer alle Strukturen gleichermaßen mit Blut versorgen. Fett wird nachgereiht.

Die „Schichten"

Haut

Die **Haut** ist ein eigenständiges Organ, zählt nicht zum Bindegewebe, enthält aber bindegewebige Zellen. Sie besteht aus der **Oberhaut** (Epidermis), der **Lederhaut** (Corium = Dermis) und der **Unterhaut** (Subkutis mit Bindegewebe) mit unterschiedlichen Hautanhangsgebilden wie Schweißdrüsen, Nägel usw.

Die **Funktionen** der Haut: Schutz (mechanisch, chemisch), Homöostase, Immunantwort, Vitamin-D-Produktion, UV-Schutz, Temperaturregulation, Schutz vor Austrocknung, Sinnesorgan, Hülle und Zusammenhalt aller Organe und des Bewegungsapparates, Kommunikationsorgan („Erröten").

Über **Rezeptoren** (Sensoren, die von bestimmten Reizen in entsprechendem Ausmaß angeregt werden) werden Veränderungen im oder am Gewebe wahrgenommen und an das Zentralnervensystem weitergeleitet.

In der Haut gibt es folgende Rezeptoren:

- **Tast- und Berührungskörperchen,** besonders häufig an den Fingerspitzen, relativ wenig am Rücken.
- **Lamellenkörperchen,** registrieren Druck.
- **Thermorezeptoren** für Kälte und Wärmewahrnehmung.
- **Schmerzrezeptoren** messen tatsächliche und drohende Verletzungen durch mechanische, aber auch thermische und chemische Reize und sind besonders häufig in oberen Schichten zu finden.

Was bedeutet das für Nuad?

Machen wir uns bewusst, dass die Haut ein Sinnesorgan ist!

Fasziengewebe

Das eigentliche Fasziengewebe liegt tiefer.

Oberflächliche Faszie: Sie besteht aus zwei oder mehreren Schichten Fettgewebe, jeweils durch eine Membran (aus Kollagen- und elastischen Fasern) getrennt. Die Aufgaben der oberflächlichen Faszie sind Schutz und das Erleichtern der Verschieblichkeit der Haut gegen darunterliegende Strukturen.

Tiefe Faszie: Sie umgibt die großen Muskeln des Rumpfes und besteht aus drei Schichten mit je zwei Blättern, jeweils mit den oberflächlichen, mittleren und tiefen Muskeln. Dazwischen findet man lockeres Fettgewebe, das die Verschieblichkeit erleichtert. Die tiefe Faszie „koordiniert" Aktivitäten. Sie bildet auch Faszienpakete an Extremitäten.

Das epimysale die einzelnen Muskeln umgebende **Fasziengewebe** zeigt den gleichen Aufbau:

- Tiefe Faszie (siehe oben)
- Hüllen der einzelnen Muskeln (Epimysium)
- Lockeres Bindegewebe zwischen den beiden anderen Lagen

Siehe auch „Die somatische Faszie" (Schleip 2014).

Aufbau der Muskelfaszie eines einzelnen Muskels

Die äußerste Schichte des Muskels **(Epimysium)** bildet die Sehnen. Um mehrere Muskelfasern findet sich das **Perimysium,** das aber auch ins Epimysium einstrahlen kann. Das **Endomysium** umgibt die einzelne Muskelfaser, besteht aus retikulären (= netzartigen) Bindegewebsfasern und bildet somit ein Netz um die Muskelfaser, dessen Hauptfunktion Stabilität ist. Die innerste Schichte der Muskelzelle ist die **Plasmamembran.** Zwischen den Zellen findet sich ein Kollagenfasernetz mit der Extrazellulärmatrix.

Die Dicke und Durchlässigkeit des Endomysiums ist von der Muskellänge abhängig, bei Dehnung wird es dünner. Damit können Mineralstoffe wie **Kalzium** und **Magnesium** eindringen. Kalzium brauchen wir für die Fähigkeit zur Kontraktion, Magnesium zur Entspannung.

Nervale, hormonelle und chemische Steuerung der Faszienschichten

Die oberflächliche Faszienschicht enthält mehr **Mechanorezeptoren** (Berührung, Druck, Dehnung) als tiefe Schichten. Diese Rezeptoren sind oft auch **Schmerzrezeptoren.** Starker Druck, egal ob von außen oder innen, kann Schmerzen auslösen. Die tiefen Faszien, ebenso wie Sehnen, Gelenkkapseln und Bänder, enthalten reichlich **Tiefenrezeptoren,** die Lage und Spannung melden und mit anderen

Sinnesorganen in Verbindung stehen („Wie hoch muss ich das Bein heben, um die Stufen zu steigen?“). Wichtig für die Innervation der Muskelfaszien sind die Muskelspindeln, die sowohl sensorische als auch motorische Komponenten enthalten. Sie informieren das Zentralnervensystem über Länge, Lage, Bewegung und Tonus eines Muskels. Wenn Muskeln ermüden, können sie „reflexiv eine stärkere Kontraktion erzeugen“ (Stecco 2016).

Bindegewebe im Allgemeinen, die Aponeurosen im Besonderen, enthält gehäuft **Myofibroblasten** (Glattmuskelzellen), die für den Spannungszustand – die Kontraktionen – verantwortlich zeigen. Myofibroblasten können durch die umgebende Muskulatur mechanisch beeinflusst werden, sind aber auch durch Botenstoffe und chemisch steuerbar. Hormone wie **Histamin** oder **Oxytocin** aktivieren die Gewebespannung, auch **saures Milieu** (pH-Wert) macht die Gewebe härter. Die Myofibroblasten reagieren sehr langsam, brauchen 20 bis 30 Minuten zur Spannungsentwicklung, die mindestens eine Stunde erhalten bleibt, bevor sie langsam wieder abgebaut werden kann (Myers 2015).

Was bedeutet das für Nuad?

Mit Dehnungen (Zug, Druck) unterstützen wir die Versorgung der Muskelfasern mit Magnesium und Kalzium. Besonders bei den Zugdehnungen arbeiten wir mit Gewebeverschiebungen und verbessern damit das Gleiten der einzelnen Muskelpakete. Indem wir durch Druck und Zug, aber auch über die vegetative Umstimmung vom Sympathikus zum Parasympathikus übermäßige Spannung aus dem Gewebe nehmen, können wir helfen, Schmerzen zu lindern.

Faszienlinien

Tom Myers hat in vielen Jahren der Forschung und Beobachtung ein System entwickelt, das die Komplexität unserer Bewegungs- und Haltungsmuster anschaulich erklärt. Er hat entdeckt, dass das erwähnte Muskel-Knochen-Kontinuum, erweitert mit diversen bindegewebigen Strukturen, sich über „Linien“ (auch: Faszienzüge oder myofasziale Meridiane) verfolgen lässt (Myers 2015). Diese gehen über den ganzen Körper, kommunizieren mit anderen Strukturen und sind in ihren Verläufen teilweise ähnlich den Sen von Nuad.

Verlauf der Faszienlinien (Myers 2015)

Oberflächliche Rückenlinie von den Zehenspitzen an der Fußsohle über die Plantaraponeurose zur Ferse, Achillessehne, zum Triceps surae, die ischiokrurale Muskulatur, das Lig. sacrotuberale, die sakrolumbale Faszie, die Rückenstrecker, die Linea nuchae über den Kopf zur Stirne (➤ Abb. 1.2).

Nuad: Diese Faszienlinie entspricht auf der Fußsohle dem Sen Kalathari, außerdem der Beinrückseitenlinie sowie der inneren Rückenlinie (Sen Ittha/ Pingkhala).

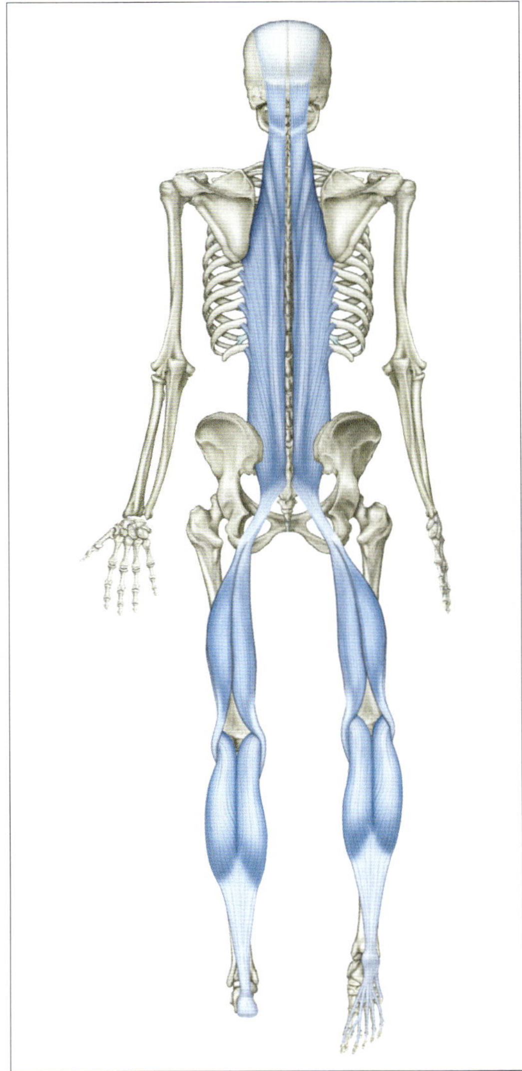

Abb. 1.2 Oberflächliche Rückenlinie [R394]

1

Oberflächliche Frontallinie von den Zehenstreckern auf den Zehen über die Tibialis-anterior-Loge, das Lig. patellae, die Patella, den Rectus femoris, den vorderen unteren Darmbeinstachel (Spina illiaca anterior inferior = SIAI), das Schambein, den geraden Bauchmuskel und die Bauchfaszie, den Brustkorb nahe dem Brustbein, entlang dem Kopfwendemuskel zum Hinterkopf (➤ Abb. 1.3).

Nuad: Diese Faszienlinie entspricht im distalen Verlauf weitgehend der 1. Beinaußenlinie (Sen Sahatsarangsi/Thawari) und im kranialen Verlauf Sen Lawusang/Ulangka.

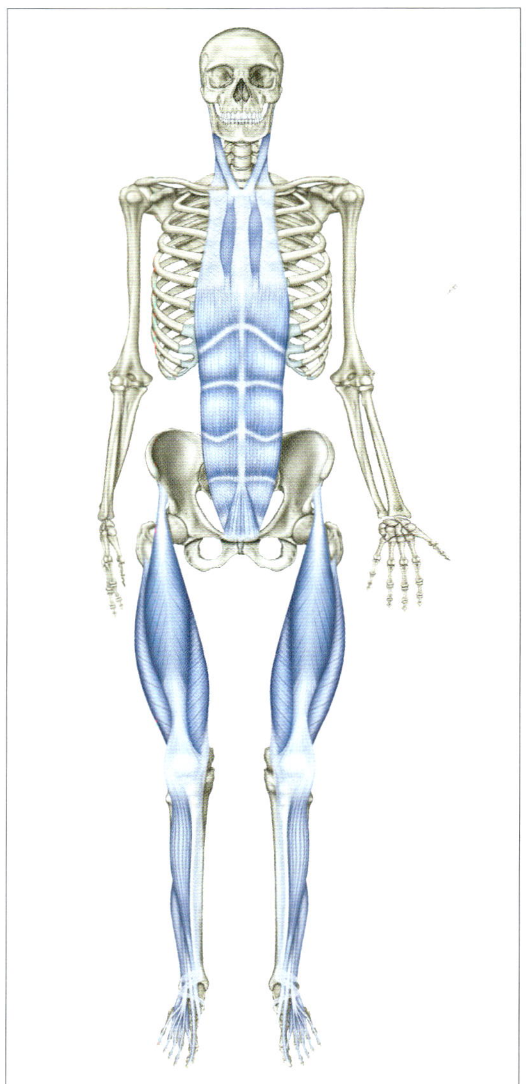

Abb. 1.3 Oberflächliche Frontallinie [R394]

Tiefe Frontallinie von den Fußwurzelknochen über den Tibialis posterior und die langen Zehenbeuger, den Kniekehlenmuskel, die dorsale Kniegelenkkapsel zum Epicondylus medialis femoris, wo sie sich aufteilt (➤ Abb. 1.4). Der dorsale Abschnitt verläuft über den Adduktor magnus und minimus, das Sitzbein, über die Mitte des Steißbeins und des Kreuzbeins von ventral und die Wirbelsäule von ventral bis zum Hinterhaupt. Die vordere Linie zieht medial entlang dem Oberschenkelknochen und der Adduktoren brevis und longus, über Trochanter minor, Iliopsoas, das Zwerchfell, das Mediastinum, die tiefen Halsmuskeln, den Mundboden zum Unterkieferknochen – diese Linie hat Stützfunktion!

Nuad: Der anteriore Verlauf dieser Linie über den Brustkorb bis zum Mundboden ähnelt Sen Sumana.

Laterallinie von der Basis des 1. und 5. Mittelfußknochens über die Peroneusmuskeln zum Caput fibulae, den lateralen Condylus tibiae, den Tractus iliotibialis und den Tensor fasciae latae, die Gesäßmuskeln, den äußeren schrägen Bauchmuskel, die Rippen und Zwischenrippenmuskeln, den Splenius capitis, den Kopfwendemuskel zum Processus mastoideus (➤ Abb. 1.5).

Nuad: Diese Faszienlinie entspricht der 2./3. Beinaußenlinie sowie Sen Lawusang/Ulangka im kranialen Verlauf.

Spirallinie beginnt am Hinterhaupt, kreuzt über die Spleniusmuskeln zur anderen Seite, zieht über die Rautenmuskeln und das Schulterblatt weiter zum Serratus anterior, zum äußeren schrägen Bauchmuskel, kreuzt wieder zur anderen Seite zum inneren schrägen Bauchmuskel, über die Spina iliaca anterior superior (SIAS) dann zum Tensor fasciae latae, den vorderen Abschnitt des Tractus iliotibialis, den Tibialis anterior, über den ersten Mittelfußknochen und die Fußsohle den Peroneus longus wieder nach proximal, weiter zum Biceps femoris, zum Lig. sacrotuberale und über die Rückenstrecker zum Hinterhaupt (➤ Abb. 1.6).

Nuad: Diese Faszienlinie kreuzt die Mitte wie Sen Kalathari. Der paravertebrale Verlauf entspricht Sen Ittha/Pingkhala.

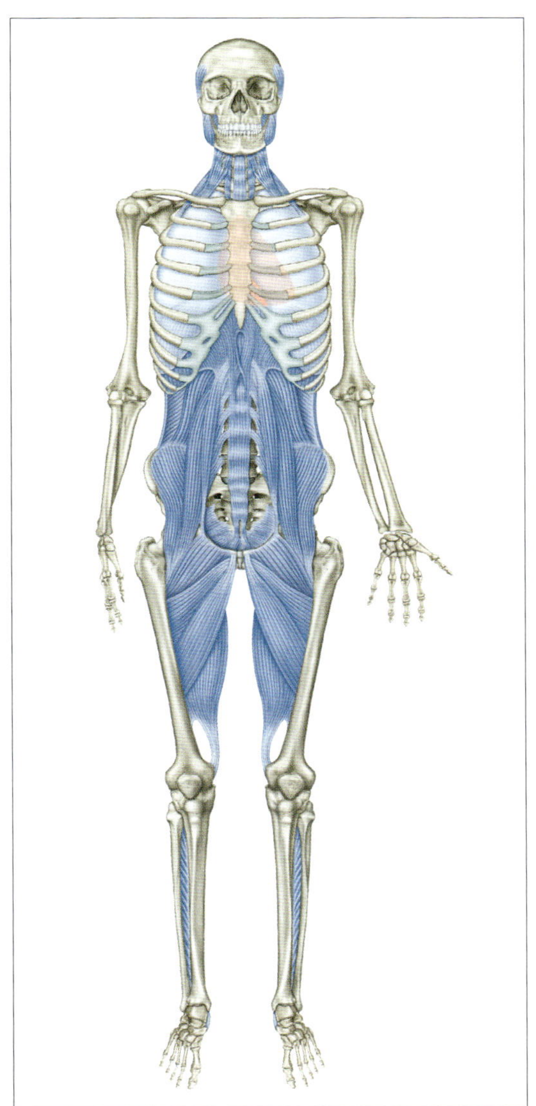

Abb. 1.4 Tiefe Frontallinie [R394]

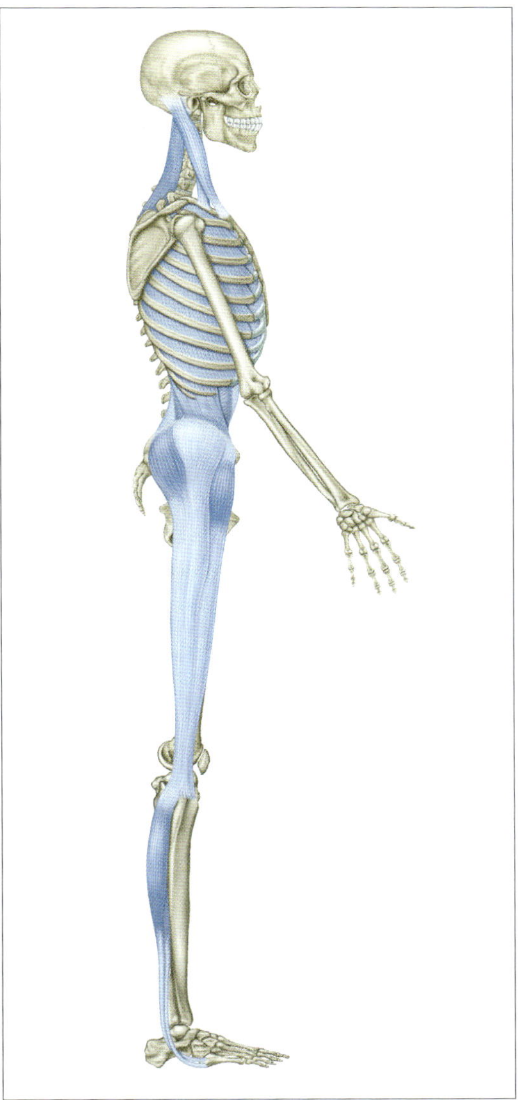

Abb. 1.5 Laterallinie [R394]

Oberflächliche rückwärtige Armlinie vom Hinterhaupt zum Trapezius, über die Schulterblattgräte zum Deltoideus, entlang dem lateralen Muskelseptum am Oberarm zur Extensorengruppe am Unterarm und bis in die Fingerspitzen (➤ Abb. 1.7).

Nuad: Diese Linie wird dem Sen Kalathari zugeordnet.

Tiefe rückwärtige Armlinie vom Ursprung des Rhomboideus minor zum Schulterblattrand, über die Rotatorenmanschette, den Oberarmkopf, den Trizeps brachi, die Faszie an der Elle, die ulnaren Seitenbänder zum Kleinfingerballen und bis in die Fingerspitze (➤ Abb. 1.7).

Oberflächliche frontale Armlinie vom Unterrand des Pectoralis major über das mediale Muskelseptum, die Flexorengruppe der Hand und Finger zum Karpaltunnel und bis zu den Fingerspitzen (➤ Abb. 1.7).

Nuad: Diese Faszienlinie entspricht dem Sen Kalathari.

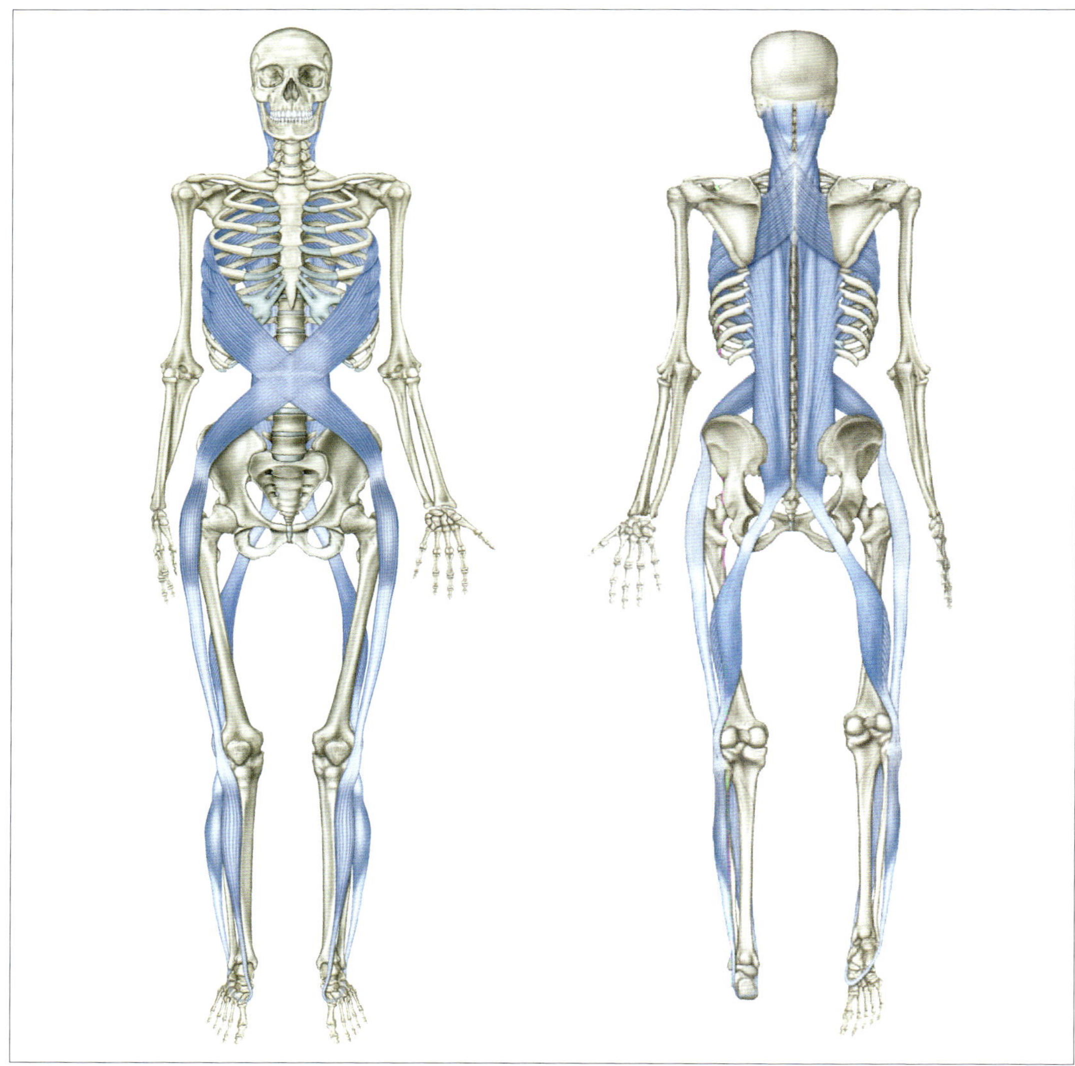

Abb. 1.6 Spirallinie [R394]

Tiefe frontale Armlinie vom Pectoralis minor, über die Fascia clavipectoralis, den Bizeps, die Faszie am Radius, die radialen Seitenbänder zum Daumen (➤ Abb. 1.7).

Frontale Funktionslinie vom Unterrand des Pectoralis major über die Linea semilunaris, den Rectus abdominis (oder M. pyramidalis, wenn vorhanden) zu den vorderen Adduktoren (longus, brevis, pectineus).

Rückwärtige Funktionslinie vom Latissimus dorsi über die lumbosakrale Faszie, den Gluteus maximus zum Vastus lateralis des Quadrizeps.

Ipsilaterale Funktionslinie vom Latissimus dorsi (lateral), über den äußeren schrägen Bauchmuskel zum Sartorius.

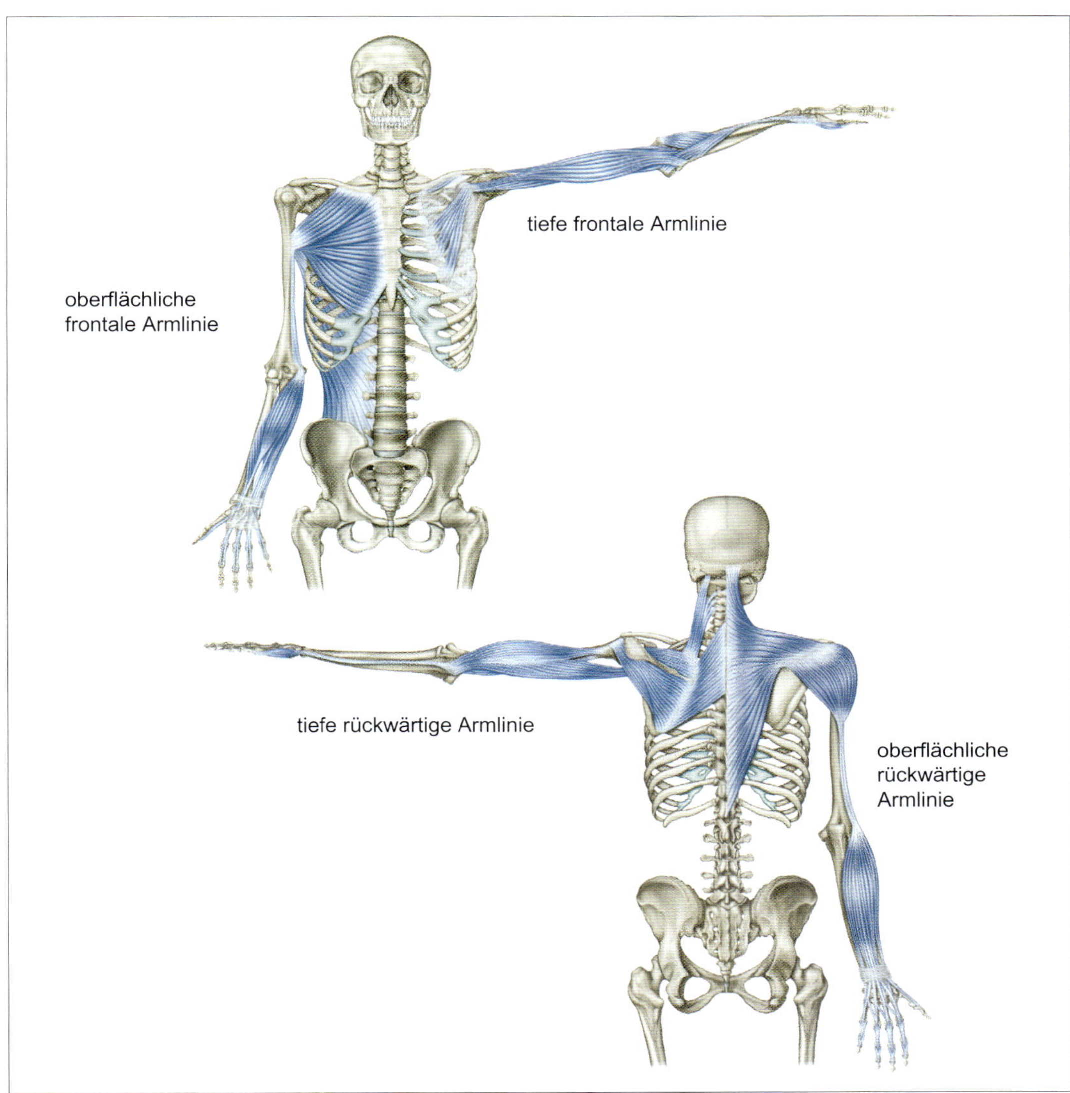

Abb. 1.7 Armlinien [R394]

Was bedeutet das für Nuad?

Die meisten Faszienzüge korrelieren streckenweise mit den Sen-Verläufen. Für die gesundheitsfördernde Wirkung spielt es allerdings keine Rolle, ob dieser Reiz über die Senverläufe oder die Faszienzüge ausgeübt wird. Jedenfalls können wir mit Nuad kurze und lange Faszienzüge langsam und sanft dehnen und somit Bewegungsdefiziten und deren Folgen entgegenwirken.

Weitere Effekte im Bindegewebe

Um Tiefe zu erreichen, muss langsam mit aufbauendem Druck in Richtung der myofaszialen Spannungszustände gearbeitet werden – dadurch lässt Gewebe los (es „schmilzt"), was als **myofaszialer Release-Effekt** (MFR-Effekt) bezeichnet wird (Schleip 2014).

Aber **Achtung bei Überdehnung in Längsrichtung!** Wenn Sie eine starke Längsdehnung ausführen wollen, arbeiten Sie mit Bedacht und verhindern Sie

1

die Überdehnung des unter Zugreiz stehenden Bindegewebes. Begleiten Sie Ihre Klientin zurück in die Ausgangsposition, um eine reaktive Kontraktion der gedehnten Komponenten möglichst auszuschließen.

Effekt der Zellbildung: Von außen kommende Zugkräfte wirken positiv auf die Bildung von Fibroblasten (gut für Sehnen, Bänder, Kapseln). Von außen kommende Druckkräfte lassen mehr Chondroblasten entstehen, wodurch Grundsubstanz produziert wird (besserer Knorpel). Daher ist es sinnvoll, bei Kapselverletzungen schrittweise und schmerzfrei Zug auf das Gelenk auszuüben (Regeneration/Erneuerung der Kapselzellen). Bei Knorpelverletzungen wiederum ist achtsames Ent- und Belasten des Gelenkes (Kompression) sinnvoll (Schleip 2014).

Effekt der „Entgiftung": Der freie Fluss der Nährstoffe und der Abfallprodukte kann durch diverse Faktoren gestört werden. Druck (direkt auf das Bindegewebe) und Zug (macht durch die Dehnung auch Druck) regen den Stoffaustausch an und unterstützen somit den Abtransport der Stoffwechselprodukte („Entgiftung").

Effekt der psychischen Entspannung: Die Unterstützung beim Abbau von Spannungszuständen im Bewegungsapparat hilft bei der vegetativen Umstimmung, fördert gleichmäßige Atmung und somit die Versorgung der Zellen mit Sauerstoff. Die psychische Entspannung und Anregung des Parasympathikus hilft uns, aus dem häufigen Gedankenkarussell auszusteigen.

Zusammenfassung: Bewegungsmangel führt zu Schrumpfung der kontraktilen Elemente, zur Vermehrung von Crosslinks und Verklebung des Bindegewebes, zur Reduktion der Knochendichte, bis hin zu Muskelabbau und Fetteinbau, was wiederum die erwünschte Beweglichkeit (aktiv, passiv) erschwert. Gezielte Be- und Entlastung hilft, den Stoffwechsel anzuregen und das Gewebe zu regenerieren. Mit Nuad werden Faszien in Längs- und Querrichtung gedehnt – gut gegen Bildung von Fibrosen und zur Unterstützung der Geschmeidigkeit von gesundem Bindegewebe. Zug und Druck bilden einen notwendigen und gesunden Reiz für alle Arten des Bindegewebes, aber immer mit Bedacht und Einfühlungsvermögen, sowohl die Stärke als auch die Geschwindigkeit betreffend. Das Wissen der faszialen Zusammenhänge und der Faszienzüge hilft uns, Nuad gezielter anzuwenden.

Was bedeutet das für Nuad?

Viele Probleme, die bisher Muskeln oder Organen zugeschrieben wurden oder noch nicht zufriedenstellend erklärt und behandelt werden konnten, sind möglicherweise über die Faszienlinien bzw. das Bindegewebenetz zu lösen. Dieser gesundheitsfördernde Prozess kann mit Nuad unterstützt werden.
Ebenso haben wir die Möglichkeit, ungünstige Veränderungen des Bewegungsapparates früh zu erkennen und dadurch mit Nuad präventiv wirksam zu sein.

1.1.8 Die wichtigsten Muskeln für die Arbeit mit Nuad

Autochthone Rückenmuskulatur (M. erector spinae)

Mehrere Muskelzüge: lateraler Trakt (oberflächlich), medialer Trakt (tief mit: Geradsystem, Schrägsystem)

Längster Rückenmuskel (M. longissimus dorsi) → oberflächlich, lateral (➤ Abb. 1.8)

- U (Ursprung): Beckenrand (Darmbein) über bindegewebige Sehnenplatte (Aponeurose) und Lendenwirbel
- A (Ansatz): Wirbel, Rippen, Schläfenbein (hinten = Processus mastoideus)
- I (Innervation): dorsale Äste von C2–L5
- F (Funktion): Strecken der WS (beide Seiten gemeinsam), Seitwärtsbiegen/Lateralflexion (jeweilige Seite)

Darmbein-Rippen-Muskel (M. iliocostalis) → oberflächlich, lateral (➤ Abb. 1.8)

- dreiteilig: in der Lende, am Brustkorb, an der Halswirbelsäule (HWS)
- U: Kreuzbein, Fascia thoracolumbalis, Rippen
- A: Rippenfortsätze der Lendenwirbel (LW), Rippen, Querfortsätze 4.–6. Halswirbel (HW)
- I: dorsale Äste von C4–L3
- F: Strecken der WS (beide Seiten gemeinsam), Seitwärtsbiegen/Lateralflexion (jeweilige Seite)

Riemenmuskeln (Mm. splenii cervicis und capitis, ➤ Abb. 1.8)

- U: Dornfortsätze der 4.–6. und 1.–3. BW, 4.–7. HW
- A: Querfortsätze des 1. und 2. HW sowie Processus mastoideus
- I: dorsale Äste von C1–C8

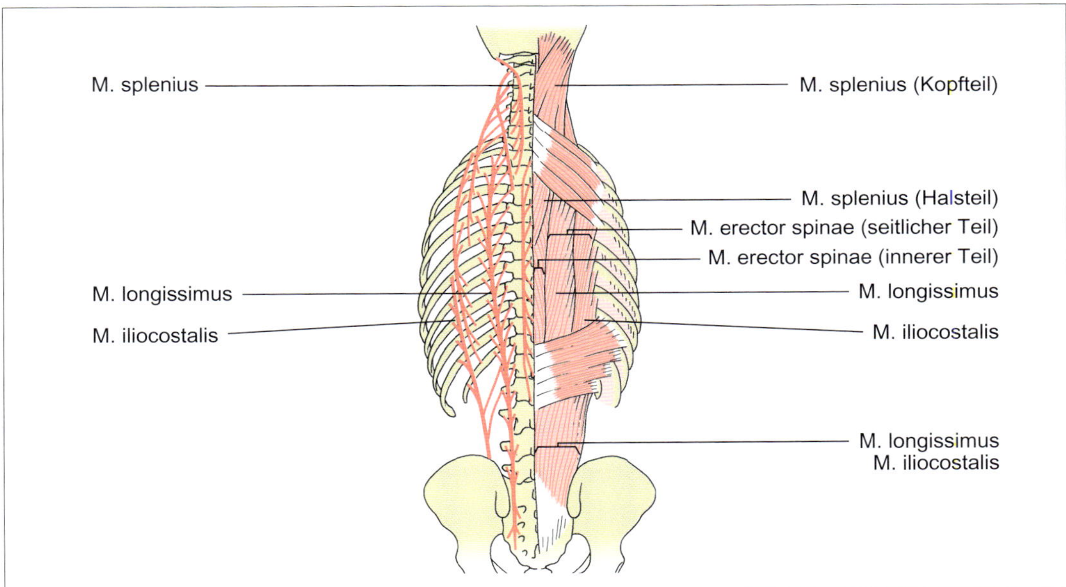

Abb. 1.8 Autochthone Rückenmuskeln mit darüberliegenden Sägemuskeln (Mm. serrati) [L190]

- F: Haltefunktion des Kopfes, Rotation zur gleichen Seite

Vielgefiederte Muskeln (Mm. multifidi) → tief, medial, schräg; dreiteilig: in der Lende, am Brustkorb, an der HWS

- U: vom Os sacrum bis zur HWS, jeweils an den Querfortsätzen bzw. deren Äquivalent
- A: jeweils 2–4 Wirbel nach kranial, an den Dornfortsätzen
- I: dorsale Äste von C3–S4
- F: Drehen (einseitig innerviert), Strecken (beidseitig innerviert) der WS

Drehende Muskeln (Mm. rotatores) → tief, medial, schräg

- meist nur im Bereich der HWS und der BWS
- U: von den Querfortsätzen
- A: an den Dornfortsätzen des nächsthöheren Wirbels
- I: dorsale Äste von Th1–Th11
- F: Drehen (einseitig innerviert), Strecken (beidseitig innerviert) der WS

Zwischendornfortsatzmuskeln (Mm. interspinales) → tief, medial, gerade

- nur im Hals- und Lendenbereich
- verbinden benachbarte Dornfortsätze
- I: dorsale Äste von C1–Th3 und Th11–L5
- F: Strecken

Daneben liegen die Zwischenquerfortsatzmuskeln (Mm. intertransversarii) mit vergleichbarer Lage und Funktion. Weiterhin gibt es noch viele andere Muskeln nahe der Wirbelsäule, die hier nicht extra genannt werden.

Rumpf, Schultergürtel (ohne Oberarm)

Kapuzenmuskel (M. trapezius, ➤ Abb. 1.9)

- U: Hinterhauptrand inkl. Protuberantia occipitalis (Pars descendens), Dornfortsätze (HWS, BWS) (Pars transversus und Pars ascendens)
- A: Schlüsselbein, Schulterblatt
- I: N. accessorius (Hirnnerv) und aus Plexus cervicalis (Segment: C2–C4)
- F: Bewegung des Schulterblattes nach kranial, kaudal und zur WS bzw. Streckung der HWS

Breiter Rückenmuskel (M. latissimus dorsi, ➤ Abb. 1.9)

- U: 7.–12. Brustwirbel (Dornfortsätze, DFS), Fascia thoracolumbalis, Darmbein, X.–XII. Rippe
- A: Oberarmknochen vorne (bildet hintere Achselfalte)
- I: N. thoracodorsalis (C6–C8)
- F: Retroversion, Adduktion und Innenrotation des Armes („Fracktaschenmuskel“)

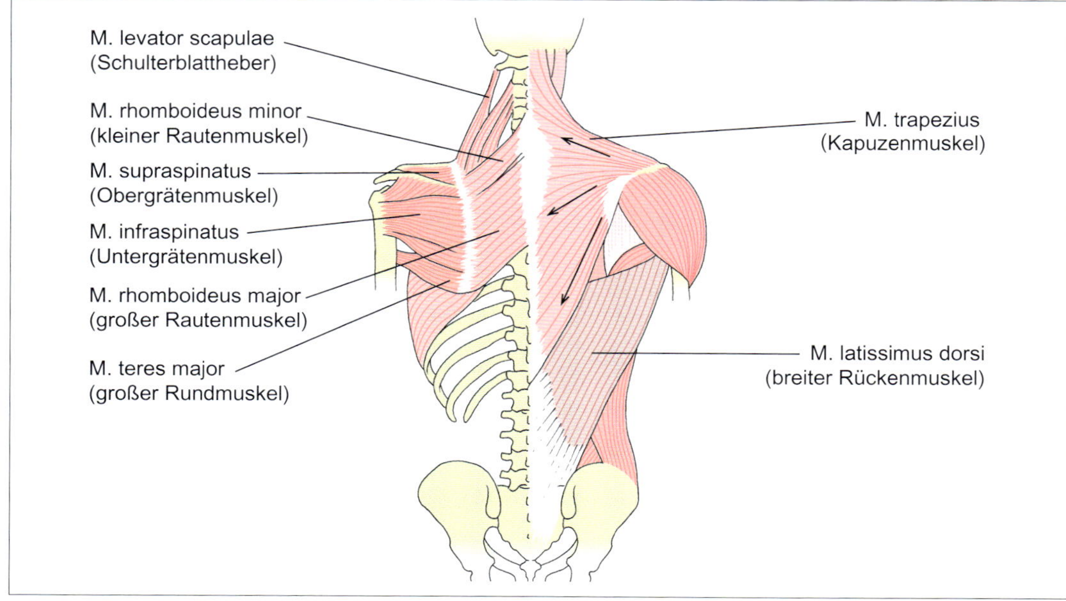

Abb. 1.9 Oberflächliche Rückenmuskeln [L190]

Schulterblattheber (M. levator scapulae, ➤ Abb. 1.9)
- U: Querfortsätze 1.–4. HW
- A: oberer Schulterblattwinkel und -innenrand
- I: N. dorsalis scapulae (C4, C5)
- F: Ziehen der Skapula nach kranial mit Drehung des unteren Winkels nach medial

Kleiner Rautenmuskel (M. rhomboideus minor, ➤ Abb. 1.9)
- U: 6. und 7. HW (DFS)
- A: Schulterblatt-Innenrand
- I: N. dorsalis scapulae (C4, C5)
- F: Zurückziehen des Schulterblattes

Großer Rautenmuskel (M. rhomboideus major, ➤ Abb. 1.9)
- U: 1.–4. BW (DFS und Bänder)
- A: Schulterblatt-Innenrand
- I: N. dorsalis scapulae (C4–C6)
- F: Zurückziehen des Schulterblattes

Großer Rundmuskel (M. teres major, ➤ Abb. 1.9)
- U: unterer Winkel des Schulterblattes (Angulus inferior)
- A: Oberarmknochen vorne
- I: N. subscapularis (C5, C6)
- F: Innenrotation, Adduktion, Retroversion (mit M. latissimus)

Untergrätenmuskel (M. infraspinatus, ➤ Abb. 1.9)
- U: dorsale Fläche des Schulterblattes
- A: Oberarmknochen – großer Rollhöcker (Tuberculum majus)
- I: N. suprascapularis (C5, C6)
- F: Adduktion, Abduktion, Außenrotation (!)

Obergrätenmuskel (M. supraspinatus, ➤ Abb. 1.9)
- U: Mulde oberhalb der Schultergräte
- A: Tuberculum majus
- I: N. suprascapularis (C5, C6)
- F: Abduktion bis 70°

Unterschulterblattmuskel (M. subscapularis)
- U: Innenfläche des Schulterblattes
- A: Oberarmknochen vorne (Tuberculum minus)
- I: N. subscapularis (C5, C6)
- F: Innenrotation

Vorderer Sägemuskel (M. serratus anterior, ➤ Abb. 1.10)
- U: I.–IX. Rippe
- A: Schulterblatt – innerer Rand
- I: N. thoricicus longus (C5–C7)
- F: fixiert das Schulterblatt zum Brustkorb (bei Fehlen oder Schwäche: Scapula alata = fliegende Schulter), dreht das Schulterblatt und hebt damit den Arm in die Elevation (!)

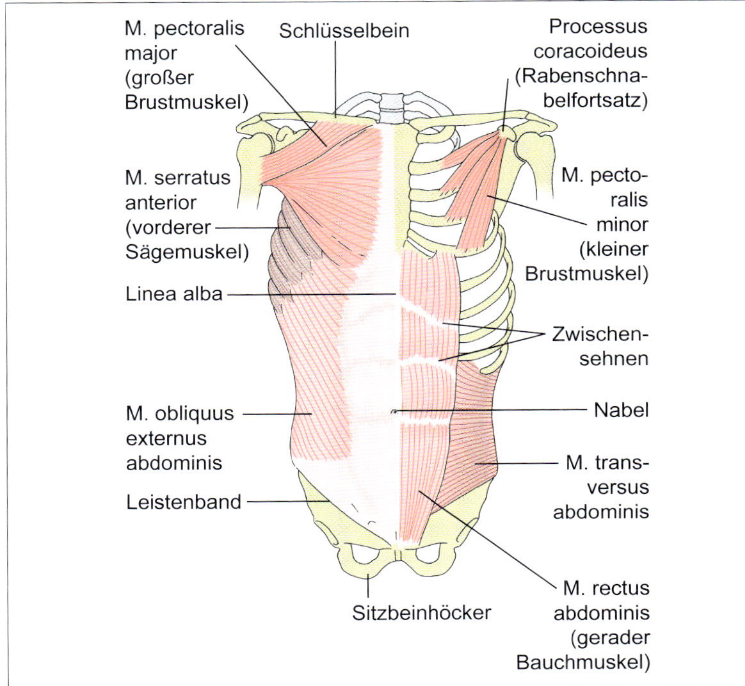

Abb. 1.10 Bauch- und Brustmuskeln sowie wichtiges Bindegewebe [L190]

Großer Brustmuskel (M. pectoralis major, ➤ Abb. 1.10)

- U: Schlüsselbein (Pars clavicularis), Brustbein (Pars sternalis), Rippenknorpel (I–VI) (Pars costalis)
- A: Oberarmknochen vorne, bildet die vordere Achselfalte
- I: N. pectoralis (C5–Th1)
- F: Adduktion, Anteversion, Innenrotation

Kleiner Brustmuskel (M. pectoralis minor, ➤ Abb. 1.10)

- U: III.–V. Rippe
- A: Rabenschnabelfortsatz (Processus coracoideus)
- I: N. pectoralis (C6–C8)
- F: zieht die Schulter (Schulterblatt) nach vorne

Bauch

Äußerer schräger Bauchmuskel (M. obliquus externus abdominis, ➤ Abb. 1.10)

- U: V.–XII. Rippe
- A: Linea alba (Bauchmitte), Leistenband, Beckenrand (Crista iliaca)
- I: Nervi intercostales (Th5–11)

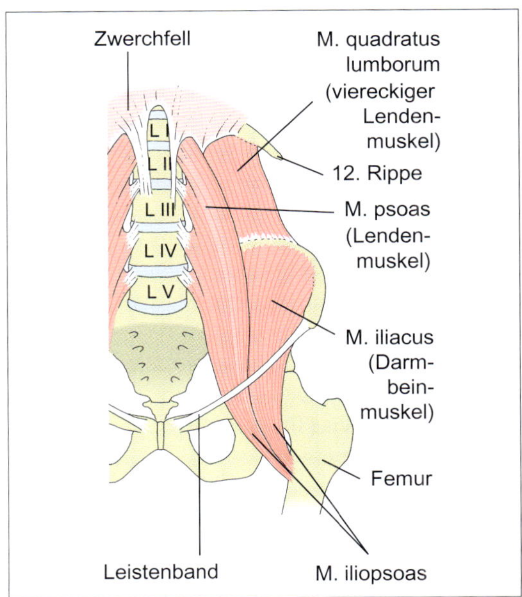

Abb. 1.11 Tiefe Muskeln der hinteren Bauchwand [L190]

- F: Ausatmung, Flexion zur gleichen Seite, Rotation zur Gegenseite

1

Innerer schräger Bauchmuskel (M. obliquus internus abdominis)
- U: Crista iliaca, Fascia thoracolumbalis, Leistenband
- A: X.–XII. Rippe, Aponeurose
- I: Nervi intercostales (Th10–12)
- F: Ausatmung, Flexion und Rotation zur gleichen Seite

Querer Bauchmuskel (M. transversus abdominis, ➤ Abb. 1.10)
- U: VII.–XII. Rippe, Fascia thoracolumbalis, Spina iliaca anterior superior, Leistenband
- A: Aponeurose der Bauchwand
- I: Nervi intercostales (Th7–12)
- F: Bauchpresse, Straffen der Aponeurose

Gerader Bauchmuskel (M. rectus abdominis, ➤ Abb. 1.10)
- U: Rippen, Brustbein
- A: Schambein
- I: Nervi intercostali (Th5–12)
- F: Heben des Beckens, Rumpfbeugung, Bauchpresse, Brustsenkung

Darmbein-Lenden-Muskel (M. iliopsoas, ➤ Abb. 1.11)
- U: M. iliacus – von Innenseite d. Darmbeinschaufel; M. psoas (major) von den Wirbelkörpern des 12. BW und 1.–5. LW (zweischichtig, dazwischen befindet sich der Plexus lumbalis)
- A: gemeinsamer Ansatz am Trochanter minor
- I: N. femoralis (L1–L3)
- F: kräftigster Beuger im Hüftgelenk („funktioneller Bauchmuskel“ bei fixierten Beinen)

Quadratischer Lendenmuskel (M. quadratus lumborum, ➤ Abb. 1.11)
- U: Darmbein (Crista iliaca)
- A: 1.–3. Lendenwirbel, Unterkante der XII. Rippe
- I: Plexus lumbalis (Th12 und L1)
- F: Seitwärtsneigung

Tiefe und seitliche Hüftmuskulatur

Birnenförmiger Muskel (M. piriformis, ➤ Abb. 1.12)
- U: Kreuzbein, Sitzbein
- A: Trochanter
- I: Plexus sacralis (L5, S1)
- F: Außenrotation, Abduktion, hilft bei Retroversion

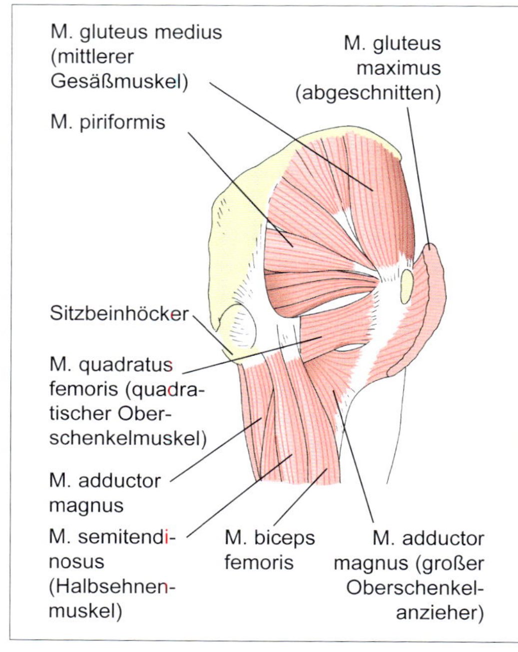

Abb. 1.12 Tiefe und seitliche Gesäßmuskulatur [L190]

Quadratischer Oberschenkelmuskel (M. quadratus femoris, ➤ Abb. 1.12)
- U: lateraler Rand des Sitzbeins
- A: proximaler Oberschenkel, zwischen Trochanter major und minor
- I: Plexus sacralis (L4–S1)
- F: Außenrotation im Hüftgelenk

Mittlerer und kleiner Gesäßmuskel (M. gluteus med. und min., ➤ Abb. 1.12)
- U: Darmbein
- A: Oberschenkelrollhöcker (Trochanter major)
- I: N. gluteus superior (L4, L5)
- F: Abduktion, vorderer Teil – Innenrotation u. Flexion, hinterer Teil – Außenrotation und Extension (Hüfte)

Oberflächliche Hüftmuskulatur

Schenkelbindenspanner (M. tensor fasciae latae) für den Tractus iliotibialis (➤ Abb. 1.13)
- U: vorderer oberer Darmbeinstachel
- A: Schienbein außen am Condylus lateralis tibiae
- I: N. gluteus superior (L4, L5)
- F: spannt Oberschenkelfaszie, Hüfte: Beugung/Innenrotation/Abduktion, Knie: Beugung

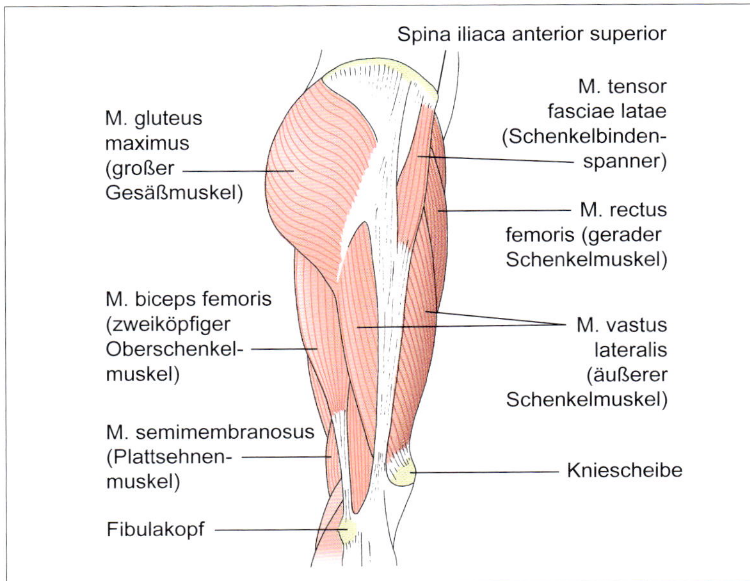

Abb. 1.13 Hüft- und Oberschenkelmuskulatur von der Seite [L190]

Großer Gesäßmuskel (M. gluteus max., ➢ Abb. 1.13)

- U: Darmbein, Kreuzbein, Steißbein
- A: Oberschenkel unterhalb des Trochanters (Tuberositas glutea) und Tractus iliotibialis (Faszie)
- I: N. gluteus inferior (L5–S2)
- **F: Streckung, Außenrotation im Hüftgelenk, Abduktion und Adduktion je nach Fasern**

Ischiokrurale Muskelgruppe

Zweiköpfiger Oberschenkelmuskel (M. biceps femoris, ➢ Abb. 1.13)

- U: Caput longum (C. l.) vom Sitzbein, Caput brevis (C. b.) von der Oberschenkelrückseite
- A: Wadenbeinköpfchen (Caput fibulae)
- I: C. l. vom N. tibialis, C. b. vom N. peroneus communis (L5, S1)
- F: im Hüftgelenk Streckung und Außenrotation, im Kniegelenk Beugung und Außenrotation

Halbmembran- oder Plattsehnenmuskel (M. semimembranosus, ➢ Abb. 1.13)

- U: Sitzbeinhöcker
- A: Schienbein „Pes anserinus"
- I: N. tibialis (L5–S2)
- F: Streckung und Adduktion im Hüftgelenk, Beugung und Innenrotation im Kniegelenk

Halbsehnenmuskel (M. semitendinosus, ➢ Abb. 1.14)

- U: Sitzbeinhöcker
- A: Schienbein, oben und innen „Pes anserinus"
- I: N. tibialis (L5–S2)
- F: Streckung und Adduktion im Hüftgelenk, Beugung und Innenrotation im Kniegelenk

Adduktorengruppe

Großer Anzieher (M. adductor magnus, ➢ Abb. 1.14)

- U: Schambein und Sitzbein
- A: Oberschenkelinnenseite
- I: N. obturatorius (L3, L4)
- F: Adduktion und Beugung in der Hüfte

Schlanker Muskel (M. gracilis, ➢ Abb. 1.14)

- U: Schambein
- A: Pes anserinus (Gänsefüßchen, obere Innenkante des Schienbeins)
- I: N. obturatorius (L2, L3)
- F: Adduktion und Beugung in der Hüfte, Beugung im Kniegelenk

Kammmuskel (M. pectineus)

- U: Schambein
- A: Oberschenkelinnenseite
- I: N. femoralis (L2, L3)
- F: Adduktion und Beugung in der Hüfte

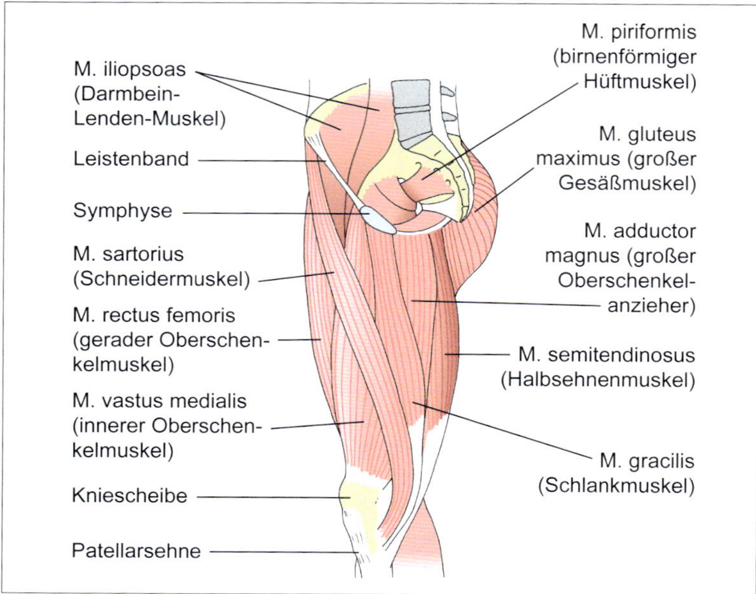

Abb. 1.14 Oberschenkelmuskulatur von innen [L190]

Langer Anzieher (M. adductor longus, ➤ Abb. 1.15)

- U: Schambein
- A: Oberschenkelinnenseite
- I: N. obturatorius (L3, L4)
- F: Adduktion und Beugung in der Hüfte

Kurzer Adduktor (M. adductor brevis)

- U: Schambein
- A: Oberschenkelinnenseite
- I: N. obturatorius (L3, L4)
- F: Adduktion in der Hüfte

Vierköpfiger Schenkelstrecker (M. quadriceps femoris)

Gerader Oberschenkelmuskel (M. rectus femoris, ➤ Abb. 1.15)

- U: vorderer unterer Darmbeinstachel
- A: Kniescheibe und Schienbein vorne „Tuberositas tibiae"
- I: N. femoralis (L2–L4)
- F: Strecker des Kniegelenks, Beuger in der Hüfte, seine Sehne enthält die Kniescheibe

Äußerer Oberschenkelmuskel (M. vastus lateralis, ➤ Abb. 1.15)

- U: Oberschenkelknochen außen
- A: Kniescheibe und Tuberositas tibiae
- I: N. femoralis (L2–L4)
- F: Strecker des Kniegelenks

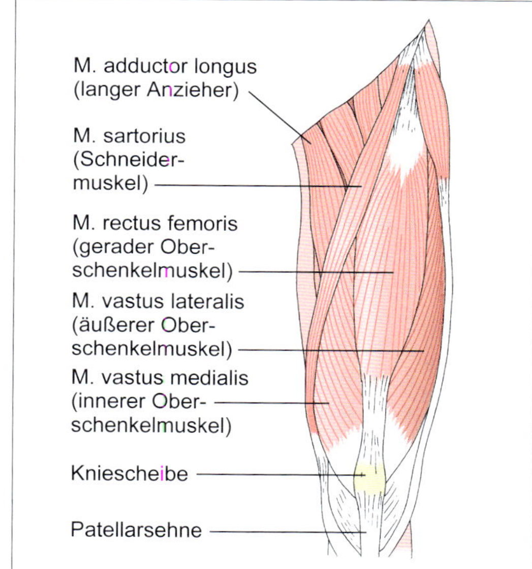

Abb. 1.15 Oberschenkelmuskulatur von vorne [L190]

Innerer Oberschenkelmuskel (M. vastus medialis, ➤ Abb. 1.15)

- U: Oberschenkelinnenseite
- A: Außenfläche der Kniescheibe und Tuberositas tibiae
- I: N. femoralis (L2–L4)
- F: Strecker des Kniegelenks

Mittlerer breiter Muskel (M. vastus intermedius)

- U: Oberschenkelvorderseite
- A: Kniescheibe und Tuberositas tibiae
- I: N. femoralis (L2–L4)
- F: Strecker des Kniegelenks

Schneidermuskel (M. sartorius, ➤ Abb. 1.15)

- U: vorderer oberer Darmbeinstachel
- A: Pes anserinus
- I: N. femoralis (L2, L3)
- F: Beugung, Außenrotation und Abduktion in der Hüfte, Beugung und Innenrotation im Kniegelenk

Unterschenkel

Vorderer Schienbeinmuskel (M. tibialis anterior, ➤ Abb. 1.16)

- U: Schienbein außen, Membrana interossea (Membran zw. Schienbein und Wadenbein)
- A: Fußinnenrand (inneres Keilbein und erster Mittelfußknochen)
- I: N. peroneus profundus (L4, L5)
- F: Dorsalflexion und Supination im Sprunggelenk

Langer Zehenstrecker (M. extensor digitorum longus, ➤ Abb. 1.16)

- U: Schienbein, Wadenbein
- A: Zehenspitzen II–IV
- I: N. peroneus profundus (L4, L5)
- F: Dorsalflexion des Fußes und der Zehen

Langer Großzehenstrecker (M. extensor hallucis longus, ➤ Abb. 1.16)

- U: Schienbein, Membrana interossea
- A: Großzehenspitze
- I: N. peroneus profundus (L4, L5)
- F: Dorsalflexion der großen Zehe und des Fußes

Wadenmuskel (M. gastrocnemius, ➤ Abb. 1.17)

- U: Oberschenkel „Epicondylus med und lat"
- A: Fersenbein
- I: N. tibialis (L5, S1)
- F: bildet Achillessehne, Plantarflexion im Sprunggelenk, Beugung im Kniegelenk

Schollenmuskel (M. soleus, ➤ Abb. 1.17)

- U: Schienbein hinten und Wadenbein
- A: Fersenbein
- I: N. tibialis (L5, S1)
- F: bildet Achillessehne, Plantarflexion im Sprunggelenk

Langer Wadenbeinmuskel (M. peroneus longus = M. fibularis longus, ➤ Abb. 1.17)

- U: Wadenbeinköpfchen und Wadenbeinaußenseite
- A: (läuft unter der Fußsohle durch) inneres Keilbein, erster Mittelfußknochen
- I: N. fibularis (L5, S1)
- F: Plantarflexion und Pronation im Sprunggelenk

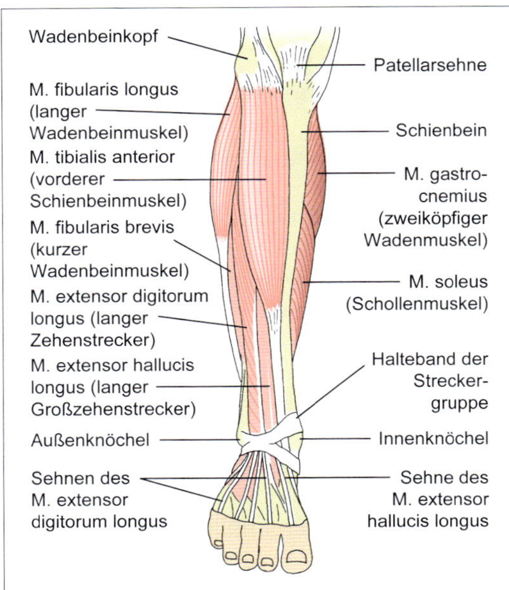

Abb. 1.16 Unterschenkelmuskulatur von vorne [L190]

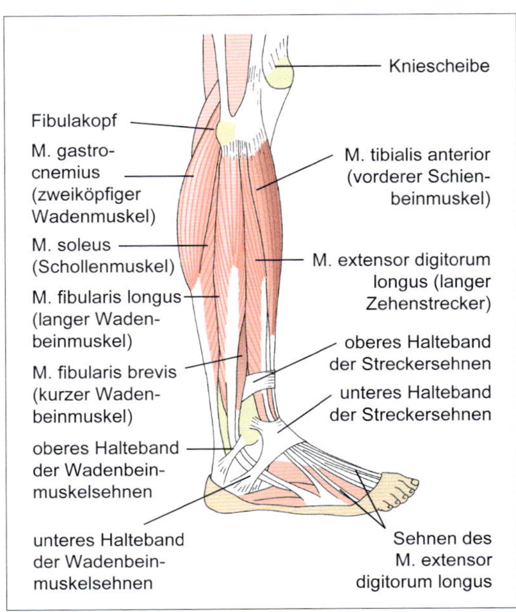

Abb. 1.17 Unterschenkelmuskulatur von lateral [L190]

Kurzer Wadenbeinmuskel (M. peroneus brevis = M. fibularis brevis, ➤ Abb. 1.17)

- U: Wadenbeinaußenseite
- A: Basis des 5. Mittelfußknochens
- I: N. fibularis (L5, S1)
- F: Pronation

Langer Zehenbeuger (M. flexor digitorum longus, ➤ Abb. 1.18)

- U: Rückseite des Schienbeins
- A: Endglieder der Zehen II–V
- I: N. tibialis (L5–S2)
- F: Zehenbeuger, Plantarflexion im Sprunggelenk

Langer Großzehenbeuger (M. flexor hallucis longus, ➤ Abb. 1.18)

- U: Rückseite des Wadenbeins
- A: Endglied der großen Zehe
- I: N. tibialis (L5–S2)
- F: Plantarflexion der großen Zehe und des Sprunggelenks

Hinterer Schienbeinmuskel (M. tibialis posterior, ➤ Abb. 1.18)

- U: Rückseite von Scheinbein, Wadenbein und Membrana interossea
- A: Fußwurzelknochen (Kahnbein, Keilbein) und Basis der Mittelfußknochen 2–4

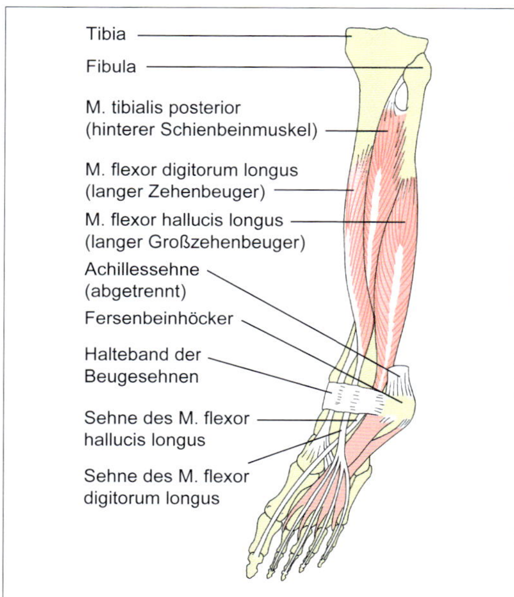

Abb. 1.18 Tiefe Beugemuskeln im Unterschenkel [L190]

- I: N. tibialis (L5, S1)
- F: Plantarflexion und Supination des Sprunggelenks

Fuß

Die kurzen Muskeln beugen und strecken die Zehen, spreizen und adduzieren sie, stabilisieren das Fußgewölbe und unterstützen die Haltung. Die Plantaraponeurose (Sehnenplatte) bedeckt die Fußsohle.

Schulter und Oberarm

Deltamuskel (M. deltoideus, ➤ Abb. 1.19, ➤ Abb. 1.20)

- U: Schlüsselbein (Pars clavicularis), Akromion (Pars acromialis), Schulterblatt (Pars spinalis)
- A: Oberarmknochen-Mitte (Tuberositas)
- I: N. axillaris (C5, C6)
- F: Heben (alle Teile) und Senken (nur Pars clavicularis und Pars spinalis) des Oberarms, Unterstützung bei Anteversion und Retroversion

Oberarmmuskel (M. brachialis, ➤ Abb. 1.19)

- U: vordere Fläche des Oberarmschaftes
- A: Vorderseite der Elle
- I: N. musculocutaneus, N. radialis (C5, C6)
- F: stärkster Beuger im Ellbogengelenk

Zweiköpfiger Armmuskel (M. biceps brachii, ➤ Abb. 1.19)

- U: Caput longum vom Schulterblatt, Caput breve vom Rabenschnabelfortsatz
- A: Speiche
- I: N. musculocutaneus und Plexus brachialis (C5, C6)
- F: Beugung im Ellenbogen, hilft bei Supination; Anteversion im Schultergelenk und Stabilisierung des Oberarmkopfes

Dreiköpfiger Armmuskel (M. triceps brachii, ➤ Abb. 1.20)

- U: Caput longum vom Schulterblatt, Caput mediale vom Oberarmknochen, Caput laterale vom Oberarmknochen
- A: Elle (breite Sehne am Ellenhaken = Olekranon)
- I: N. radialis (C7, C8)
- F: Strecken im Ellbogen, hilft bei Adduktion im Schultergelenk

Unterarm

Oberarm-Speichenmuskel (M. brachioradialis, ➤ Abb. 1.19)
- U: distales Drittel des Oberarms
- A: distales Ende der Speiche (Speichenfortsatz)
- I: N. radialis (C5, C6)
- F: Beugen im Ellbogen

Ventrale Unterarmmuskeln (➤ Abb. 1.19)

Gibt es mehrere, oberflächlich und tief, für den Daumen extra, außerdem für die Ulnar- und Radialabduktion
- U: vom Oberarm (distal), von der Elle, von der Zwischenknochenmembran und der Speiche
- A: Finger-, Mittelhand- und Handwurzelknochen
- I: N. medianus (C7, Th1) und N. ulnaris (C7, C8)
- F: Hand- und Fingerbeugung, Seitwärtsneigung der Hand

Dorsale Unterarmmuskeln (➤ Abb. 1.20)

Gibt es ebenso mehrere, oberflächliche und tiefe, für den Daumen extra, auch für Ulnar- und Radialabduktion
- U: vom Humerus (Oberarmknochen) als auch von Elle und Speiche und der Membran
- A: Finger- bzw. Mittelhandknochen
- I: N. radialis (C5-C8)
- F: Hand- und Fingerstreckung, Seitwärtsneigung der Hand

Für die Pronation des Unterarms sind der M. pronator teres (➤ Abb. 1.19) – ventral und nahe über die Ellenbeuge verlaufend – sowie der M. quadratus – ventral und tief nahe dem Handgelenk verlaufend –

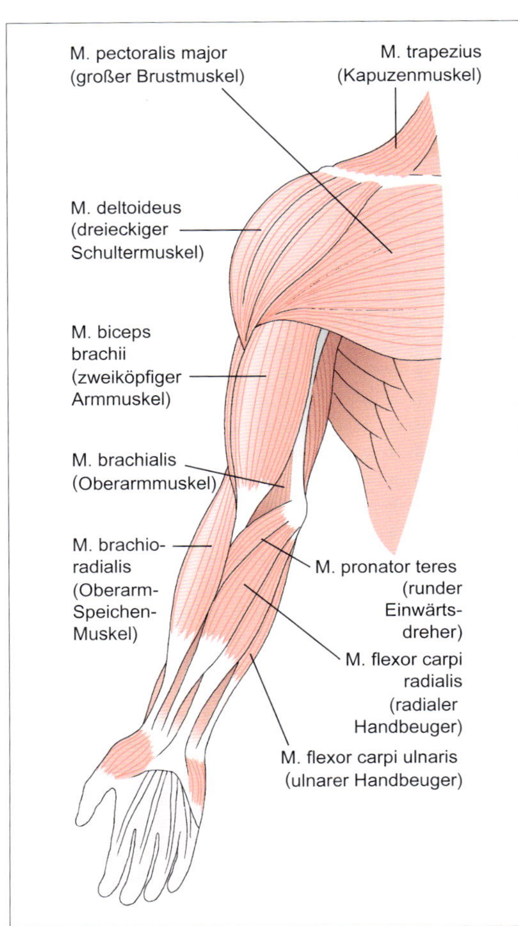

Abb. 1.19 Oberflächliche Schulter- und Armmuskeln von vorne [L190]

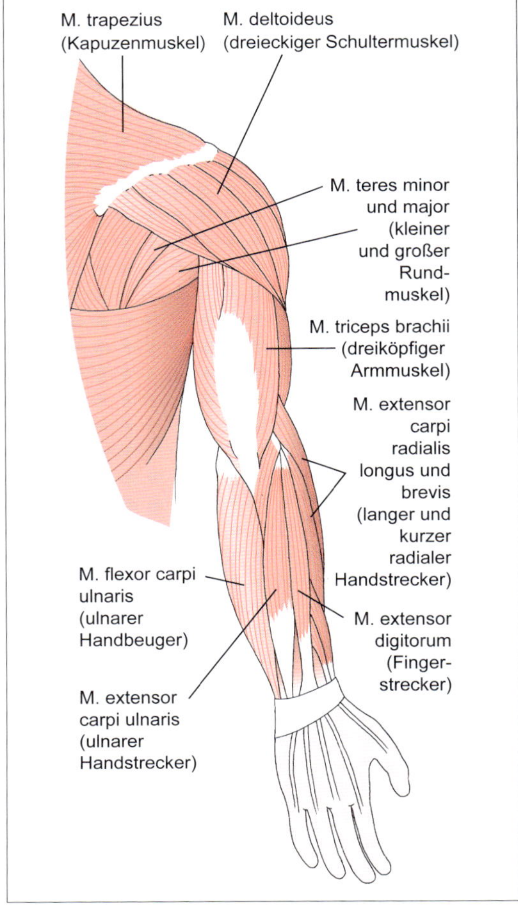

Abb. 1.20 Oberflächliche Armmuskeln von hinten [L190]

verantwortlich. Als Antagonist wirkt der M. supinator, der vom distalen Ende des Oberarms kommt und den Radius umwickelt, um diesen zu drehen.

Hand

Hier finden wir zahlreiche Muskeln mit meist kurzen Sehnen, die wichtig für die Feinmotorik und die Kraft (z. B. des Daumens) sind. Sie beugen und strecken die Finger, spreizen und adduzieren sie, bringen sie vor der Handfläche zusammen und ermöglichen ein Spiel zwischen den Mittelhandknochen.

Kopf und Hals

Kopfwender (M. sternocleidomastoideus, ➤ Abb. 1.21)

- U: Schlüsselbein (inneres Drittel) und Brustbein
- A: Warzenbein (Processus mastoideus) und Nackenlinie
- I: N. accessorius und Plexus cervicalis (C1–C4)
- F: Seitwärtskippen (gleiche Seite) und Rotation des Kopfes (Gegenseite), Kinn senken und Kopf nach vorne strecken (Bildschirmarbeit)

Kaumuskel (M. masseter, ➤ Abb. 1.22)

- U: Jochbeinbogen
- A: Unterkieferwinkel
- I: N. massetericus
- F: Schließen des Mundes

Schläfenmuskel (M. temporalis, ➤ Abb. 1.22)

- U: Schläfenbein
- A: vorderer oberer Unterkieferwinkel
- I: Nn. temporales
- F: stärkster Heber des Unterkiefers

1.1.9 Beweglichkeit

Die aktive Bewegung ist willkürlich, wird vom ZNS gesteuert, vom peripheren NS weitergeleitet und vom Sympathikus angeregt. Die passive Bewegung ist unwillkürlich, in entspanntem Zustand leichter und wird vom Parasympathikus unterstützt, weil er das Loslassen fördert.

Die Bewegung im gesunden Gelenk ist gleichmäßig und schmerzfrei; Gelenke können **hypomobil,** ausgewogen oder **hypermobil** sein, was von inneren Strukturen wie z. B. Bändern oder Pfannengröße, aber auch von umgebenden Strukturen wie z. B. Muskel- oder Bindegewebe mit Fetteinlagerung abhängt.

Wenn wir Muskeln dehnen (aktiv, passiv), spüren wir einen **ersten Stopp**-Impuls, der von Spannungssensoren gesendet wird und uns zur Vorsicht gemahnt. Dieser Stopp kann durch aktive Dehnung erreicht werden. Die Spannung im gedehnten Mus-

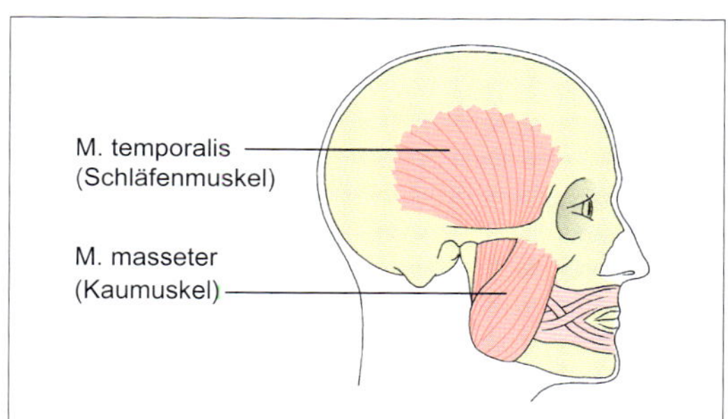

Abb. 1.22 Kau- und Schläfenmuskulatur [L190]

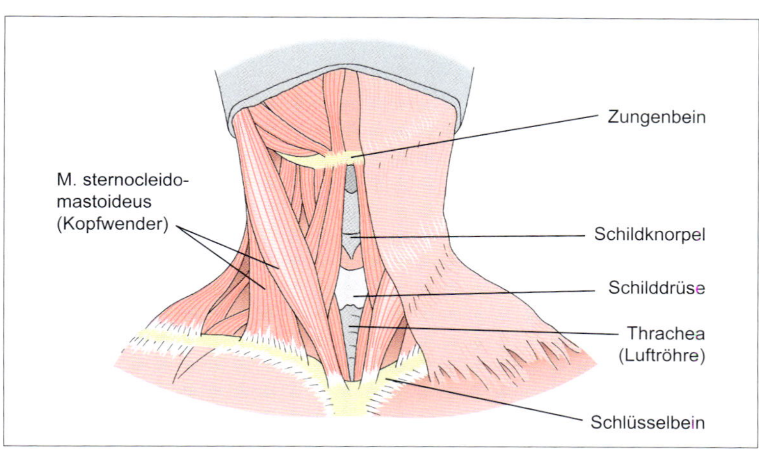

Abb. 1.21 Muskeln und wichtige Strukturen der Halsregion [L190]

kel ist bereits deutlich zu sehen und zu tasten. Danach folgt ein **zweiter Stopp,** ab welchem keine weitere Dehnung durchgeführt werden kann.

Dieser zweite Stopp kann **weich** sein, bedingt durch Bänder und Muskeln, wie z. B. bei Bewegungen im Schultergelenk. Ein **harter** Stopp wird durch Knochen limitiert, z. B. im Oberarm-Ellen-Gelenk. Der Spielraum zwischen erster und zweiter Dehnung wird als **Endgefühl** bezeichnet und ist im gesunden Gelenk und Muskel elastisch.

Hier möchte ich die Begriffe Synergisten und Antagonisten in Erinnerung rufen: Synergisten unterstützen einander beim Durchführen einer Bewegung (z. B. Beugung im Kniegelenk: M. biceps femoris, M. semimembranosus, M. semitendinosus, M. popliteus etc.), Antagonisten (z. B. Streckung im Kniegelenk: M. quadriceps) hemmen die übermäßige Bewegung und schützen damit den Muskel vor einer Verletzung. Dies geschieht mithilfe eines ausgeklügelten Zusammenspiels der Rezeptoren an Muskeln, Sehnen und Gelenken, die die Spannung messen, einerseits und den motorischen Endplatten, die den Befehl zu Anspannung oder Entspannung geben, andererseits.

Was bedeutet das für Nuad?

Die passive Dehnung weist einen größeren Radius auf, weil dafür kein Kraftaufwand nötig ist. Des Weiteren unterstützt das vegetative Nervensystem die passive Dehnung. Die Aktivierung des Parasympathikus durch eine entspannende Nuad-Behandlung hilft, den Tonus der Skelettmuskeln zu senken und ermöglicht damit eine verbesserte Dehnbarkeit und eine gesteigerte Mobilität.

1.1.10 Körperwahrnehmung

Die Klientinnen nehmen den Druck mit unterschiedlicher Intensität zwischen leicht, kräftig und schmerzhaft wahr, was sowohl an der Art des Drucks als auch an der Empfindsamkeit der Klientinnen liegt. Oberflächlich gibt es **Berührungs-** und **Schmerz**empfinden sowie **Temperatur**wahrnehmung. Tiefliegend befinden sich die Rezeptoren für **Bewegung und Lage** des Körperteils sowie **Tiefendruck** – starker, intensiver, schneller Druck kann Schmerzen auslösen. Ob eine Berührung nur als Berührung, als Druck oder gar als Schmerz empfunden wird, liegt zum einen an den Rezeptoren, die angesprochen werden, aber auch an der Verarbeitung, was wiederum mit der Psyche und Geschichte der Klientin zusammenhängt. **Angst** vor Schmerz und **traumatische Erlebnisse** erhöhen über das Vegetativum die Produktion der **Neurotransmitter** und damit die Wahrscheinlichkeit der **Schmerzwahrnehmung.** Klientinnen mit übermäßiger Angst vor Schmerzen weisen meist einen erhöhten Grundtonus auf, um sich vor Verletzung zu schützen.

Auch bestimmte Lebensmittelzusätze (z. B. Glutamat) können nach Einnahme über einen längeren Zeitraum in entsprechenden Mengen die Reizschwelle herabsetzen, also die Schmerzempfindlichkeit steigern.

Was bedeutet das für Nuad?

Arbeiten Sie mit umso mehr Achtsamkeit, je empfindlicher und empfindsamer ein Mensch ist. Vermeiden Sie schmerzhafte Punkte und Griffe und arbeiten Sie vertrauensfördernd. Ziel ist, der Klientin positive Körpererfahrung zu ermöglichen, die Reizschwelle hinaufzusetzen und Entspannung, sogar Tiefenentspannung, zu vermitteln.

1.1.11 Schmerz

Mechanische, (bio)chemische, physikalische Reize oder Verletzungen können als Schmerz wahrgenommen werden, das hängt von der Stärke der Irritation und dem Bewusstseinsstand ab (im Schock wird Schmerz meist nicht realisiert). Der Reiz erregt den **Schmerzrezeptor** und wird über die Spinalnerven an das Rückenmark, über den Hirnstamm und das limbische System, dann an Thalamus und Großhirnrinde gesendet. Endorphine können die Weiterleitung hemmen oder sogar unterbrechen.

Grundsätzlich wird Schmerz nach der Alles-oder-nichts-Regel weitergeleitet. Wenn ein Reiz als Schmerz eingestuft wird, führt dies entweder zu einer Reflexhandlung („Hand weg von der heißen Herdplatte") oder zu einer vielschichtigeren Reaktion. Neben dem akuten gibt es auch den chronischen Schmerz. An Schmerz kann man sich nicht gewöhnen – wir lernen allerdings, damit umzugehen – im Unterschied zu Berührung oder Druck (sonst würden wir die Kleidung an unserem Körper permanent wahrnehmen). Dass man sich an Schmerz nicht gewöhnen kann, liegt daran, dass er ein Alarmzeichen ist, das so lange bestehen muss, bis die Ursache behoben ist. Zu verhindern ist die Entstehung einer **Schmerzspirale,** da das akut geschädigte und/oder schmerzende Gewebe die Umgebung beeinträchtigt, was wiederum Schmerzen verursachen kann (z. B. die Beziehung zwischen Verspannungen und Kopfschmerzen oder Blähungen und Kreuzschmerzen) und somit Schmerz chronisch werden lässt. Insofern ist es sinnvoll und notwendig, möglichst rasch und dauerhaft etwas gegen Schmerzen und deren Ursachen bzw. die neuronale Informationsspeicherung und -verarbeitung zu unternehmen. Sei es das Rubbeln über den Knochen nach dem Anhauen (verhindert eventuell Hämatombildung und Folgeschmerz und löscht im Idealfall die Schmerzempfindung). Oder Entspannungsübungen bei sich entwickelndem Kopfschmerz. Atemübungen, Massagen, Kälte- oder Wärmepackungen … vieles kann gegen Schmerzen helfen.

Was bedeutet das für Nuad?

Schmerzen, die hell-stechend oder stumpf-pochend sind, können durch eine Verletzung oder eine Entzündung verursacht sein und stellen dann eine Kontraindikation dar (> Kap. 1.1.12). Auch bei ziehenden Schmerzen in den Extremitäten, die auf eine Nervenirritation hinweisen, soll in der betroffenen Gegend kein Nuad durchgeführt werden. Medizinische Abklärung von Schmerzen ist empfohlen.

Mit Nuad lösen wir manchmal Wohl-Schmerz aus, der rasch, meist innerhalb einer Minute nachlässt. Im Fall einer erkennbaren Schmerzreaktion (Gesichtsausdruck, Muskelanspannung, Geräusche) können wir mit Rückmeldung arbeiten, was unseren Klientinnen die Sicherheit gibt, nichts unterdrücken, nichts aushalten zu müssen. Nehmen Sie den Druck zurück, reduzieren Sie die Dehnung oder gehen Sie sogar ganz aus der Position. Mit Nuad müssen wir wertfrei und individuell arbeiten nach dem Grundsatz: „Die Klientin hat immer recht".

1.1.12 Kontraindikationen

- **Absolute** (→ kein Nuad):
  - Fieber
  - Bösartige Tumore
  - Schuberkrankungen während des Schubs
  - Starke Osteoporose
  - Starke Gefäßerkrankungen (arteriell, venös)
  - Systemische Entzündungen (Haut, Bewegungsapparat, Organbeteiligung)
  - Akute Wirbelsäulen- und Bandscheibenprobleme
  - Risikoschwangerschaften
- **Relative Kontraindikationen** (→ Nuad ja, aber Behandlung – Dauer, Lage, Übungen, Zeitpunkt – anpassen):
  - Lokale Entzündungen: kein Druck, kein Zug
  - Hypertonie (auch medikamentös eingestellte): bestimmte Übungen meiden
  - Schwangerschaft: Berücksichtigen von Lage, bestimmten Übungen, Zeitpunkt und allgemeiner Konstitution/Sportlichkeit der Schwangeren
  - Menstruation: manche Übungen meiden (evtl. in Rücksprache mit der Klientin)
  - Leichte Osteoporose: Achtung bei Übungen mit starkem Druck, evtl. Übungen auslassen
  - Krampfadern: lokal kein Daumendruck
  - PAVK I, II (periphere arterielle Verschlusserkrankung): kurze Behandlung zu Beginn, kein Blutstopp, keine Umkehrhaltungen
  - Herzerkrankungen: siehe PAVK, medizinisch abklären
  - Chronische Gelenkerkrankungen, Bandscheiben-, Gleitwirbelprobleme: Achtung auf Lagerung, manche Übungen auslassen
  - Mentale Erkrankungen, z. B. Epilepsie: anfangs kurze Behandlungen
  - Gutartige Tumore, z. B. Myome, Lipome: können nicht „wegbehandelt" werden, bei Myomen eher kein Bauch-Nuad
  - Hauterkrankungen: lokal keine Druck- und Zugdehnung
  - Impfungen: lokal keine Druck- und Zugdehnung unmittelbar nach der Impfung (schmerzhaft)
  - Druck auf Knochen ist bei Nuad nicht erlaubt!

Wenn ein Körperteil, egal wo oder was, als **entzündet** diagnostiziert wurde oder der **Verdacht einer Entzündung** besteht, dürfen Sie dort weder Druck, Zug noch Rotation anwenden. Dadurch würden Sie die Durchblutung des entzündeten Gewebes fördern und somit die Entzündungsreaktion intensivieren.

Entzündungsparameter:
- Calor (Wärme)
- Rubor (Rötung)
- Tumor (Schwellung)
- Dolor (Schmerz)
- Functio laesae (Funktionseinschränkung)

1.1.13 Fragenkatalog und Anlegen eines Behandlungsprotokolls

Besprechen Sie mit Ihrer Klientin den nachfolgenden Fragenkatalog. Machen Sie im Zweifelsfall die Sitzung kürzer und/oder besprechen Sie sich mit der behandelnden Ärztin.

Vorerfahrungen mit Nuad? Wenn Ihre Klientin Nuad kennt, können Sie gezieltere Fragen stellen, Erwartungshaltungen genauer definieren und möglicherweise zwei Stunden arbeiten. Ohne Nuad-Vorerfahrung empfehle ich für die erste Sitzung nur eine Stunde Behandlungsdauer.

Gibt es akute Beschwerden? Lassen Sie Stellen aus, die akut schmerzhaft sind, besonders bei Verdacht auf eine Entzündung oder anderes pathologisches Geschehen. Akute Verspannungen können Sie selbstverständlich behandeln. Lassen Sie Ihre Klientin die akuten Beschwerden vor dem Termin ärztlich abklären, um sicherzugehen, dass sie Nuad trotz der Erkrankung bekommen darf. Im Zweifelsfall verschieben Sie den Termin!

Gibt es chronische Beschwerden? Chronische Probleme brauchen unser Augenmerk. Es kann sein, dass psychosoziale oder energetische Faktoren das Problemfeld nähren. Trauen Sie sich, hineinzuspüren und nachzufragen. Es gibt wiederholt Beschwerden, die die Klientinnen sehr belasten, aber von Ärztinnen nicht entsprechend wahrgenommen werden. Ebenso können chronische Probleme tatsächlich untherapierbar sein, sodass die Klientinnen damit leben müssen, aber unsere Unterstützung brauchen, um mit dem Krankheitsbild zurecht zu kommen und ihren Körper weiterhin zu mögen.

Haben Sie Krampfadern? Geben Sie keinen spitzen Druck (z. B. mit dem Daumen) auf erweiterte oder kranke Blutgefäße. Es besteht die Gefahr einer Verletzung und somit Thrombosebildung. Proximal können Sie aber arbeiten. Bei großflächigen Krampfadern, z. B. am ganzen Bein, lassen Sie dieses bitte aus. Halten Sie im Zweifelsfall Rücksprache mit einer Ärztin.

Werden Medikamente eingenommen? Wenn ja, wofür? Beachten Sie die Eventualität einer Kontraindikation, z. B. bei hohem Blutdruck.

Besteht die Möglichkeit einer Schwangerschaft? Klären Sie ab, ob die Schwangerschaft normal verläuft. Bei In-vitro-Schwangerschaften empfehle ich, keine Behandlung durchzuführen, ebenso nicht bei früheren Fehlgeburten oder Blutungen. Bei Unklarheit besprechen Sie sich mit einer Hebamme oder Ärztin. Vermeiden Sie in jedem Fall Drehungen und Umkehrhaltungen, wegen des Drucks auf das Ungeborene. Keine Bauchlage und keine Beinlinien mit Daumendruck. Die ersten Behandlungen sollen eher kurz sein, maximal eine Stunde.

Fragen Sie nach der bevorzugten Ruheposition. Wenn der Bauch auf die Vena cava drückt, wird der Schwangeren schwindlig (Vena-cava-Kompressionssyndrom). Das ist durch einen Lagewechsel schnell zu beheben.

Haben Sie jetzt die Menstruation? Manche Übungen könnten die Blutung verstärken. Besprechen Sie das mit Ihrer Klientin.

Wie ist Ihr Blutdruck? Erhöhter Blutdruck kann ein Hinweis auf arterielle Gefäßveränderung sein, ebenso auf Herz- oder Nierenprobleme. Klären Sie das ab. Machen Sie jedenfalls keine Umkehrhaltungen und keinen Blutstau-Punkt. Bei sonst gutem Allgemeinzustand können Sie entspannendes, ruhiges Nuad durchführen. Bei niederem Blutdruck arbeiten Sie eher dynamisch und nicht zu lange. Achten Sie auch auf eine angepasste Zimmertemperatur, da Menschen mit niedrigem Blutdruck leicht kalt wird, was sich ungünstig auf die Entspannung auswirken würde.

Gab es einen Unfall? Wenn ja, wann und was ist passiert? Lassen Sie unbedingt reichlich Zeit nach einem Unfall. Das Gewebe muss abgeheilt sein, bevor Zug angewendet wird! Üblicherweise erhalten die Klientinnen nach schweren Unfällen physikalische Therapie und Maßnahmen zu Rehabilitation. Wenn das abgeschlossen ist, dürfen Sie Nuad anwenden. Bei kleineren Unfällen soll sich die Klientin wieder voll bewegen und massieren lassen dürfen, bevor sie Nuad machen lässt. Berücksichtigen Sie jedenfalls Bewegungseinschränkungen und eventuelle Narben. Nach einer langen Schonung kann Nuad hilfreich sein, wieder in Bewegung und zu einem inneren Gleichgewicht zu kommen.

Gab es Operationen? Wenn ja, welche und wann? Ähnlich wie nach Unfällen soll das aktuelle Geschehen abgeklungen sein und die Klientin von medizinischer Seite alles machen dürfen.

Haben Sie Osteoporose/Neigung zu Knochenbrüchen? Bei starker Osteoporose sollen Sie gar kein Nuad durchführen (absolute Kontraindikation), bei leichter Osteoporose oder familiärer Neigung ohne Auffälligkeiten kann Nuad helfen, die Neubildung von Knochenzellen anzuregen und damit die Knochendichte zu verbessern bzw. zu stabilisieren.

Haben Sie zurzeit eine offene Wunde/Hautverletzung? Vermeiden Sie jeglichen Zug und Druck am offenen Gewebe! Bedenken Sie auch indirekte Wirkungen! Bei großflächigen Verletzungen lassen Sie diese zuerst abheilen.

Wurden Sie vor kurzem geimpft? Geben Sie keinen direkten oder indirekten Druck (z. B. durch die Lage) auf die lädierte Stelle.

Was tun Sie für Ihre Gesundheit (Sport, Yoga etc.)? Diese Frage ist manchen Menschen unangenehm. Sie können Sie auch weiterfassen, z. B.: singen, gute Sozialkontakte pflegen, möglichst viel zu Fuß gehen, Morgengymnastik. Ermutigen Sie Ihre Klientinnen bei dem, was sie für sich Gutes tun!

Protokoll Machen Sie sich Notizen zur Behandlung betreffend Anamnese, Auffälligkeiten, Ablauf und Dauer. Zu Beginn der nächsten Behandlung besprechen Sie vergangene Reaktionen und evtl. Veränderungen, um wieder individuell auf die Bedürfnisse Ihrer Klientin eingehen zu können.

1.2 Traditionelle Grundlagen

Nuad, auch **traditionelle thailändische Massage** genannt, wurzelt einerseits in der **indischen Medizin**, die durch Migrationsbewegungen im Allgemeinen und die Wanderungen der buddhistischen Mönche ab dem 3. vorchristlichen Jahrhundert mit ihrer Wissensverbreitung im Besonderen zur religiösen und traditionell medizinischen Verwandtschaft der beiden Länder führten. Die **vorbuddhistische Thai-Medizin** wurde von Mönchen aufgenommen, die das alte Wissen studierten, praktizierten und lehrten. Die gesamte traditionelle thailändische Medizin ist seitdem eng gekoppelt an den Buddhismus, die Bedeutung der Tempel als Zentren der traditionellen Heilkunst ist bis heute erhalten geblieben.

Die thailändische Schrift entwickelte sich aus dem Sanskrit. Nuad ist ein Sanskrit-Wort (นวด), müsste NVAT geschrieben werden und wird gemeinsam mit PHEN BORAN (แผน โบราณ) als **„heilsame Berührung"** übersetzt, was aber nur einen sehr marginalen Eindruck der Möglichkeiten mit Nuad vermittelt. Das Wort „boran" oder auch „boh-raan" heißt „traditionell" und kann sowohl in Bezug zu buddhistischen als auch zu nicht-buddhistischen und animistischen Heilmethoden verwendet werden.

Der Bezug von Nuad zu Indien ist insofern auffällig, als das theoretische Gerüst deutliche Ähnlichkeiten mit Prinzipien des Yoga, wie z. B. den Namen von Energiebahnen, hat: In den Schriften über Yoga heißen die Energiebahnen Nadis, es gibt 72.000. Diese Zahl ist nicht wörtlich zu nehmen, sie bedeutet eher „viel". Die wichtigsten heißen Susumna, Ida und Pingala. Bezüglich Nuad werden auch 72.000 Energiebahnen erwähnt, drei von ihnen heißen Sen Sumana, Sen Ittha und Sen Pingkhala. Nur zehn der Sen-Linien sind namentlich in sämtlichen Schriften angeführt und in Verwendung.

Andererseits finden wir auch Parallelen zum Wissen der **chinesischen Medizin**, speziell bei den Akupressurpunkten. Auch aus China stammende Kampfkünste bzw. energetische Körperübungen wie Tai Chi sind in Thailand verbreitet. Die Verläufe der **zehn Linien (= Sen Sib, Sen heißt Linie, Sib heißt zehn)** zeigen Parallelen mit den chinesischen Meridianen. Interessant ist, dass die Sen Sib auf der linken und rechten Körperhälfte jeweils andere Namen haben, diese unterscheiden sich entsprechend der Heilwirkung auf in ihrem Verlauf liegende Organe.

1.2.1 Name, Verlauf und Wirkungsbereiche der Sen

Sen Sumana beginnt eine Daumenlänge kranial der Nabelmitte und läuft über die Körpermitte bis zur Zunge.

Wirkungsbereiche: Herz, Lunge, Atmen, Schlucken, Geschmackssinn.

Sen Sahatsarangsi beginnt links vom Nabel, eine Daumenlänge kaudal der Nabelmitte, läuft zur Leiste (Spina iliaca anterior inferior), medial des Caput intermedius des M. quadratus femoris zur Kniescheibe, weiter entlang der Innenkante der Tibia zum Malleolus medialis. Von dort um den Fuß herum zur dorsalen Seite des Sprunggelenks, am M. tibialis nahe der Schienbeinkante wieder nach proximal, am Oberschenkel von der lateralen Patellakante bis knapp vor die Spina iliaca anterior superior. Medial dieser läuft die Energiebahn nun zu einem Punkt eine Daumenlänge lateral der Körpermitte über den Bauch, schräg nach außen zu den Brustwarzen, nach kranial-medial zum Hals, medial des M. masseter über den Kiefer und endet unterhalb des linken Auges.

Wirkungsbereiche: Magen, Darm, Urogenitalorgane, Beine, Brustkorb, Hals, Zähne, Augen.

Sen Thawari spiegelgleich zu Sen Sahatsarangsi auf der rechten Körperseite.

Wirkungsbereiche: wie Sen Sahatsarangsi und Wurmfortsatz.

Sen Kalathari startet am Nabel und läuft über den Rumpf zu Armen und Beinen. Nach kaudal läuft sie schräg über den Unterbauch zur Leiste, zwischen dem M. quadriceps und den Adduktoren zum Knie, entlang dem medialen Seitenband zum Unterschenkel, entlang der Mitte des inneren Kopfes des M. gastrocnemius, weiter hinter dem Malleolus medialis zur Fußsohle, über die Plantarfaszie und die Zehenbeuger reicht die Energiebahn schließlich bis in die Zehenspitzen. Am Oberkörper geht sie schräg nach lateral zu den Brustwarzen, über den M. pectoralis zum Rand der Axilla und medial des M. biceps zur Ellenbeuge, weiter zwischen Elle und Speiche, die Mitte des Handgelenks bis zu sämtlichen Fingerspitzen.

Wirkungsbereiche: Magen, Milz, Brustkorb, Herz, Lunge, Finger und Füße, Arme und Beine, Psyche, Bewegung (!).

Sen Ittha Dieser Sen zieht von links unterhalb des Nabels nach kaudal über das Schambein, entlang des M. gracilis zum Innenrand der Tibia, wendet unter der Patella nach lateral und geht dorsal des Tractus iliotibialis wieder nach proximal bis zum Trochanter major, kreuzt den Gluteus maximus und das Sakrum und läuft lateral der Dornfortsätze nach kranial über das Hinterhaupt bis zum linken Auge.

Wirkungsbereiche: Rückenmark, Bauch, Harnblase, Nieren, Rücken, Schultern, Nacken, Hinterhaupt, Augen, Nase.

Sen Pingkhala spiegelgleich zu Sen Ittha auf der rechten Körperseite.

Wirkungsbereiche: wie Sen Ittha, außerdem für Leber und Gallenblase sowie Bauchspeicheldrüse (die beim traditionellen Wissen zur Leber assoziiert wird).

Sen Lawusang Dieser Sen startet links am Oberbauch, lateral und kranial des Nabels, geht schräg nach außen zur Brustwarze, um dann wieder nach medial zum Ansatz des M. sternocleidomastoideus zu gelangen. Von dort zum Processus mastoideus, dorsal um das linke Ohr bis zum Oberrand des Kiefergelenks.

Wirkungsbereiche: Magen, Brustkorb, seitlicher Nacken, Hals, Ohr, Kiefergelenk.

Sen Ulangka spiegelgleich zu Sen Lawusang, rechts.

Wirkungsbereiche: wie Sen Lawusang.

Sen Nanthakrawat beginnt kaudal des Nabels, geht über die Mediane und endet am Anus.

Wirkungsbereiche: Darm, Anus, Blase, innere Geschlechtsorgane.

Sen Khitchana beginnt und läuft wie Sen Nanthakrawat und endet im Genitalbereich.

Wirkungsbereiche: Darm, Blase, innere und äußere Geschlechtsorgane.

Die oben genannten Verläufe sind die zehn Haupt-Sen, dazu gibt es noch Ergänzungen und Verlängerungen als erweiterten Verlauf bzw. Einflussbereich.

In der Literatur finden sich Unterschiede bezüglich der Verläufe, was im Wesentlichen daran liegt, dass die Aufzeichnungen des Altertums zerstört wurden und das Wissen über einen sehr langen Zeitraum nur mündlich überliefert werden konnte. Wenn Sie andere Linienzuordnungen oder Sen-Verläufe gelernt haben, können Sie das Wissen aus diesem Buch trotzdem anwenden, da sich an den faszialen Zusammenhängen der passiven Bewegungen und Dehnungen durch andere Bezeichnungen der Sen oder auch geringfügige Unterschiede in den Verläufen nichts Wesentliches ändert.

Die Sen werden **nicht von Anfang bis Ende durchgehend bearbeitet,** sondern **immer pro Körperteil**, z. B. einzelne oder alle Linien an den Beinen.

Die Arbeit an den Sen fließt immer in den Gesamtablauf ein. Manche Praktikerinnen verwenden viele Positionen, während derer sie Druck oder Zug an den Sen ausüben, andere geben mehr Energiepunkt- und Liniendruck mit wenig Positionswechseln. In welcher Art und Dynamik Nuad angewendet wird, liegt zum einen an den Präferenzen der Praktikerin und zum anderen an den Voraussetzungen der Klientin in körperlicher, psychischer, energetischer und spiritueller Hinsicht. Für die Auswahl der Übungen zählen auch Kondition, Proportionen, Gewicht und Tagesverfassung.

Sowohl **Energiemangel als auch Energieüberschuss** kann Probleme bereiten. Viele relative Kontraindikationen für Nuad sind Symptome von Energieüberschuss, wie z. B. eine akute Gelenkentzündung. Während eines hochakuten Prozesses wird die Region ausgelassen und bei den Übungen darauf geachtet, keinen Zugreiz auszuüben. Möglichst bald nach Abklingen der Symptome kann mit achtsamen Griffen begonnen werden, den gesunden Energiehaushalt wiederherzustellen.

Häufiger als akute Themen werden wir in der Praxis mit chronischen Leiden konfrontiert. Diese Energiemangel-Zustände brauchen viel Geduld und Aufmerksamkeit, Zuspruch an unsere Klientinnen und Kraft, den Gesundungsprozess positiv zu gestalten.

Beinlinien

1. Beinlinie innen in der Vertiefung dorsal des Malleolus medialis, entlang der Tibia bis zum inneren Condylus, weiter proximal des medialen Winkels der Patella, entlang des Rectus femoris des M. quadriceps bis zur Spina iliaca anterior inferior (Sen Sahatsarangsi/Thawari).

2. Beinlinie innen beginnt wie die 1. Beininnenlinie, dann durch die Mitte des inneren Kopfes des M. gastrocnemius, proximal über das mediale Seitenband am Kniegelenk, zwischen M. quadriceps und den Adduktoren zum Becken (Sen Kalathari).

3. Beinlinie innen startet auf der Achillessehne, geht durch die Mitte des M. gastrocnemius zur Kniekehle und mit einem Ast entlang des M. gracilis zum Schambein. Ein zweiter Ast dieser Linie verläuft von der Mitte der Kniekehle zum Sitzbeinknorren (Sen Ittha/Pingkhala mit ergänzendem Verlauf am Unterschenkel).

1. Beinlinie außen geht von der Vertiefung des Sprunggelenks (Windpunkt) neben der Sehne des M. tibialis anterior weiter am besagten Muskel entlang der Schienbeinaußenkante bis zur Tuberositas tibiae, proximal des Außenwinkels der Patella in Richtung Spina iliaca anterior superior (Sen Sahatsarangsi/Thawari).

2. Beinlinie außen beginnt wie die erste Beinaußenlinie neben der Sehne des M. tibialis anterior, verläuft zwischen den Zehenextensoren und den Peroneusmuskeln bis zum Caput fibulae. Am Oberschenkel wandert diese Linie entlang des M. tensor fasciae latae bis knapp distal des Trochanter major (Diese Linie wird dem Sen Kalathari zugeordnet).

3. Beinlinie außen startet in der Vertiefung hinter dem Malleolus lateralis, weiter entlang der Außenseite der Fibula bis zum Caput fibulae. Am Oberschenkel läuft diese Linie entlang des Unterrandes des Tractus iliotibialis zur Rückseite des Trochanter (Sen Ittha/Pingkhala).

Armlinien

Arminnenseite beginnt an den Fingerspitzen aller Finger, weiter über die Mitte von Handgelenk und Unterarm, durch die Ellenbeuge, medial des M. biceps brachii bis vor die Achselhöhle (Sen Kalathari).

Armaußenseite beginnt an den Fingerspitzen aller Finger, weiter über die Mitte vom Handgelenk, zwischen Ulna und Radius zum Ellenbogen, und am Oberarm zwischen M. triceps und Humerus bis zum Schultergelenk (gehört zum erweiterten Verlauf des Sen Kalathari).

1.2.2 Die fünf Elemente

In der traditionellen thailändischen Medizin besteht der Mensch aus vier Elementen: Erde, Wasser, Feuer und Wind. Das fünfte Element, der Raum, kommt aus dem Buddhismus und wird dort auch Äther oder Leere genannt.

Erde

- Muskeln, Knochen, Faszien und alle anderen Strukturen des Bewegungsapparates
- Haut (gehört als Sinnesorgan auch zum Wind), Hautanhangsgebilde, Schleimhaut
- Sämtliche Organe
- Blut- und Lymphgefäße, Nervenbahnen
- Gehirn und Rückenmark

Die Erde hat Masse, ist greifbar, egal wie klein.

Was bedeutet das für Nuad?

Wann immer wir Menschen massieren, drücken, dehnen, arbeiten wir unmittelbar am und mit dem Element Erde.

Wasser

- Blut, Lymphe
- Gelenkflüssigkeit
- Flüssigkeit im Gehirn, in der Wirbelsäule und in den Nervenbahnen
- Fruchtwasser
- Urin, Schweiß, Ejakulat
- Gallenflüssigkeit, Magensaft, Speichel
- Schleim im Magen-Darm-Trakt sowie Vaginalschleim
- Zwischenzellflüssigkeit, Zell-Plasma, interstitielle Flüssigkeit (Bindegewebe)
- Augenwasser, Tränen, Nasenschleim, Flüssigkeit im Innenohr (Gleichgewichtsorgan)

Das Element Wasser ermöglicht die Versorgung mit Nährstoffen, Mineralstoffen, Botenstoffen, Sauerstoff, den Zellinformationsaustausch zwischen den Zellen in der EZM, ebenso den Abtransport schädlicher oder verbrauchter Stoffe. Wasser ist das Transportmittel für Informationen. Es schützt Strukturen wie das Gehirn und sämtliche innere und äußere Oberflächen. Ohne Wasser wäre das Element Erde trocken, bröselig, nicht formbar – es wäre funktionsunfähig.

Was bedeutet das für Nuad?

Um Muskeln zu dehnen, Faszienverklebungen zu lösen und Nährstoffe zu transportieren, brauchen wir Flüssigkeit. Der Schwammeffekt, den wir mit Zug und Druck auslösen und nutzen, ist auf Flüssigkeit angewiesen und hilft, diese besser in Gewebe dringen zu lassen. Mit Nuad werden die Elemente Wasser und Erde ein gut funktionierendes Gefüge.

Feuer

- Körpertemperatur
- Herztätigkeit
- Verdauung
- Stoffwechsel
- Absterben, Neubildung und Wachsen von Zellen

Feuer ist die Kraft für Gesundung und Erneuerung, aber auch für das Altern. Schmerzen sind Feuer-Energie. Stress ist ebenfalls Feuer, gemeinsam mit Wind.

Was bedeutet das für Nuad?

Wir können die Herztätigkeit beruhigen, den Atem (Wind) tiefer und gleichmäßiger werden lassen, Muskelanspannungen reduzieren und auch mental entspannen helfen, um die heilsame Kraft des Feuers zu nutzen. Das wirkt sich positiv auf Schmerz und Stresssymptome aus.

Wind

- Ein- und Ausatmung
- Bewegung der Verdauungs- und Ausscheidungsorgane
- Drüsentätigkeit
- Aktivität des Bewegungsapparates
- Blut- und Lymphfluss
- Nervenweiterleitung
- Bewusste und unbewusste Handlungen
- Stimme
- Sexualität
- Langlebigkeit
- Berührung

Was bedeutet das für Nuad?

Das Element Wind ist wesentlich für die Arbeit mit Nuad. Wenn wir Menschen bewegen, nutzen und fördern wir die Energie des Windes – wir helfen, beweglicher zu werden. Wir unterstützen die Peristaltik des Darms und die Funktion der Ausscheidungsorgane. Aber auch Bewegungen im Kopf, konkret Gedanken und Grübeleien, sind Windenergie. Wenn wir zu viel „im Kopf" sind, brauchen wir zum Ausgleich Erdenergie: Gut dosierter Druck hilft uns, mental loszulassen, freier zu werden und zu entspannen.

Raum

- Das Nichts
- Der Hohlraum, das Lumen
- Das Innere vom Mund bis zum Anus
- Das Innere des Herzens, der Harnblase, der Gallenblase
- Nicht permanent genutzte Gefäße/Hohlorgane
- Zwischen sämtlichen Strukturen
- Das Zentrieren und Nichtstun zu Beginn und am Schluss einer Sitzung
- Der Moment der „Präsenz", wenn wir einfach da sind mit unserem Druck und damit dem Gewebe Zeit geben
- Kontaktaufnahme, wertfreie Wahrnehmung, Körperumgebung (Aura)

Organe, Muskeln, alles braucht Platz, um lebendig sein zu können, sich zu verändern, zu wachsen, zu reagieren. Wenn Nerven oder Gefäße zu wenig Raum zwischen Muskeln haben, kann es zu schmerzhaften Mangelerscheinungen (z. B. Kompartmentsyndrom) kommen. Ebenso lassen verklebte Faszien den darunter liegenden Organen oder Muskeln zu wenig Raum, um sich auszudehnen und korrekt zu arbeiten.

Was bedeutet das für Nuad?

Wir geben Raum von Beginn der Kontaktaufnahme an und ermöglichen damit Entfaltung. Das Erfahren ungewohnter Beweglichkeit, Wiederentdecken von Strukturen und Eröffnen von Potenzialen ist Arbeiten mit dem Element Raum.

Anwendung

Die fünf Elemente am Beispiel eines Muskels (mit Funktionshilfen und Strukturen):

- Erde: Muskel, Sehnen, Faszien, Gefäße, Nervenbahn
- Wasser: Zellflüssigkeit, extrazelluläre Flüssigkeit, Blut, Lymphflüssigkeit
- Feuer: Durchblutung (Herzaktivität) und Gewebestoffwechsel, Absterben, Erneuern und Wachsen von Zellen
- Wind: aktive und passive Bewegung, Informationsweiterleitung
- Raum: innerhalb des Muskels für Nerven und Gefäße

Mit Nuad unterstützen wir die gleichmäßige Umverteilung unseres Energiehaushaltes, am deutlichsten durch den Handflächendruck am „Tor des Windes" an Armen und Beinen nachzuvollziehen. Die Punkte werden bis zu 60 Sekunden gedrückt, die Energie des Windes gestoppt, um sie dann umso kräftiger die entsprechende Region versorgen zu lassen. Diese Förderung der Energieverteilung ist eine der Grundlagen der Arbeit mit Nuad: Durch permanentes Druckgeben und Loslassen mit Daumen, Handflächen, Ellbogen, Füßen etc. wird die Energie des Windes, und damit auch des Wassers und des Feuers, in alle Winkel unseres Körpers (= Element Erde) gebracht. Das Dehnen und Bewegen möglichst aller Strukturen bewirkt ebenfalls, dass die Energie den Körper wieder optimal versorgen kann.

Wenn Sie mehr in die traditionelle Thailändische Medizin eintauchen wollen, empfehle ich das Buch „Seven Peppercorns" (Jacobsen 2015).

1.2.3 Spirituelle Zusammenhänge

Viele sogenannte Stresssymptome sind Folgen von energetischer Unausgewogenheit. Stressempfindung und die realen Folgen sind individuell. Wenn wir Stress haben, stehen wir energetisch und spirituell neben uns. Wir wollen oder sollen mehr, als wir können. Oft reicht schon die Vorstellung einer Herausforderung, um Stress und dessen Symptome zu verursachen. Seien es Schlafstörungen, Herzrasen, Ängste, sogar Hautausschlag oder einfach nur Muskelverspannungen. Der energetische Haushalt ist überfordert. In dieser Situation kann es hilfreich sein, den Menschen zu erden und wieder zu sich selbst zurückbringen. Hier kommt auch der spirituelle Aspekt von Nuad zur Geltung: Mit **Metta** (Sanskrit: liebevolle Güte), Achtsamkeit und Einfühlungsvermögen helfen wir dem Menschen, seine Sorgen, seinen Stress loszulassen, in sich hineinzuspüren und sich selbst wohlgesonnen zu sein.

Mit Unterstützung und mit Vertiefung der Atmung lässt die Spannung nach, wird der Energiehaushalt wieder aufgefüllt und der Mensch kann mit gesunder Distanz den Alltag besser bewältigen.

Die **Achtsamkeit der Nuad-Praktikerin** im Umgang mit der Klientin, nichts zu wollen, sich führen lassen von dem, wie es der Klientin im Augenblick geht, Geschwindigkeit, Druckstärke und Ablauf anzupassen, auch mal innehalten, einfach weil es guttut, das ist die Kunst, das ist der spirituelle Zugang fern von jeder Religion.

Die Legende zum „Erfinder" von Nuad

Doktor **Jivaka Kumar Bhaccha** (in Thailand: **Dr. Shivagoa Komarpaj**) gilt als Gründer von Nuad Phen Boran.

Die Legende zu seinen besonderen Fähigkeiten besagt Folgendes: In Indien unter König **Bimpisara** (540–490 v. Chr.) wurde einst ein Knabe geboren, der als Findelkind in den königlichen Palast aufgenommen und „Jivaka" (bedeutet: lebendig) genannt wurde. Als Zweitname erhielt er „Kumar Bhaccha" (Kumar bedeutet: Bub, Prinz; Bhaccha bedeutet: Diener). Als junger Mann studierte er sieben Jahre lang Medizin bei Dr. Tisapamoke. Zum Abschluss bekam er, wie auch seine Kommilitonen, von seinem Meister eine Aufgabe. Er sollte ein Objekt aus der Natur bringen, das nicht für Heilzwecke gebraucht werden könnte, kam allerdings nach tagelanger Suche mit leeren Händen zu Dr. Tisapamoke zurück, da alles, was er fand, in irgendeiner Weise heilsam für die Menschen war. Damit hatte er die Prüfung bestanden. Er wurde ein berühmter Arzt und so ließ auch König Bimpisara eines Tages nach ihm rufen. Nachdem der König geheilt war, wollte er Jivaka reich entlohnen, doch dieser bevorzugte, am königlichen Palast arbeiten zu dürfen, wo er auch Buddha und dessen Schülern zu Diensten war.

Es gibt leider keinen direkten Beweis, dass er Nuad erfunden hat, aber er hat sicher wesentlich dazu beigetragen, dass die Geisteshaltung von „Metta" bis heute ein Bestandteil der erfolgreichen Arbeit mit Nuad ist.

Doktor Jivaka Kumar Bhaccha wird auch heute noch als großer Heiler verehrt, in Thailand und besonders in allen Einrichtungen, die Heilen mit buddhistischem Hintergrund praktizieren. In allen renommierten traditionellen Fachschulen findet man Statuen von ihm und es werden ihm „danas" (Gaben wie z. B. Lotusblüten) zuteil. Folgendes **Mantra** wird ihm zu Ehren vor Beginn eines Arbeitstages gesungen:

OM NAMO SHIVAGO SILASA AHANG KARUNIKO SAPASATANANG OSATHA TIPA-MANTANG PAPASO SURIYA-JANTANG GOMALAPATO PAKA-SESI WANTAMI BANTITO SUMETHASSO ALOKHA SUMANA-HOMI

PIYO-TEWA MANUSSANANG PININSIANG NAMA-MIHANG NAMO-PUTTAHYA NAVON-NAVIEN NASATIT-NASATIEN EHI-MAMA NAVIEN-NAWE NAPAI-TANG-VIEN NAVIEN-MAHAKU EHI-MAMA PIYONG-MAMA NAMO-PUTTAYA

NA-A NA-WA LOKHA PAYATI VINA-SHANTI

Übersetzung:

Wir laden den Geist des Begründers, des Meisters Doktor Jivaka (Shivago) ein, zu uns zu kommen, uns beizustehen durch sein spirituelles Leben. Bitte bring uns das Wissen über die gesamte Natur, sodass uns dieses Mantra die wahre Medizin des Universums zeigen kann.

Die Göttin der Medizin lebt hoch im Himmel, während die Menschheit hier auf der Erde bleibt. Im Namen des Begründers möge der Himmel sich auf der Erde spiegeln und die heilige Medizin die Welt umgeben.

Wir bitten für denjenigen, den wir berühren, dass er glücklich sein und jegliche Krankheit seinen Körper verlassen möge.

(Nach der englischen Übersetzung von Chongkol Setthakorn)

Was bedeutet das für Nuad?

Vor Beginn jeder Nuad-Sitzung wird innegehalten, ein Moment des Nichts-Tuns für beide, um sich auf das Kommende einzustimmen und den Alltag, eventuelle Sorgen, die vergangene Sitzung usw. hinter sich zu lassen – auch ohne buddhistischen Blickwinkel.

Wenn Sie einfach nur da sind, frei von Forderungen oder Erwartungshaltungen, sich auf Ihre Atmung, Ihre Körperhaltung, Ihr Tun einstellen und spürend auf die Bedürfnisse Ihrer Klientin eingehen, werden Sie bei der Klientin Entspannung und Wohlbefinden merken. Die Klientin spürt, dass sie im Mittelpunkt Ihrer Aufmerksamkeit ist. Diese vertrauensvolle Basis stellt eine wesentliche Grundlage für erfolgreiche Behandlungen dar.

KAPITEL

2 Praxis, Vorbereitung und Ablauf

2.1 Gestaltung des Arbeitsraums und Aufbau einer Behandlung

Raum

Richten Sie vor der Behandlung **Hilfsmittel** wie Kissen, Decken, Nackenrolle in Griffweite (➤ Abb. 2.1). **Lüften** Sie den Raum mehrmals täglich! Bieten Sie ruhige **Hintergrundmusik** an, vorausgesetzt Sie selbst mögen leise Musik bei der Arbeit. Der Behandlungsraum soll gut beheiz- und kühlbar sein. Ideal sind 23°–25° **Raumtemperatur.** Meist wird den Klientinnen eher kühl, eine vorbereitete Decke kann da Abhilfe schaffen.

Lage und Lagerung: in Rückenlage entweder ohne Kissen, mit flachem Kissen oder sogar stark erhöht – bei älteren Klientinnen mit chronisch verkürzten Nackenmuskeln oder Rundrücken. Falls Ihrer Klientin bei längerer Rückenlage die Finger einschlafen, ändern Sie die Kopfhöhe. Während der Behandlung des Oberkörpers in Rückenlage können Sie auch die Knie unterstützen und damit den Rücken entlasten. In Seitenlage legen Sie immer eine Nackenrolle unter und unterpolstern Sie das angewinkelte Bein. In Bauchlage bildet ein Kissen unter der Stirn bzw. dem Brustkorb eine angenehme Unterstützung, damit der Kopf gerade liegt. Schwangere schätzen möglicherweise in der Seitenlage ein Kissen unter dem Bauch.

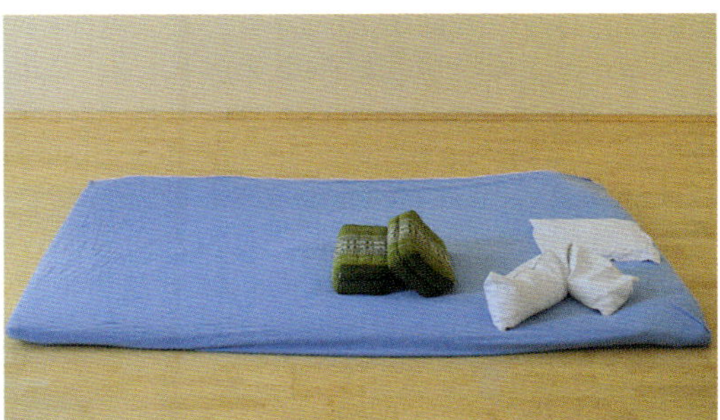

Abb. 2.1 Arbeitsplatz [K401]

Ablauf

Ich werde bei meinen Seminaren oft gefragt, ob es so etwas wie einen fixen Ablauf, eine verpflichtende Reihenfolge der Übungen gibt. Traditionell wird in Rückenlage an den Füßen begonnen. Manche Praktikerinnen behandeln zuerst eine Seite zur Gänze (Fuß, Bein, Arm und Hand), bevor sie mit dem zweiten Fuß beginnen. Diese Methode wird vorrangig beim dynamischen Nuad angewendet.

Alternativ gibt es auch den Ablauf, der im Sitzen mit den Schultern startet, weil besonders Menschen in der westlichen Welt unter Schulter-Nacken-Verspannungen leiden. Kam Thye Chow beschreibt in seinem Buch „Thai-Yoga-Massage" (Chow 2005) diese Möglichkeit.

Manche Menschen, z. B. Schwangere, können gar nicht auf dem Bauch und auch nicht länger auf dem Rücken liegen – hier ist die Behandlung in Seitenlage optimal. Einige Praktikerinnen widmen sich zu Beginn dem Bauch als energetischem Zentrum.

In diesem Buch starten wir mit den Füßen in Rückenlage, bearbeiten die Beine (die Linien, die Übungen) und gehen über den Oberkörper zu den Armen. Die Wahl der Übungen und Lagen sowie die Dauer wird auf die zu Beginn der Behandlung erhobenen Bedürfnisse und eventuelle Einschränkungen der Klientin abgestimmt.

Grundsätzliches für den Ablauf Begrüßen Sie den Bereich oder Körperteil mit Handflächendruck, bevor Sie tief oder punktuell arbeiten und bevor Sie den Körperteil bewegen. Das gilt für alle Klientinnen und alle Behandlungen, egal wie kurz oder lange Sie arbeiten. Damit merken Sie, was Ihre Klientin braucht. Handflächendruck können Sie aber auch jederzeit zwischendurch anwenden. Ganz besonders, wenn ein Gewebe mit Gegenspannung auf punktuellen Druck reagiert, beruhigen Sie es mit Ihren wohltuenden, flachen Händen. Bevor Sie starke Druck- oder Dehnreize setzen, müssen Ihre Klientin und das Gewebe vorbereitet sein. Es gibt Positionen, wie z. B. den Pflug, die eine massive Dehnung der Rückenmuskeln und -faszien darstellen, wofür der Rücken (in Seitenlage oder Bauchlage) vorbehandelt werden muss, um lokale Spannungen zu spüren und zu detonisieren. Sie ermöglichen Ihrer Klientin damit auch, loszulassen und die Dehnung annehmen zu können. Aus diesem Grund finden Sie die anspruchsvolleren Rückendehnungen in diesem Buch erst nach der Rückenbehandlung. Denken Sie auch daran, wenn Sie Übungen aus anderen Büchern oder im Austausch mit anderen Praktikerinnen lernen. Über das fasziale und das energetische System wirken die meisten Übungen auf viele Zonen des Körpers. Spüren und schauen Sie hin, wie diese Übung wirkt! Wenn Sie das Gefühl haben, dass ein Gelenk sperrt oder eine Übung „unrund“ erscheint, reduzieren Sie die Bewegung und/oder den Druck und spüren Sie hinein. Im Zweifelsfall beenden Sie die Übung, schütteln den Körperteil etwas bzw. geben Handflächendruck und ändern Ihr „Konzept“ für diese Behandlung.

Bauen Sie alle Griffe nach dem Prinzip „Kontakt – Druckaufbau – Präsenz“ auf (➤ Kap. 2.2.2). Passen Sie die Dauer der genannten Phasen an das Bedürfnis Ihrer Klientin an. Merken Sie sich Ihre Wahrnehmungen, um das nächste Mal damit adäquat umzugehen.

Erklären und Einstimmen Starten Sie die Behandlung mit einem Fragebogen (➤ Kap. 1.1.13), um sich ein Bild von den Bedürfnissen und eventuellen Kontraindikationen (➤ Kap. 1.1.12) zu machen. Wenn jemand mit Schmerzen kommt, klären Sie im Vorgespräch ab, ob Sie Druck oder Zug in diesem Gebiet anwenden können. Die schmerzhafte Stelle darf – in Rücksprache – kurz berührt werden, im Sinne der heilenden Hände und Ihrer Wahrnehmung. Zum Beispiel bei schmerzhafte Schulterverspannungen mit Ausstrahlung in den Kopf: Fassen Sie die verspannten Muskeln an, machen Sie sich ein Bild von den Nackenmuskeln, registrieren Sie eventuelle Asymmetrien. Erklären Sie einer neuen Klientin zu Beginn kurz, wie Sie arbeiten (div. Druckmethoden, Bewegungen) und dass bei verspannten Schultern z. B. die Behandlung der Füße hilft, um Stress abzubauen. Gestalten Sie die Behandlung dann dementsprechend, entweder indem Sie jeglichen Reiz auf die schmerzhaften Strukturen vermeiden oder indem Sie fokussiert versuchen, Spannungen abzubauen und damit auch den Schmerz zu reduzieren.

Vermitteln Sie Ihrer Klientin zu Beginn, dass sie jederzeit rückmelden darf, wenn ihr etwas unangenehm oder sogar schmerzhaft ist, wenn sie auf die Toilette muss oder auch, wenn ihr etwas besonders guttut.

Dann laden Sie die Klientin ein, sich in die besprochene Lage zu begeben. Erklären Sie ihr, dass Sie zur Einstimmung mit „Nichts-Tun“ beginnen. Beide, Sie und Ihre Klientin, können sich nun auf die kommende Behandlung einstellen, auf die Atmung achten, Sorgen und Probleme „draußen lassen“. Innerlich können Sie auch ein Mantra rezitieren (➤ Kap. 1.2.3).

Atmung

Es gibt einige Übungen, bei denen der Atemrhythmus der Klientin für Ihre Arbeit besonders wichtig ist. Beachten Sie dabei auch die Atempausen nach der Ein- und Ausatmung. Der Druck wird immer mit der Ausatmung gegeben und gesteigert. Positionsänderungen Ihrer Hände oder Ihrer Körperhaltung sollten Sie erst nach der völligen Ausatmung machen. Achten Sie darauf, dass Sie die Geschwindigkeit nicht beeinflussen. Falls Ihre Klientin sehr langsam atmet, können Sie während einer Ausatmungsphase zweimal Druck geben.

Wenn Ihre Klientin das Bedürfnis hat, bei manchen Übungen (z. B. bei der „Kobra“, der Rückenbehandlung im Sitzen oder bei „In den Himmel heben“) einzuatmen, lassen Sie es geschehen.

Ihre eigene Atmung können Sie auf die Atmung Ihrer Klientin und damit auf den Arbeitsrhythmus einstellen, indem Sie idealerweise gleichzeitig ausatmen.

2.2 Körperhaltung und Drucktechniken

2.2.1 Körperhaltung

Achten Sie immer auf Ihre Körperhaltung: Ihr Rücken sollte gerade sein und die Arme weitgehend gestreckt, wenn Sie Handflächen- oder Daumendruck geben. Warum nur weitgehend gestreckt? Ich bevorzuge, meine Arme nicht ganz durchzustrecken, weil der Druck damit weicher „ankommt", ich den Körpereinsatz besser dosieren kann und meine Handgelenke schone. Bei dem oft angeführten Knie-Fuß-Stand (auch: Torbogenstand) sollte das aufgestellte Knie maximal über Ferse oder Rist sein und nicht über den Zehenspitzen, damit Sie Ihre Balance halten können. Bei Hebeübungen gehen Sie in die Knie, bevor Sie Ihre Klientin in die Höhe ziehen, und bleiben Sie während des Hebens im Rücken möglichst gerade. Versuchen Sie, die Schultern unten zu lassen. Setzen Sie Ihr Gewicht ein und arbeiten Sie mit Schwerpunktverlagerung. Vielleicht kennen Sie den Begriff **„Hara"**, der ursprünglich aus dem Kampfsport in Japan stammt. Das „Hara" ist unser Körperschwerpunkt und liegt zwischen Nabel und Schambein. Bewegungen aus dem Hara sind stabil. Wenn Sie Übungen mit Tiefenwirkung durchführen, richten Sie sich innerlich auf und nehmen eine wach-entspannte Haltung ein, bevor Sie Druck oder Zug anwenden, um dann tiefer und spürender zu arbeiten. Anatomisch betrachtet kommt damit der Druck aus Ihrem Becken, dadurch schonen Sie Ihre Kraft und Ihre Gelenke und können sich besser konzentrieren.

Sie können täglich für Nuad üben, indem Sie bei Alltagsarbeiten in die Hocke gehen oder öfter mal auf einem Bein stehen, vielleicht sogar im Zehenstand. Sie verbessern damit Ihr Gleichgewicht und kräftigen die Unterschenkel- und Fußmuskeln.

Der Sitzungsablauf muss auch in puncto Körperhaltung für beide passen: für Sie und für Ihre Klientin.

2.2.2 Kontaktnahme und Druckaufbau

Wann immer Sie an und mit einem Menschen arbeiten, treten Sie in Kontakt. Diese Kontaktnahme enthält mehrere Ebenen: Sie kommen ins Temperatur- und Energiefeld, danach berühren Sie, dann drücken Sie und lassen den Druck wachsen. Ich bezeichne die Schritte gerne mit **„Kontakt", „Druckaufbau", „Präsenz".** Die Kunst der Körperarbeit ist, zu spüren, wie stark oder leicht und wie kurz oder lange der Druck angewendet werden soll. Lassen Sie sich besonders beim Lernen Zeit, sowohl Ihr eigenes Tempo als auch das Ihrer Klientin wahrzunehmen. Dadurch merken Sie auch, ob die Drucktiefe passt. Außerdem empfehle ich, möglichst immer den Kontakt zu halten, also auch bei Seitenwechsel oder Positionsänderung in Berührung zu sein. Damit bleibt Ihre Klientin im Mittelpunkt Ihrer Aufmerksamkeit und fühlt sich geborgen.

2.2.3 Drucktechniken

Folgende Techniken werden in diesem Buch verwendet:

Handflächendruck Druck mit der Handfläche, gleichzeitig oder abwechselnd, die Finger liegen lose auf. Wird intensiviert, indem man den Handballen einsetzt. Der Druck kann in eine Kreis- oder Rollbewegung übergehen oder auch schieben (➤ Abb. 2.2).

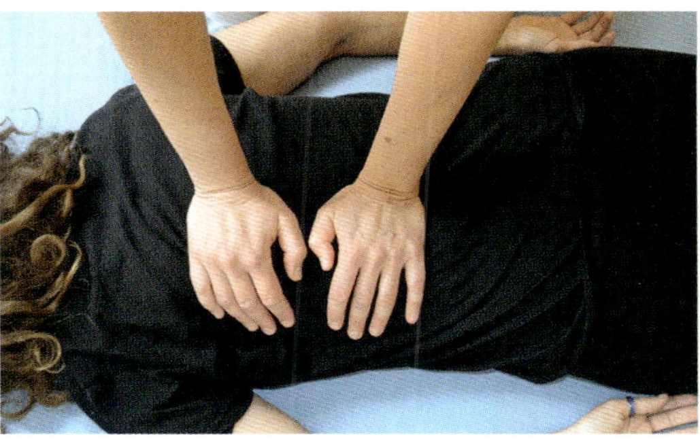

Abb. 2.2 Handflächendruck [K401]

2

Daumendruck mit dem Daumenendglied, flach aufgelegt. Entweder gleichzeitig oder abwechselnd oder beide übereinander. Auch dieser Druck kann in eine Kreis- oder Rollbewegung übergehen sowie schiebend oder ziehend angewendet werden. Spüren Sie jeweils hinein, was der anderen guttut (➤ Abb. 2.3).

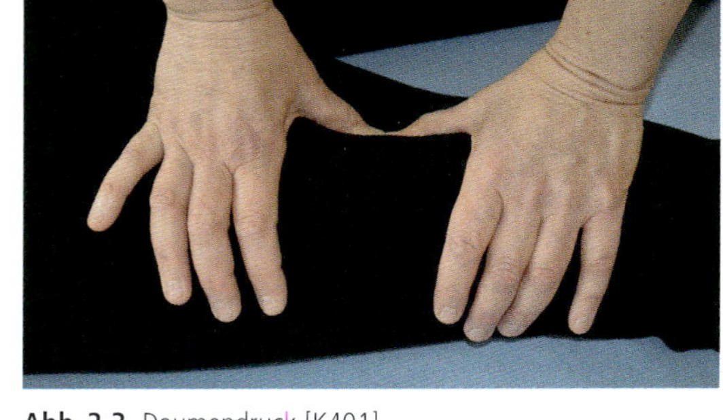

Abb. 2.3 Daumendruck [K401]

Nussknacker Druck mit den Handballen, wobei die Finger der beiden Hände verschränkt sind, gefolgt vom Anheben des Gewebes mit den Handballen (➤ Abb. 2.4).

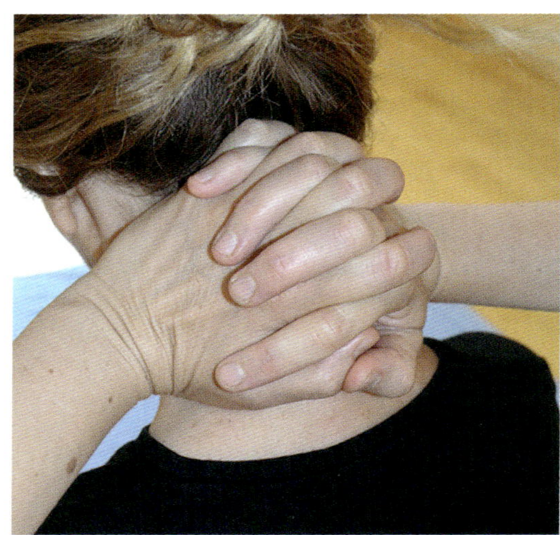

Abb. 2.4 Nussknacker [K401]

Eiszange paralleler Daumendruck mit verschränkten Händen. Sie drücken zusammen und versuchen den Muskel etwas anzuheben (➤ Abb. 2.5).

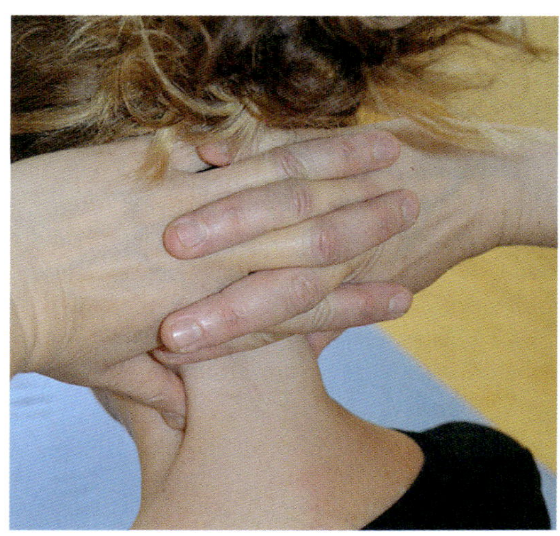

Abb. 2.5 Eiszange [K401]

Butterfly paralleler Handflächendruck, die Finger schauen nach lateral, die Daumen sind angelegt (➤ Abb. 2.6).

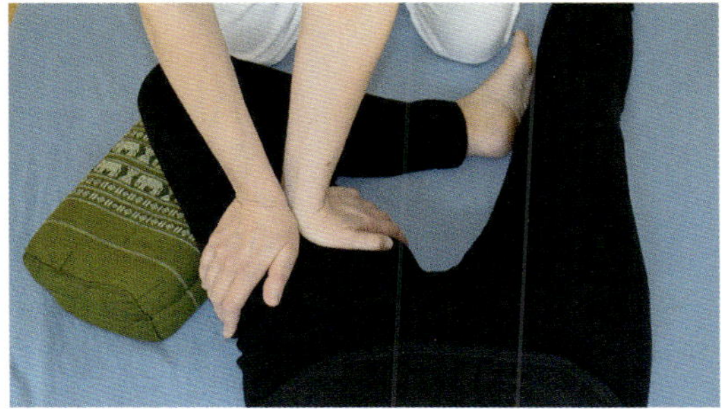

Abb. 2.6 Butterfly [K401]

Nudelwalker Druck-Roll-Griff mit dem Unterarm; Unterarm in Pronation aufsetzen und mit Druck supinieren. Um mehr Wirkung auf die Faszien zu erzielen, können Sie schieben, bevor Sie ausrollen (➤ Abb. 2.7).

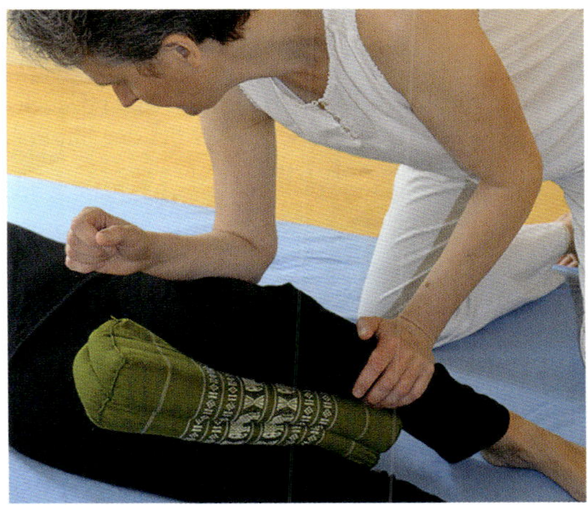

Abb. 2.7 Nudelwalker [K401]

Ellenbogendruck wie Nudelwalker: den Unterarm pronieren, den Ellenbogen aufsetzen und mit Druck supinieren. Wie beim Nudelwalker können Sie auch mit dem Ellenbogen schiebende Bewegungen machen. Achten Sie dabei auf die Druckstärke (➤ Abb. 2.8).

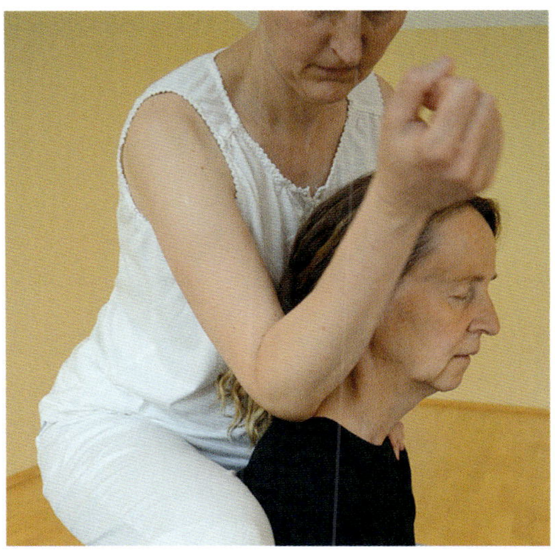

Abb. 2.8 Ellenbogendruck [K401]

Weitere mögliche Techniken: **Faustdruck, Fingerknöcheldruck, Kniedruck, Unterschenkeldruck, Fußdruck** (Zehen, Ballen, ganze Sohle), **Klopfen** mit den lockeren Fäusten oder mit der Handaußenseite.

Griffe

Sandwichgriff Daumen liegt unten, die anderen Finger oben oder umgekehrt (z. B. Stabilisierung des Mittelfußes beim Zehenkreisen, ➤ Abb. 2.9).

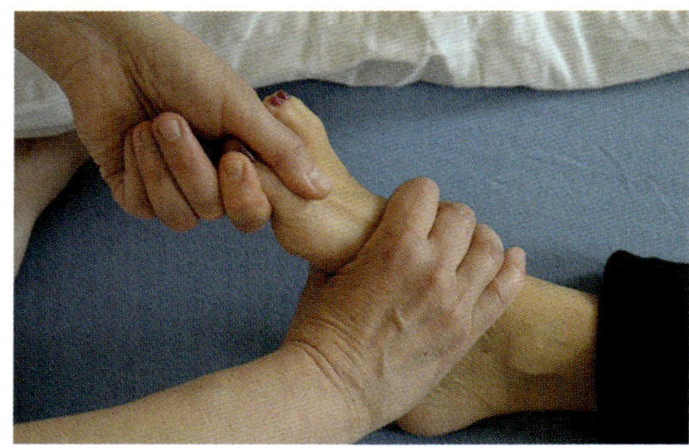

Abb. 2.9 Sandwichgriff [K401]

Gabelgriff Daumen und Zeigefinger (und Teile der Handfläche) bilden eine Auflagefläche („Gabel", z. B. Fixierung des Unterschenkels bei der Supination des Fußes, ➤ Abb. 2.10).

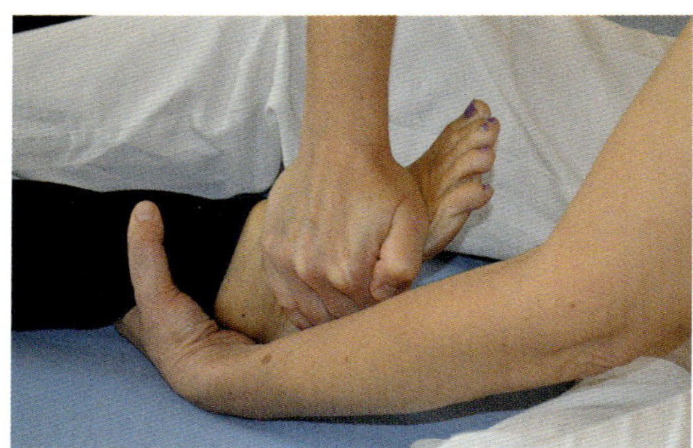

Abb. 2.10 Gabelgriff [K401]

Turnerinnengriff gegenseitiges Halten an den Unterarmen bei Hebeübungen (z. B. beim Brezerl) – das schont die Handgelenke und gibt Sicherheit (➤ Abb. 2.11).

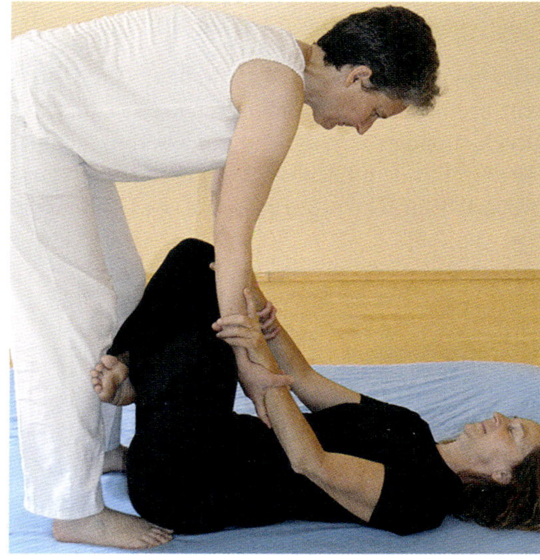

Abb. 2.11 Turnerinnengriff [K401]

Positionsnamen entsprechen den korrespondierenden Yoga-Übungen (z. B. Kobra) und sind gängige Bezeichnungen oder in Seminaren als Kommunikationshilfe entstanden (z. B. Brezerl).

2.3 Ablauf

2.3.1 Rückenlage

Übung 1 Einstimmung Erklären Sie vor Beginn, dass Sie mit einer Einstimmung starten. Sie können Ihre Klientin unterstützend anregen, ein paar Mal bewusst tief zu atmen und alle Anspannungen gehen zu lassen. Dann 30–60 Sekunden nur da sein, entweder ganz ohne Berührung oder die Füße drucklos halten = begrüßen (➢ Abb. 2.12).

- Sie können sich besser auf die neue Sitzung konzentrieren, sollten jetzt schon wahrnehmen, wie die Körperhaltung Ihrer Klientin ist und was sie zum Ausdruck bringt (z. B. ob sie angespannt ist).
- Ihre Klientin kann sich auf sich selbst einstellen, Spannung abbauen, durchatmen.
- Yoga: „Totenstellung" (➢ Abb. 3.25).

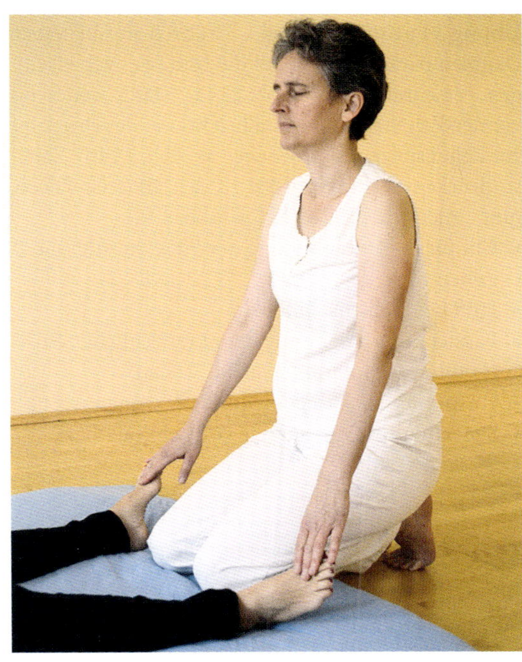

Abb. 2.12 Begrüßung [K401]

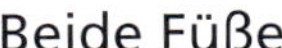

Beide Füße

Sie können grundsätzlich auch jeden Fuß einzeln bearbeiten, wenn Ihnen oder Ihrer Klientin das angenehmer ist.

Übung 2 Fußbegrüßung Legen Sie Ihre Handballen medial der Knöchel an die Fußinnenseite, die Finger nach lateral, und geben Sie parallelen Handflächendruck, drei oder vier Positionen, bis zum Vorfuß und zurück (➢ Abb. 2.13). Bei einem zweiten Durchgang können Sie den Druck auch mit einer Außenrotation ergänzen. Alternativ wäre der Druck abwechselnd links/rechts, eher schaukelnd.

- Sie sollten die Beweglichkeit von Knie und Hüfte spüren. Falls die Rotation in Knöchel oder Knie schmerzt (sticht), lassen Sie sie weg, denn dann liegt wahrscheinlich ein Problem an einem inneren Seitenband vor.
- Faszien: leichte Dehnung der oberflächlichen Frontallinie.
- Wirkt erdend.

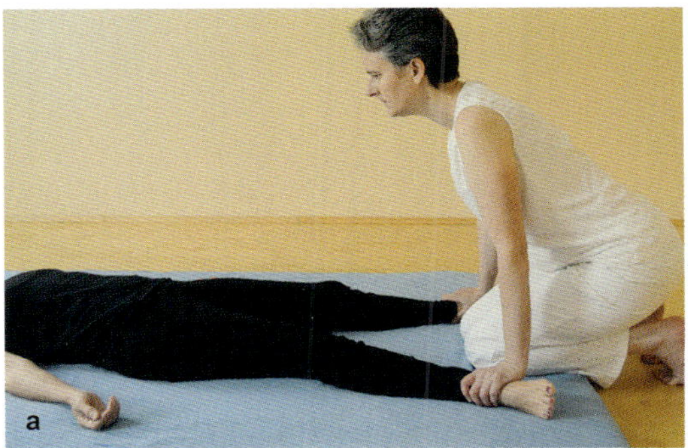

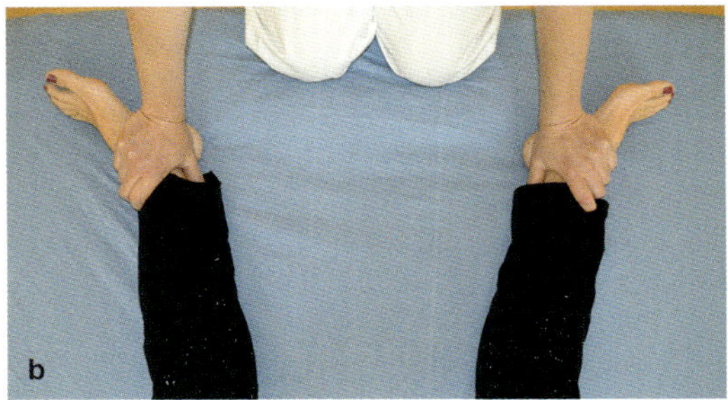

Abb. 2.13 Fußbegrüßung [K401]

Übung 3 Fußsohlenlinien Drücken Sie mit beiden Daumen parallel kräftig auf die Mitte des zehenseitigen Fersenrandes (➤ Abb. 2.14a). Dann weiter bis vor den Zehenballen, schließlich kreisender Druck bis zur Zehenspitze der Großzehe (➤ Abb. 2.14b). Ebenso drücken und kreisen Sie zu den anderen Zehen, fünf Linien wie ein Fächer (➤ Abb. 2.15).

- Gut für die Durchblutung der Füße; kräftigt die Zehen.
- Hilft bei Rückenschmerzen.
- Faszien: Druckdehnung der oberflächlichen Rückenlinie (Plantaraponeurose, Zehen)
- Unspezifische Anregung der Reflexzonen.
- Sen: stimuliert die Energie von Sen Kalathari.
- Wirkt erdend.

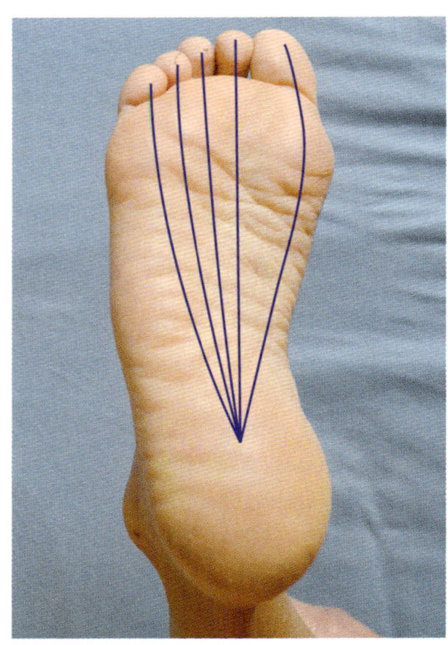

Abb. 2.15 Verlauf der Fußsohlenlinien [K401]

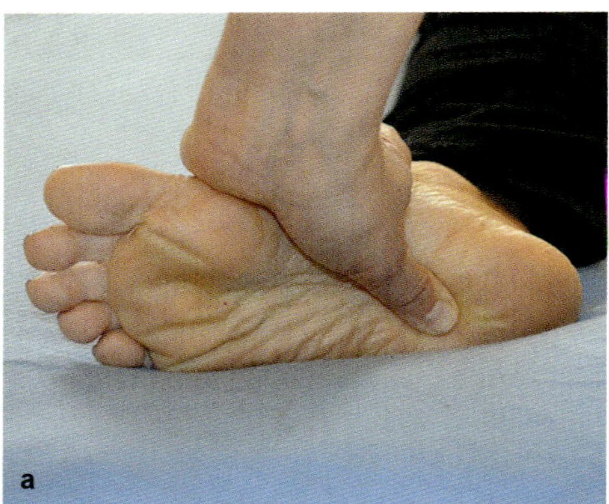

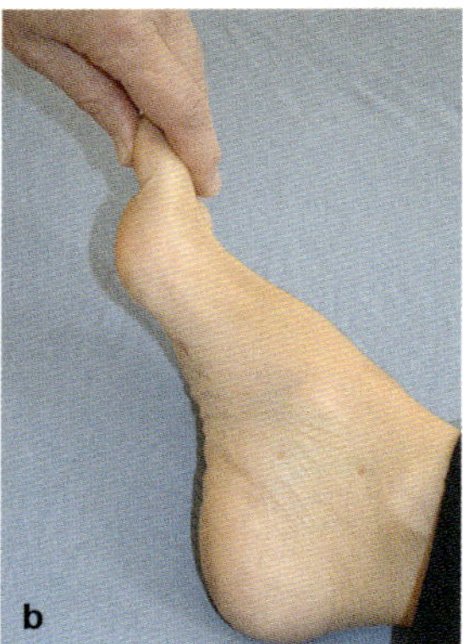

Abb. 2.14 Fußsohlenlinien [K401]

Übung 4 Fußrückenlinien Nun geben Sie parallelen Daumendruck im Grübchen an der Fußgelenkoberseite („Windpunkt", liegt im Gelenkspalt des oberen Sprunggelenks, ➤ Abb. 2.16a) – einmal zu Beginn einige Sekunden halten, dann weiter mit kreisender Bewegung des Daumens bis zum Vorfuß (➤ Abb. 2.16b), wieder nur Druck im Zehenzwischenraum. Arbeiten Sie in solcher Art zu allen Zehenzwischenräumen – vier Linien. Der Daumen soll in der Arbeitsrichtung liegen (➤ Abb. 2.17).

Alternativ können Sie auch entlang der Sehnen am Fußrücken sanft zu den Zehenspitzen rubbeln, das wären dann fünf Linien.

- Gut bei Schmerzen in Knöchel und Rist.
- Faszien: Druckdehnung der oberflächlichen Frontallinie.
- Sen: stimuliert Sen Kalathari.
- Wirkt erdend.

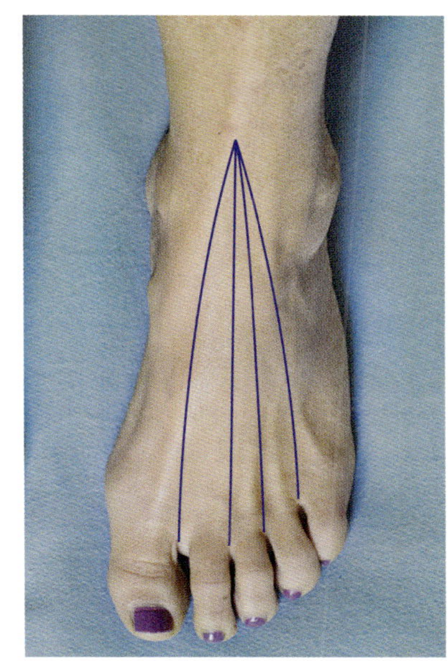

Abb. 2.17 Verlauf der Fußrückenlinien [K401]

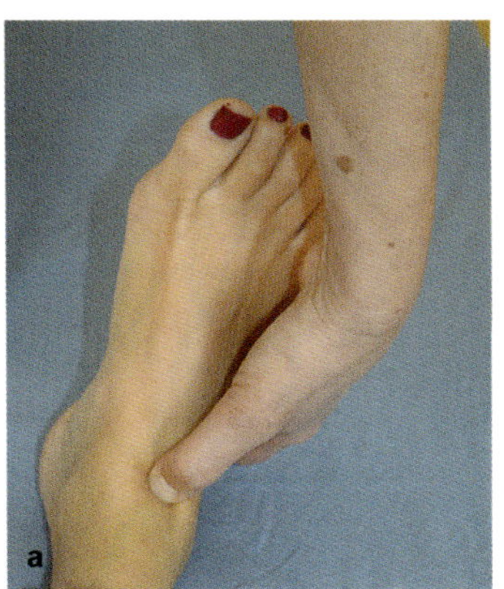

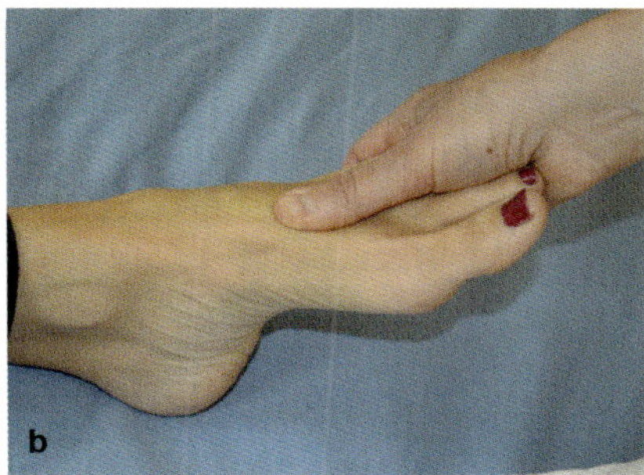

Abb. 2.16 Fußrückenlinien [K401]

2

Ein Fuß

Übung 5 Zehen ziehen Mit einer Hand stabilisieren Sie von innen den Mittelfuß (Sandwichgriff), die andere Hand hält die Großzehe nahe dem Grundgelenk, wobei der Daumen oben liegen soll (➤ Abb. 2.18). Nun kreisen/drehen/ziehen Sie im Grundgelenk, ebenso mit den anderen Zehen. Es darf knacksen.

- Dehnt das Grundgelenk mit allen Strukturen, hilft dadurch der Regeneration des Gelenks.
- Löst energetische Gelenkblockaden.
- **Achtung:** Nicht bei Gicht oder anderen akuten Gelenkentzündungen!

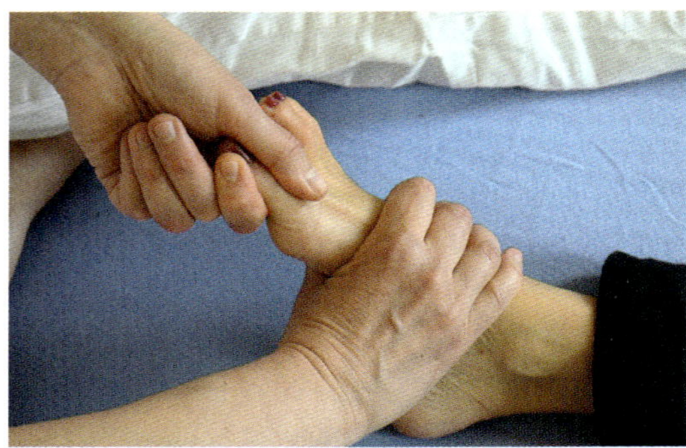

Abb. 2.18 Zehen ziehen [K401]

Übung 6 Fußsupination Ihre Innenhand fixiert den Unterschenkel nahe dem Knöchel (Gabelgriff), Ihre Außenhand umfasst mit anliegendem Daumen den Fußinnenrand und bewegt die Fußsohle im unteren Sprunggelenk nach innen (➤ Abb. 2.19a und b). Vom Knöchel zum Vorfuß und zurück zum Knöchel.

Variante: Diese Übung kann auch mit Zug am ganzen Bein – mittels nach hinten lehnen – durchgeführt werden (➤ Abb. 2.19c).

- Öffnet und dehnt das untere Sprunggelenk von außen, ebenso die Streckmuskeln von Fuß und Unterschenkel.
- Öffnet und dehnt das Hüftgelenk bei erweiterter Anwendung.
- Faszien: dehnt die Laterallinie.
- Sen: stimuliert alle Beinaußenlinien.
- Wirkt erdend.
- Yoga: unterstützt den „Lotussitz" (➤ Abb. 3.1).
- **Achtung:** Nicht bei überdehnten Außenbändern (häufiges „Verknöcheln", Umknicken des Fußes nach innen)!

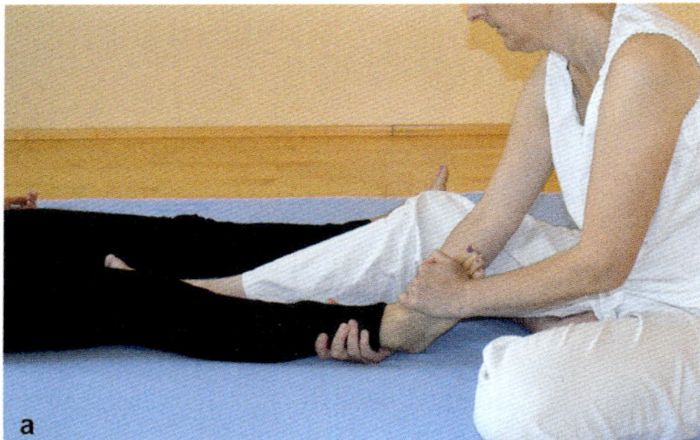

a

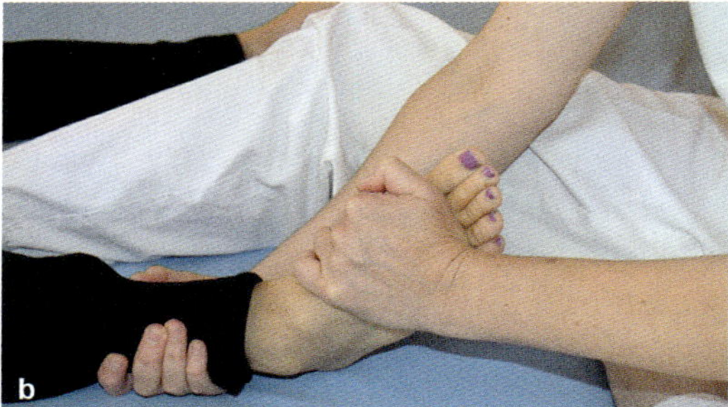

b

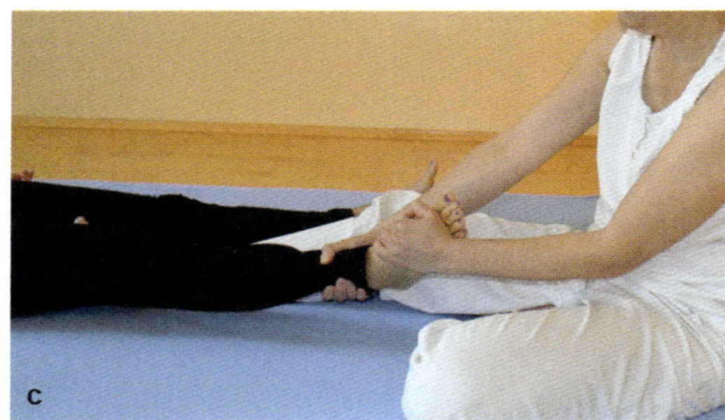

c

Abb. 2.19 Fußsupination [K401]

Übung 7 Fußpronation Ihre Außenhand fixiert den Unterschenkel nahe dem Knöchel (Gabelgriff); Ihre Innenhand greift über den Fußaußenrand und bewegt die Fußsohle nach außen (➤ Abb. 2.20a). Wieder vom Knöchel zum Vorfuß und zurück.

Variante: Diese Übung kann ebenfalls mit Zug am ganzen Bein – mittels nach hinten lehnen – durchgeführt werden (➤ Abb. 2.20b).

- Öffnet und dehnt das untere Sprunggelenk von innen, dehnt die Supinatoren.
- Leichte Dehnung des M. sartorius und der Außenrotatoren – bei erweiterter Bewegung.
- Faszien: Dehnung der oberflächlichen Frontallinie.
- Sen: stimuliert die Beininnenlinien am Unterschenkel.
- Wirkt erdend.

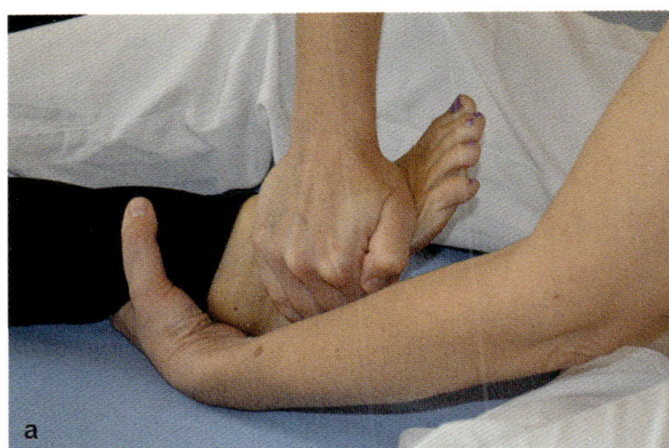

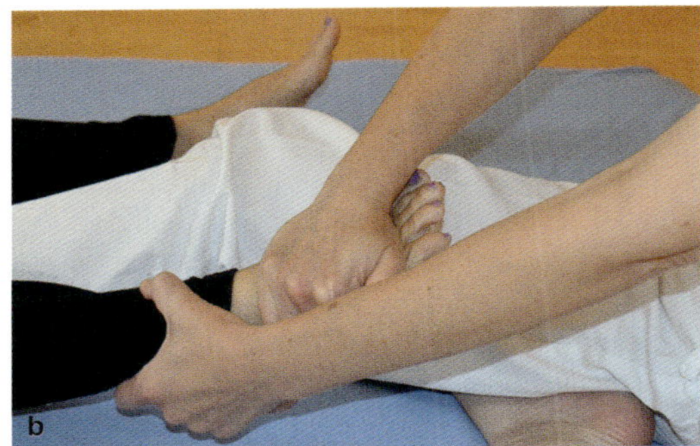

Abb. 2.20 Fußpronation [K401]

Übung 8 Fußdorsalflexion Ihre Innenhand hält die Ferse, Ihre Außenhand drückt etwa dreimal am Vorfuß Richtung Bein mit gleichzeitigem Zug an der Ferse (➤ Abb. 2.21). Achten Sie darauf, dass die richtige Hand am Vorfuß drückt, dadurch bleibt das Bein in der Achse.

- Bewegt das obere Sprunggelenk, dehnt die Achillessehne und die gesamten Beuger im Unterschenkel.
- Faszien: dehnt die oberflächliche Rückenlinie und die tiefe Frontallinie.
- Sen: stimuliert die 3. Beinlinie (Beinrückseite).
- Wirkt erdend.
- Yoga: unterstützt die „sitzende Vorwärtsbeuge" und die „liegende Streckung" (➤ Abb. 3.7, ➤ Abb. 3.12).

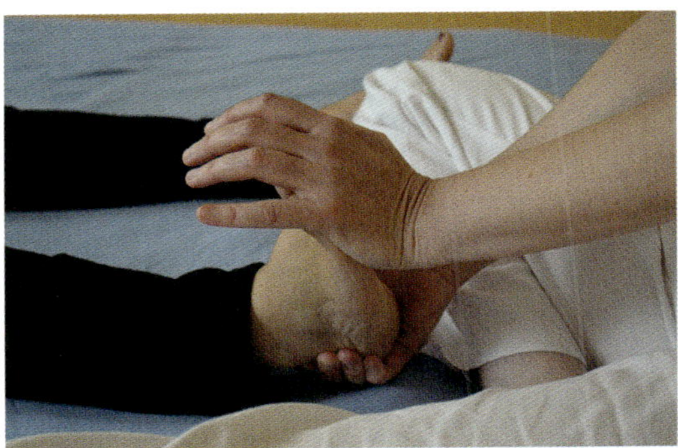

Abb. 2.21 Fußdorsalflexion [K401]

Übung 9 Fußplantarflexion Die Innenhand bleibt an der Ferse, die Außenhand drückt auf den Fußrücken, vom Knöchel zum Vorfuß und zurück (➤ Abb. 2.22a).

Variante: Auch diese Übung kann mit dem ganzen Körper nach hinten lehnend durchgeführt werden (➤ Abb. 2.22b).

- Dehnt das obere Sprunggelenk und die Extensoren.
- Die erweiterte Version dehnt die gesamte Beinvorderseite bis zum Becken.
- Faszien: dehnt die oberflächliche Frontallinie.
- Sen: aktiviert Sen Kalathari und Sen Sahatsarangsi/Sen Thawari.
- Wirkt erdend.
- Yoga: unterstützt die „liegende Heldenstellung" und den „Lotussitz" über die Dehnfähigkeit der Extensoren (➤ Abb. 3.13, ➤ Abb. 3.1).
- **Achtung:** Nicht die Zehen runterdrücken, das könnte zu einem Krampf führen!

Nun **wiederholen** Sie alle Übungen von 5 bis 9 am **anderen Bein.**

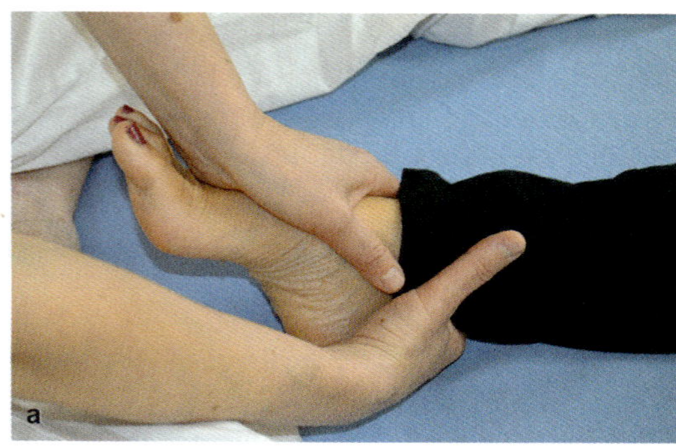

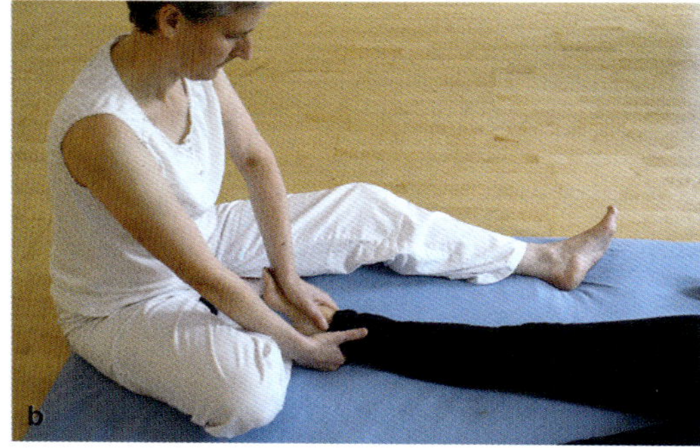

Abb. 2.22 Fußplantarflexion [K401]

Übung 10 Fußbegrüßung erneut, zum Abschluss der Fußbehandlung (siehe Übung 2, ➤ Abb. 2.13).

Beide Beine

Übung 11 Handflächendruck parallel Drücken Sie auf beiden Beinen vom Knöchel bis zum Becken und retour. Legen Sie Ihre Hände so, dass kein Druck auf die Schienbeine ausgeübt wird. Auf den Kniegelenken drucklos kreisen und auch noch eine Handbreite proximal des Knies wenig Druck geben (Oberschenkelknochen direkt unter dem Bindegewebe). Am Oberschenkel zeigen die Finger nach außen (➤ Abb. 2.23).

- Gute Vorbereitung für nachfolgende Bearbeitung der Beine.
- Leichte Öffnung von Hüft- und Iliosakralgelenk.
- Hilft bei Verkürzung und Muskelkater des M. quadriceps.
- Sen: Anregung der 1. und 2. Beininnenlinie.
- **Achtung:** Nicht auf Knochen drücken!

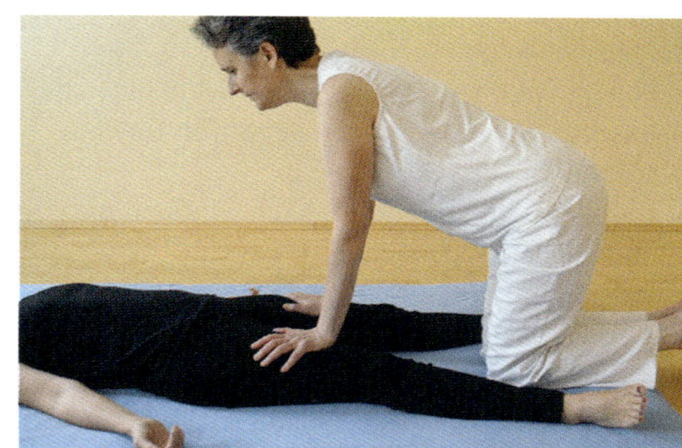

Abb. 2.23 Handflächendruck parallel [K401]

Übung 12 Katzenpfoten innen Nun knien Sie sich mit leicht gegrätschten Beinen an einer Körperseite und geben wechselweisen Handflächendruck auf der Innenseite des gegenüberliegenden Beins, von der Ferse zur Leiste und zurück. Am Unterschenkel bedecken Ihre Handflächen die Wadenmuskeln, die Finger liegen locker über den Schienbeinen (➤ Abb. 2.24). Achten Sie darauf, dass immer möglichst beide Hände in Druckkontakt sind. Rhythmus: Kontakt – Druckaufbau – Präsenz (➤ Kap. 2.2.2).

- Ähnlich wie Übung 11.
- Anregung der Innenlinien und notwendige Vorbereitung für intensivere Bearbeitung der Linien.

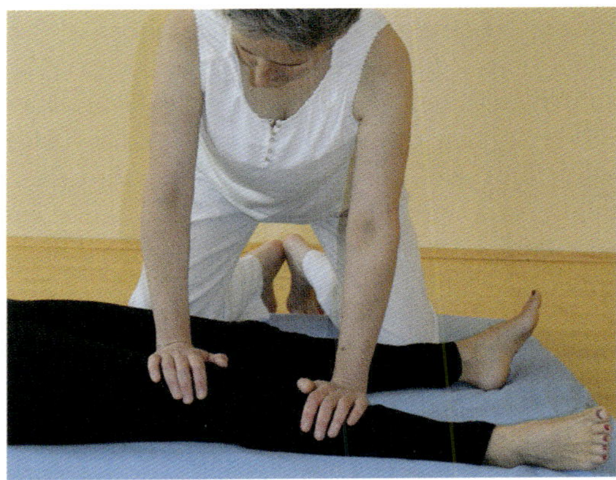

Abb. 2.24 Katzenpfoten innen [K401]

Übung 13 Daumendruck Beininnenseite Sie bleiben an der Körperseite, kniend oder eventuell mit einem aufgestellten Bein, und behandeln die inneren Beinlinien mit wechselweisem oder gleichzeitigem Daumendruck. Auf der ersten Linie vom Knöchel zur Leiste und zurück (➤ Abb. 2.25, ➤ Abb. 2.26). Auf der zweiten Linie ebenfalls vom Knöchel zur Leiste und zurück (➤ Abb. 2.27). Den genauen Linienverlauf finden Sie im ➤ Kap. 1.2.1.

- Aktiviert die entsprechenden Energielinien.
- Eventuelle Anwendung von Energiepunkten möglich.
- **Achtung:** Nicht bei bzw. auf Krampfadern! Nicht in den ersten drei Schwangerschaftsmonaten!

Übung 14 Katzenpfoten innen erneut, zum Abschluss nach den Linien (siehe Übung 12, ➤ Abb. 2.24).

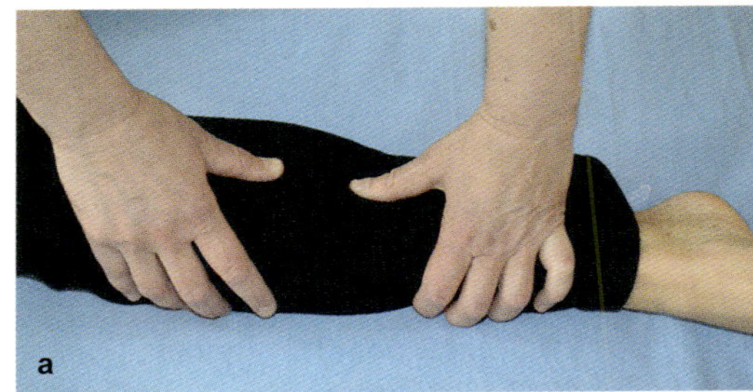

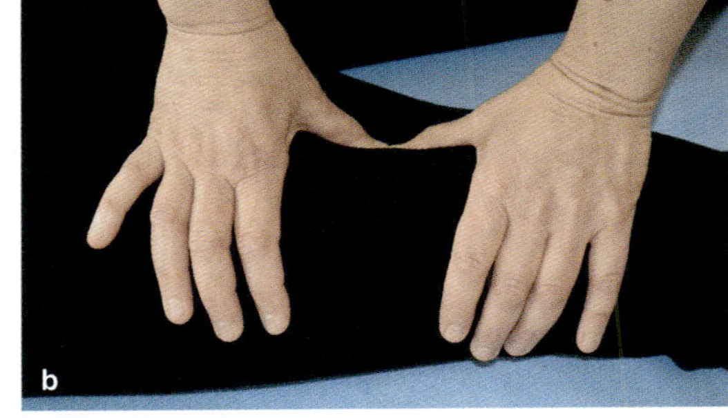

Abb. 2.25 Daumendruck Beininnenseite [K401]

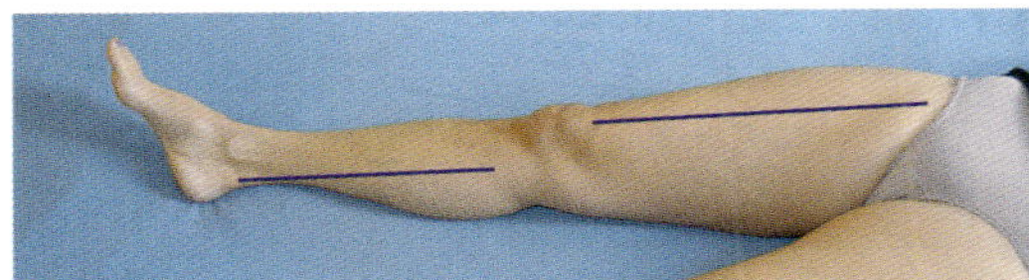

Abb. 2.26 Verlauf der 1. Beininnenlinie [K401]

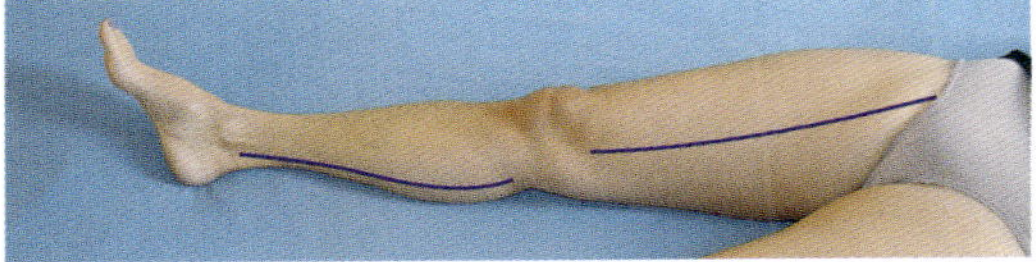

Abb. 2.27 Verlauf 2. Beininnenlinie [K401]

Übung 15 Katzenpfoten außen Sie bleiben wie bei Übung 14 und geben wechselweise Handflächendruck an der Außenseite des näher liegenden Beins, vom Rist bis vor den Trochanter major und zurück. Dabei sollen Ihre Handflächen am Unterschenkel direkt lateral des Schienbeins liegen und am Oberschenkel am lateralen Rand des M. rectus femoris (➤ Abb. 2.28).

- Leichte Innenrotation im Hüftgelenk.
- Gut bei Verspannungen, die vom Rücken ausgehen.
- Faszien: Druckdehnung an der oberflächlichen Frontallinie.
- Sen: Anregung der Außenlinien und notwendige Vorbereitung für eine intensive Bearbeitung der Linien.

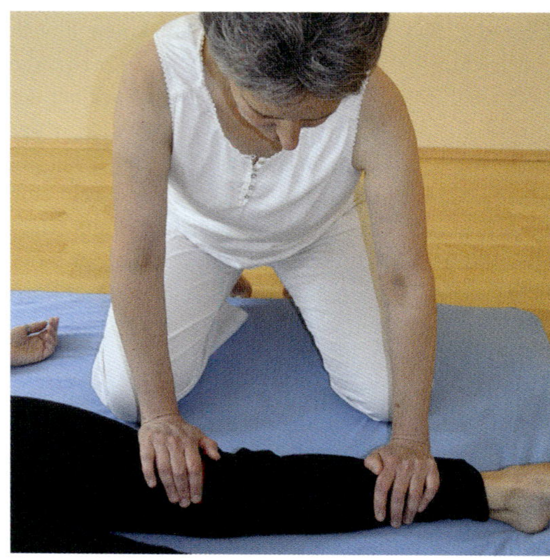

Abb. 2.28 Katzenpfoten außen [K401]

Übung 16 Daumendruck Beinaußenseite Jetzt drücken Sie auf dem näher liegenden Bein auf der Außenseite mit den Daumen. Jeweils auf der ersten und zweiten Außenlinie vom Rist (Windpunkt) bis knapp vor die Leiste und zurück (➤ Abb. 2.29, ➤ Abb. 2.30, ➤ Abb. 2.31). Die Bearbeitung der dritten Außenlinie geht in Seitenlage besser. Genauer Linienverlauf ➤ Kap. 1.2.1.

- Faszien: Druckdehnung der oberflächlichen Frontallinie und der Laterallinie
- Sen: Intensive Anregung der entsprechenden Außenlinien
- Eventuelle Anwendung von einzelnen Energiepunkten möglich

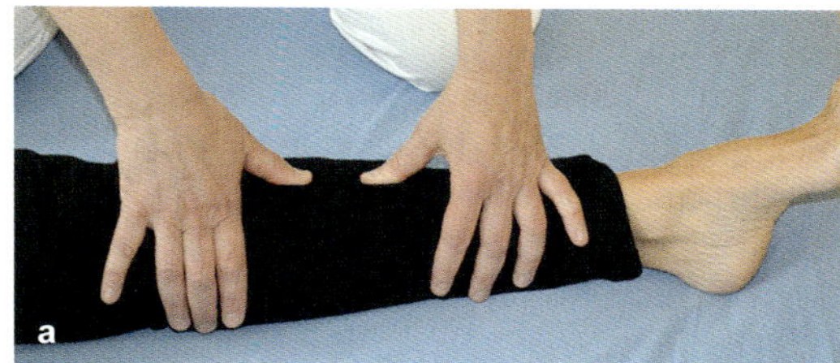

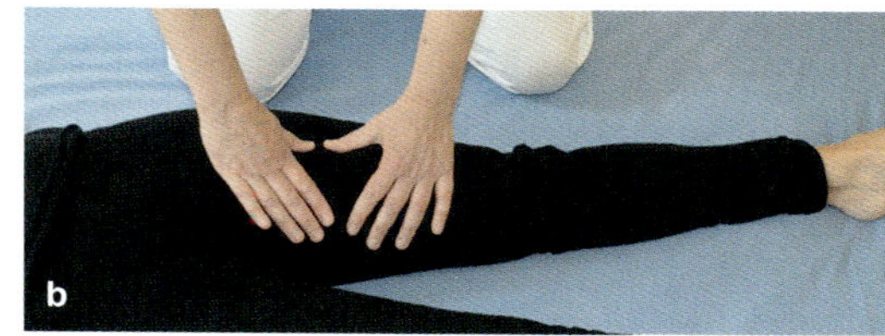

Abb. 2.29 Daumendruck Beinaußenseite [K401]

Übung 17 Katzenpfoten außen erneut (siehe Übung 15, ➤ Abb. 2.28).

Seitenwechsel ebenso von der anderen Seite aus arbeiten.

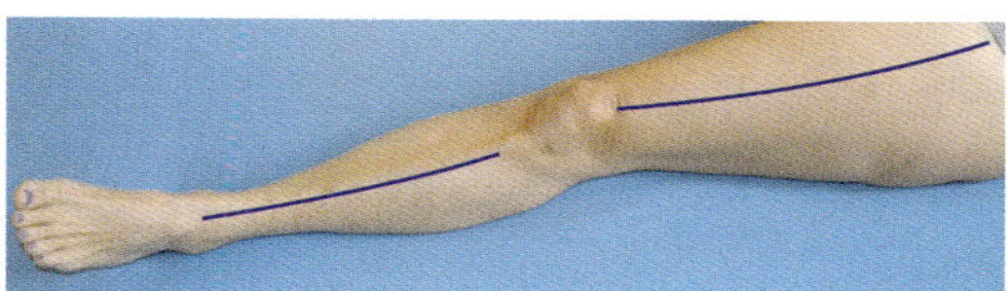

Abb. 2.30 Verlauf der 1. Beinaußenlinie [K401]

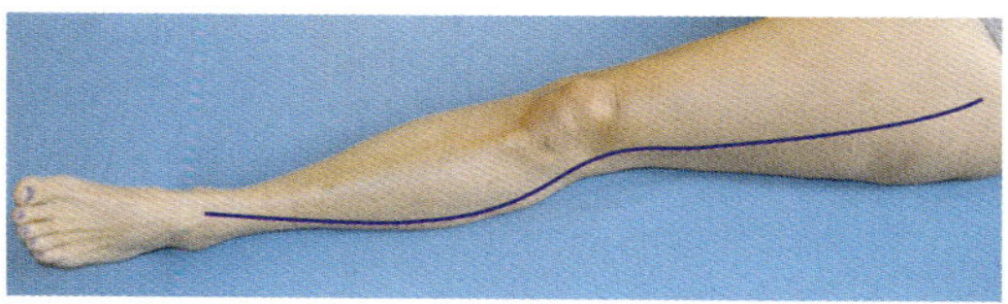

Abb. 2.31 Verlauf der 2. Beinaußenlinie [K401]

Ein Bein

Übung 18 Liegender Baum – Beckenschaukel Nehmen Sie ein Bein Ihrer Klientin und winkeln es im Knie ab, sodass der Fuß auf Höhe des anderen Knies liegt. Unterstützen Sie das angewinkelte Knie nach Bedarf mit einem Kissen. Mit nach außen gerichteten Händen auf jedem Oberschenkel wandern Sie nun, abwechselnd am linken und rechten Bein drückend, von den Knien bis zur Leiste und zurück (➤ Abb. 2.32). Geben Sie den Druck mittels Gewichtsverlagerung.

- Öffnet das Hüftgelenk, dehnt den M. iliopoas und die Innenrotatoren (bes. M. tensor fasciae latae) sowie die Adduktoren. Bewegt das ISG. Leichte Dehnung der Kniegelenkkapsel.
- Faszien: Dehnung der tiefen Frontallinie, positionsbedingte leichte Dehnung der Laterallinie (Mm. peronei).
- Sen: Anregung von 1. und 2. Beinlinie innen.
- Sanftes Bewusstmachen/Loslassen von Blockaden im Becken.
- Yoga: unterstützt den „Lotussitz", den „Baum" und weitere Positionen mit Hüftöffnung (➤ Abb. 3.1, ➤ Abb. 3.5).

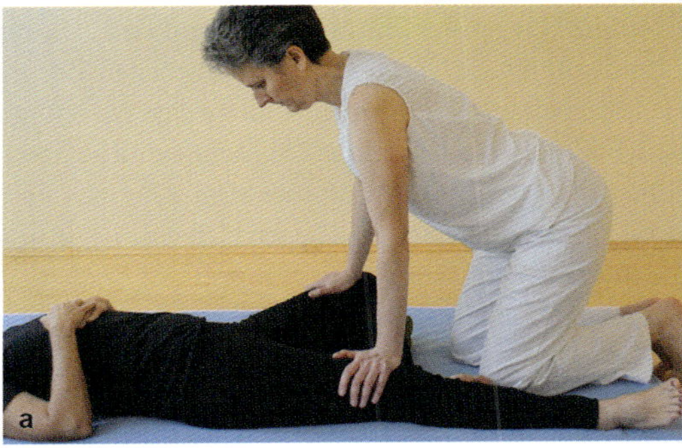

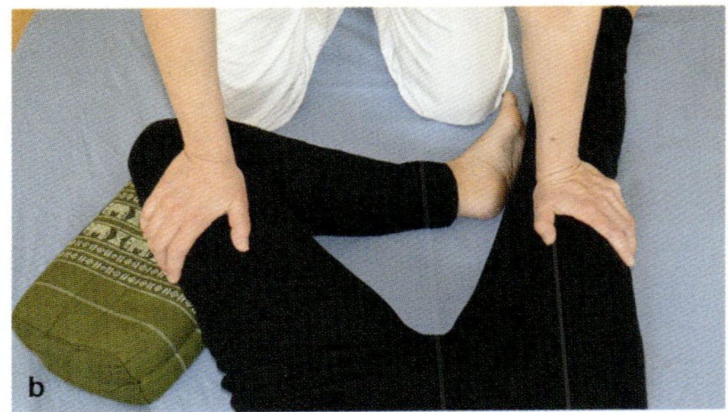

Abb. 2.32 Liegender Baum – Beckenschaukel [K401]

Übung 19 Liegender Baum – Butterfly am Oberschenkel Selbe Grundhaltung wie Übung 18. Diesmal ist ein Kissen als Stütze unter dem angewinkelten Knie obligat, um mehr in den Druck gehen zu können. Verlagern Sie nun Ihr Gewicht über beide Hände (Butterfly) auf den Oberschenkel, proximal des Knies beginnend zum Becken und zurück (➤ Abb. 2.33).

- Zugdehnung der Innenrotatoren (bes. M. tensor fasciae latae) und Druckdehnung an den Adduktoren des Hüftgelenks, leichte Dehnung der Kniegelenkkapsel.
- Faszien und Sen: wie Übung 18
- Yoga: unterstützt den „Lotussitz", den „Baum" und weitere Positionen mit Hüftöffnung (➤ Abb. 3.1, ➤ Abb. 3.5).

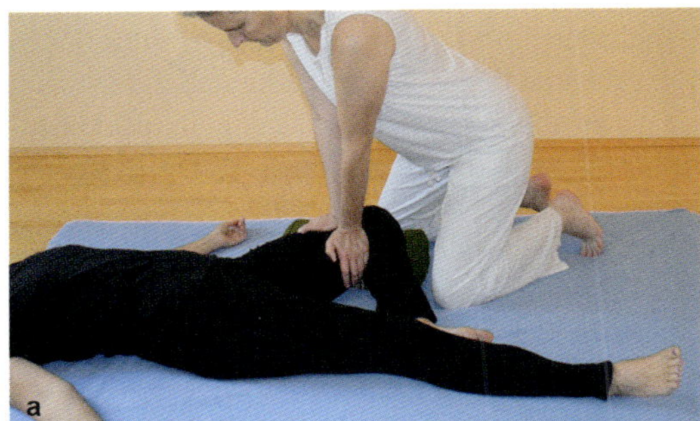

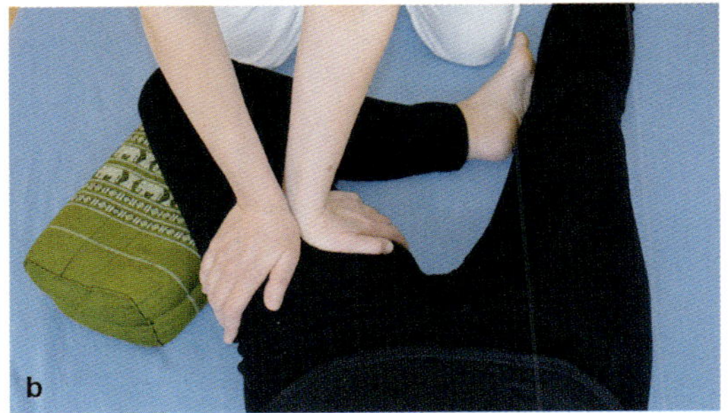

Abb. 2.33 Liegender Baum – Butterfly am Oberschenkel [K401]

2

Übung 20 Liegender Baum – Wade und Fuß Selbe Grundhaltung wie Übung 19. Diesmal arbeiten Sie mit Handflächendruck der Innenhand auf der Wade und dem Fußinnenrand, während die Außenhand auf dem Knie ruht (➤ Abb. 2.34); immer vom Knie aus und zurück. Das andere Bein soll liegen bleiben!

- Unterstützung der Muskelpumpe.
- Entspannender Griff für die Reflexzone des Beckens und der Wirbelsäule (Fußinnenrand).
- Yoga: unterstützt den „Lotussitz", den „Baum" und weitere Positionen mit Hüftöffnung (➤ Abb. 3.1, ➤ Abb. 3.5).

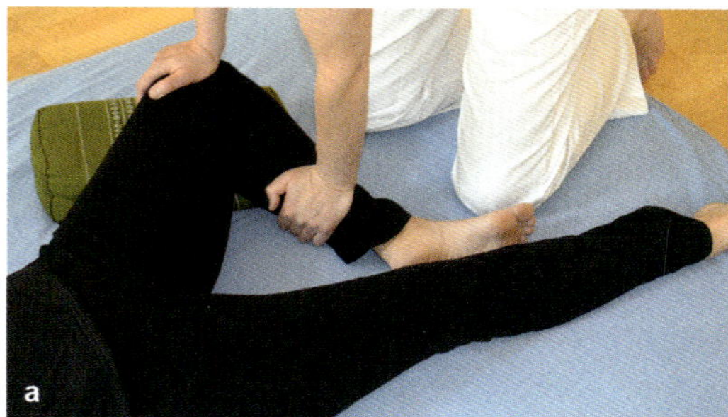

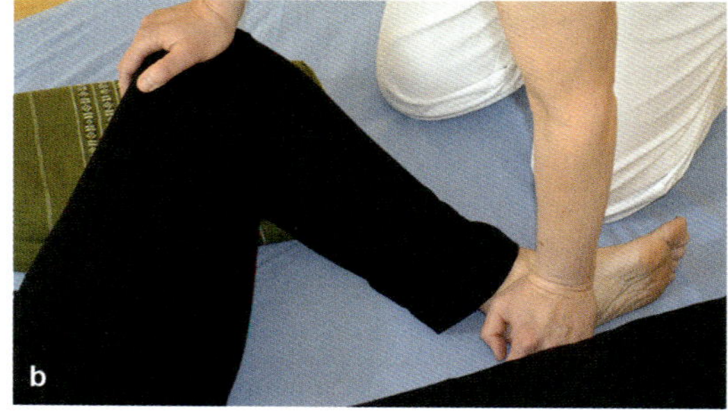

Abb. 2.34 Liegender Baum – Wade und Fuß [K401]

Übung 21 Nussknacker am Oberschenkel Stellen Sie den Oberschenkel auf und stabilisieren Sie den Unterschenkel an der Streckergruppe mit Ihrem Außenbein. Nun verschränken Sie Ihre Finger und geben Druck und Zug (Nussknackergriff) mit den Handballen am M. quadriceps, mehrere Positionen von proximal des Knies zur Leiste und zurück zum Knie (➤ Abb. 2.35). Achten Sie darauf, nicht abzurutschen, sondern den gesamten Muskel etwas anzuheben.

- Gut für müde oder angestrengte, verkürzte Oberschenkelmuskeln.
- Faszien: Dehnung der oberflächlichen Frontallinie.
- Sen: Anregung der 2. Beinlinie, innen, außen.

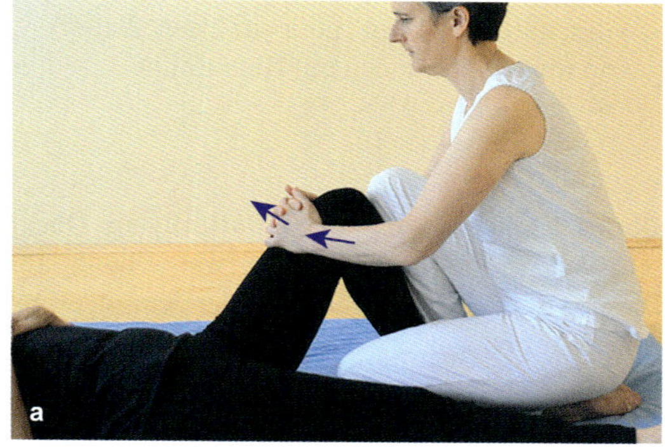

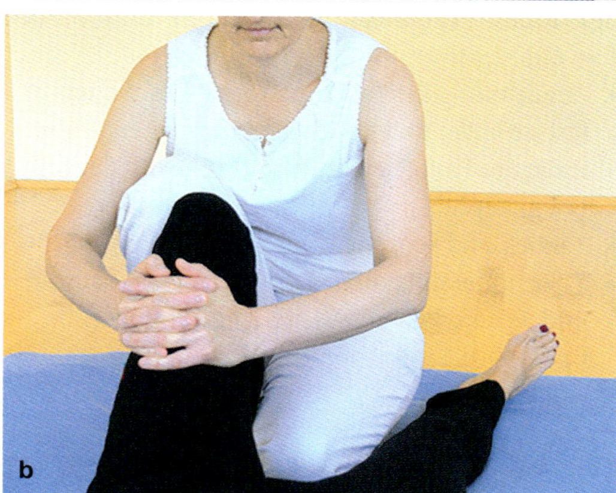

Abb. 2.35 Nussknacker am Oberschenkel [K401]

Übung 22 Nussknacker am Unterschenkel Grundhaltung wie Übung 21. Nun umfassen Sie mit dem Nussknackergriff die Wade und drücken vom Knie zur Achillessehne und zurück (➤ Abb. 2.36).

- Gut für müde Wadenmuskeln, bei Krampfneigung.
- Faszien: leichte Dehnung der tiefen Frontallinie.
- Hilft, emotional zu erden (siehe Füße).
- **Achtung:** Bei Krampfadern bitte achtsam!

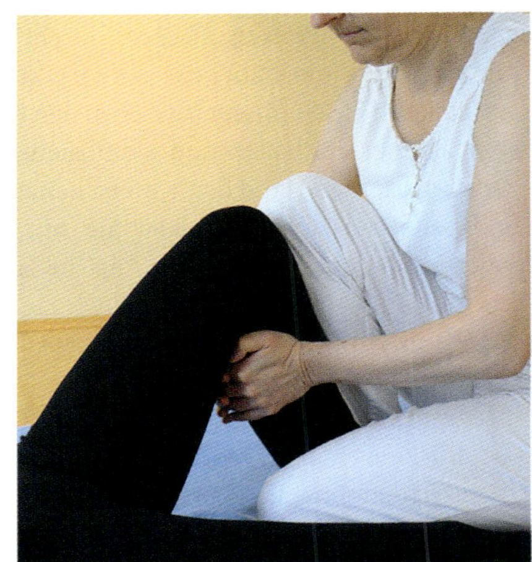

Abb. 2.36 Nussknacker am Unterschenkel [K401]

Übung 23 Hebel Stellen Sie ein Bein Ihrer Klientin wie bei Übung 21 auf, schieben Sie deren Ferse diesmal möglichst nahe zu deren Gesäß und knien Sie sich ans Fußende, ohne das Bein zu fixieren. Nun umfassen Sie mit verschränkten Fingern (Nussknackergriff) die Oberschenkelvorderseite und ziehen damit am ganzen Körper – idealerweise bis zum „Kopfnicken". Umso näher die Ferse am Gesäß ist, desto weiter wirkt der Hebel (➤ Abb. 2.37).

- Dehnung des M. quadriceps und der Kniegelenkkapsel, Tiefendehnung des M. iliopsoas im LWS-Bereich und der gesamten Wirbelsäule bis zur HWS, Lockern von ISG und Hüftgelenk, Dehnung der Achillessehne und der tiefen Flexoren des Fußes.
- Faszien: gute Dehnung der oberflächlichen Frontallinie, aber auch der tiefen Frontallinie.
- Sen: Anregung 1. und 2. Beinlinie.
- Löst Steifheit und Ängste nach langen Schonhaltungen (Unfällen, Operationen).
- Yoga: unterstützt Positionen wie die „Kindhaltung" oder die „liegende Heldenstellung" durch die Dehnung der Strukturen am Knie und damit die Fähigkeit, die Ferse näher zum Gesäß zu bringen (➤ Abb. 3.20, ➤ Abb. 3.13).
- **Achtung:** Nicht bei einem verletzten oder entzündeten Kniegelenk anwenden!

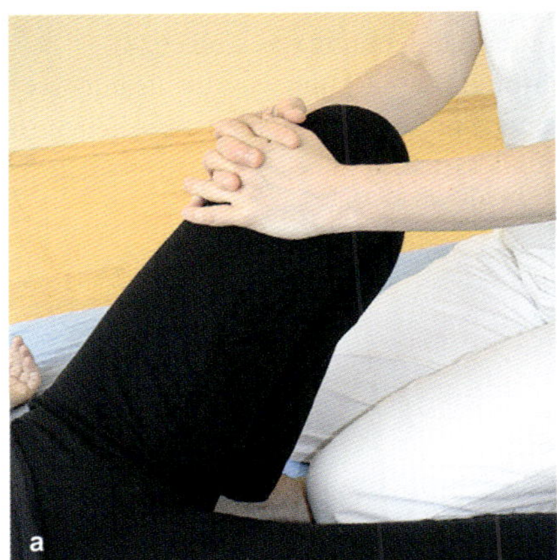

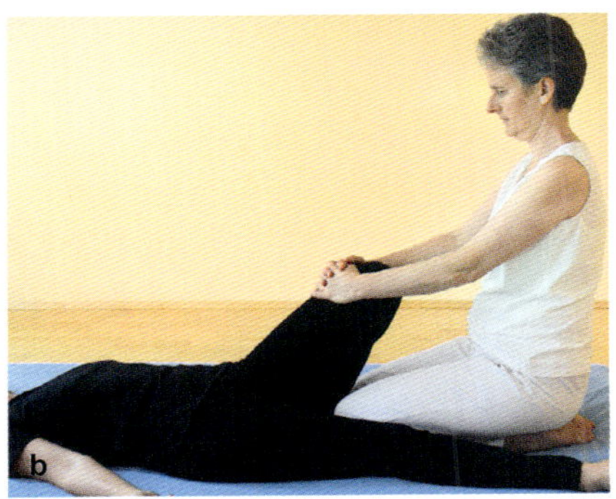

Abb. 2.37 Hebel [K401]

Übung 24 Traktus drücken Legen Sie ein Bein Ihrer Klientin abgewinkelt über das andere gestreckte Bein, platzieren Sie ein Kissen zwischen den Oberschenkeln als Abstandhalter und stabilisieren Sie mit Ihrer körperfernen Hand den Unterschenkel des abgewinkelten Beins. Nun drücken Sie mit dem Handballen der anderen Hand (➤ Abb. 2.38a) auf dem Tractus iliotibialis (2.–3. Außenlinie). Sie können auch mit Ihrem Unterarm (Nudelwalker), Ellenbogen oder Knie drücken (➤ Abb. 2.38b).

- Hilft gegen Verklebungen der Fascia lata.
- Gut bei Rückenverspannungen.
- Faszien: Zugdehnung der oberflächlichen Rückenlinie, Druckdehnung der Laterallinie und der Spirallinie.
- Sen: Anregung der 2. und 3. Beinlinie.
- Yoga: unterstützt Positionen wie das „Krokodil" über die Seitdehnung (➤ Abb. 3.24).
- **Achtung:** Diese Übung wird oft als intensiv bis schmerzhaft wahrgenommen. Arbeiten Sie daher besonders achtsam!

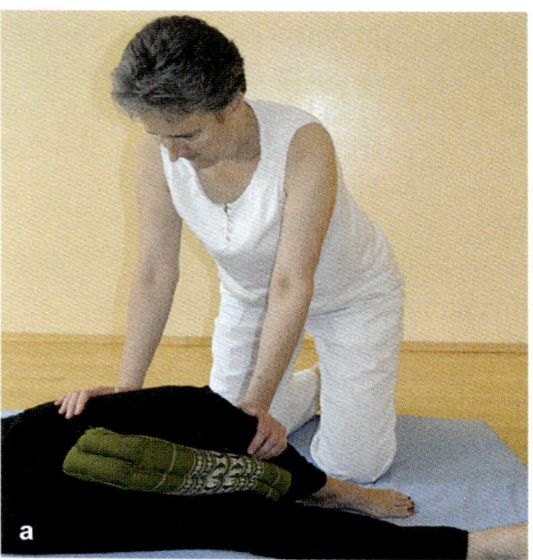

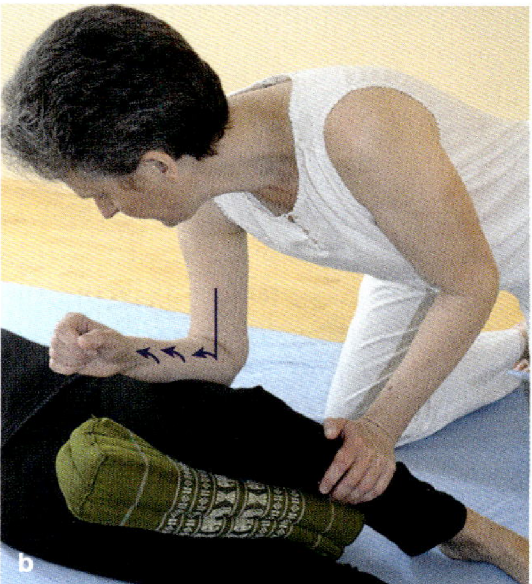

Abb. 2.38 Traktus drücken [K401]

Übung 25 Wirbelschupfen Legen Sie ein Bein abgewinkelt auf das andere, stabilisieren mit einer Hand auf dem Unterschenkel das Bein und bewegen es sachte in Richtung des gestreckten Beins. Mit der anderen Hand geben Sie schwingenden Druck gegen die Oberschenkelaußenseite: Ihr Handballen liegt am Unterrand der Verstärkung der Fascia lata, die Finger zeigen nach ventral (➤ Abb. 2.39a). Am Gesäß drehen Sie die Hand um, sodass die Finger nach dorsal zeigen, und schwingen weiter, auch entlang des Rückens – soweit es Ihnen möglich ist (➤ Abb. 2.39b, c). Am Rücken sind die Finger nahe der Wirbelsäule. Wieder zurück bis zum Knie.

- Dehnung des M. vastus lateralis sowie sämtlicher Gesäßmuskeln.
- Bewegung der Muskeln der Lenden- und Brustwirbelsäule und der Wirbelgelenke.
- Faszien: weiche Zugdehnung der Laterallinie und der Spirallinie.
- Sen: stärkt die 3. Beinlinie außen.
- Löst Verspannungen und Steifheit im Rücken, besonders nach langem Liegen, hilft, auch emotional wieder loszulassen.
- Yoga: unterstützt alle Twiste wie z. B. das „Dreieck“, den „Drehsitz“, den „seitlichen Winkel“ (Variante), das „Krokodil“ (➤ Abb. 3.3, ➤ Abb. 3.10, ➤ Abb. 3.4, ➤ Abb. 3.24).

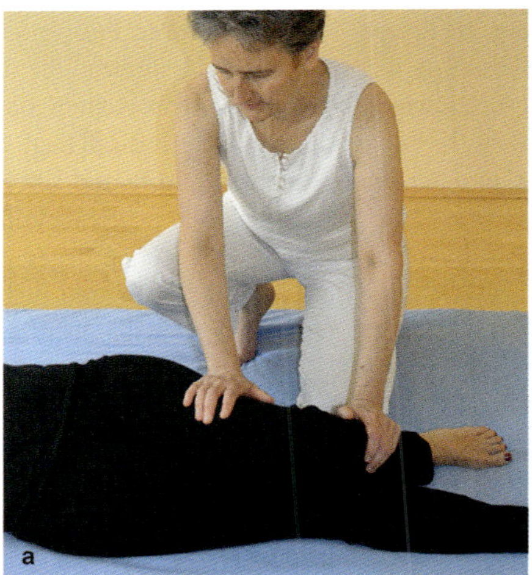
a

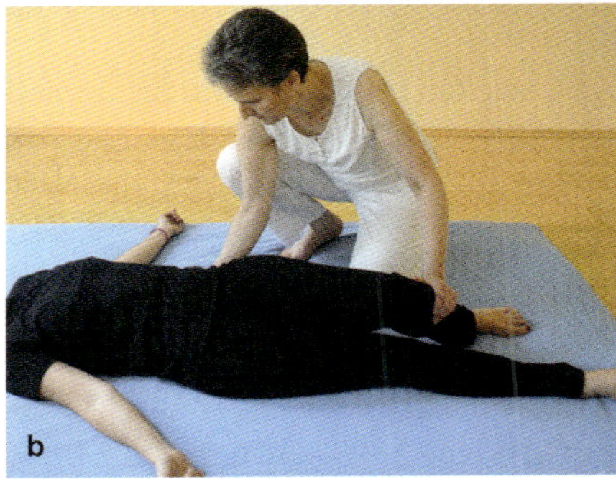
b

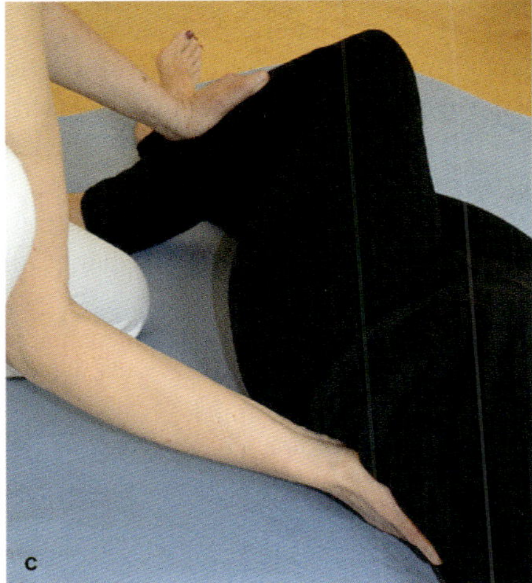
c

Abb. 2.39 Wirbelschupfen [K401]

2

Übung 26 Raupe Legen Sie Ihren Fuß unter die Achillessehne Ihrer Klientin und spreizen Sie deren Bein soweit wie möglich langsam ab. Achten Sie darauf, dass Ihr Fuß wirklich möglichst distal liegt, da es sonst zu einer unangenehmen, indirekten Überstreckung und Druckbelastung im Kniegelenk kommt. Ihr Fuß bleibt unter der Achillessehne liegen. Nun Butterfly-Griff auf dem M. quadriceps und den Adduktoren (➤ Abb. 2.40). Sollten Sie die Position mit dem Fuß unter der Achillessehne nicht einhalten können, dürfen Sie Ihren Fuß auch rausnehmen.

- Dehnung der Adduktoren, Öffnen des Beckens durch leichte Rotation in der Hüfte.
- Faszien: Dehnung der tiefen Frontallinie (besonders Adduktorengruppe und M. iliopsoas).
- Sen: Anregung der 2. Beinlinie innen (Sen Kalathari).
- Yoga: unterstützt Positionen wie das „Dreieck" und den „Krieger" (➤ Abb. 3.3, ➤ Abb. 3.6).
- **Achtung:** Diese Übung wird manchmal als intim empfunden!

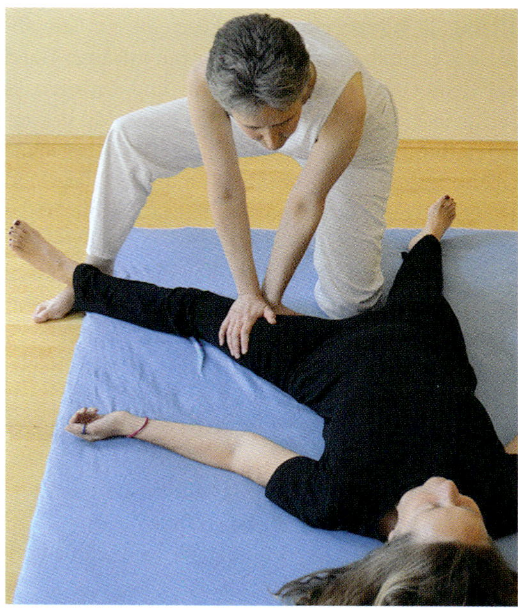

Abb. 2.40 Raupe [K401]

Übung 27 Windpunkt halten Aufbauend auf der vergangenen Übung können Sie nahe der Leiste mit Hand-auf-Hand auch Druck auf die Beinschlagader geben (= Blut-Stopp-Punkt = Windpunkt). Achten Sie darauf, mit dem Kleinfingerballen Ihrer Innenhand aufzuliegen, die Finger zeigen dabei nach lateral (➤ Abb. 2.41). Dadurch kommt der Druck senkrecht. Bleiben Sie 30–60 Sekunden in dieser Position, dann herausgehen. Ohne Darüberstreichen oder sonstigen Druck, damit die Übung wirken kann.

- Regt die Blutversorgung in den Beinen an.
- Gut bei niederem Blutdruck!
- **Achtung**: Nicht bei Krampfadern oder anderen Gefäßleiden! Nicht bei Arteriosklerose, hohem Blutdruck! Nicht bei Bandscheibenproblemen! Nicht in der Schwangerschaft! Nicht bei Leistenbruch!

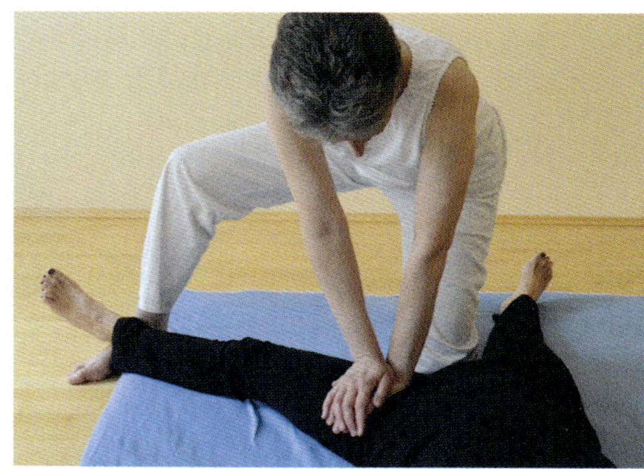

Abb. 2.41 Windpunkt halten [K401]

Übung 28 Tretboot 1 Winkeln Sie das Bein Ihrer Klientin in Knie- und Hüftgelenk liegend mindestens 90° ab – Sie können das Knie und eventuell den Oberschenkel auch unterpolstern. Nun greifen Sie beide Unterschenkel (nahe der Knöchel), positionieren Ihr Außenbein an die Beugeseite des Oberschenkels, Ihr Innenbein stellen Sie über das gestreckte oder winkeln es an (halber Schneidersitz).

Dann geben Sie Druck mit der Fußsohle vom Knie bis zum Becken und zurück mit gleichzeitigem Zug am Unterschenkel (➤ Abb. 2.42).

- Anspruchsvolle Öffnung des Hüftgelenks. Dehnung der tiefen Beckenmuskeln (M. iliopsoas) und der Adduktoren. Bewegt das ISG der gleichen Seite und wenn blockiert, das der Gegenseite.
- Dehnung der Kniegelenkkapsel, Entlastung der Menisken, Druck auf den M. biceps fem., die Mm. semitendinosus und semimembranosus (Kapselspanner).
- Kann helfen, Spannungen im Rücken zu lösen.
- Faszien: Zugdehnung der tiefen Frontallinie und Druckdehnung an der oberflächlichen Rückenlinie.
- Sen: Stimulation der 3. Beinlinie.
- Yoga: unterstützt die „Zange" und andere Positionen mit Dehnung der Beinrückseite (➤ Abb. 3.2).

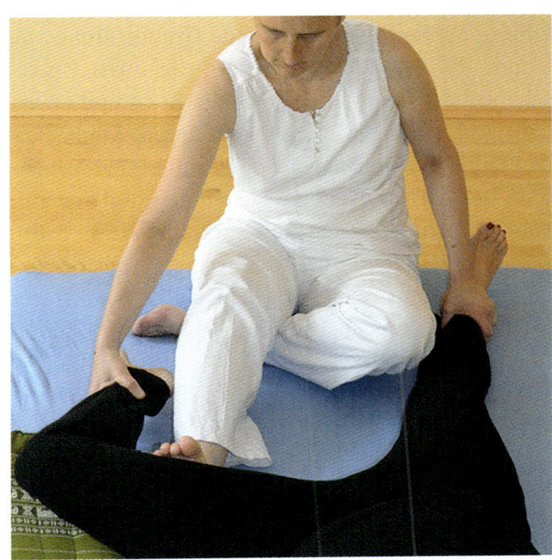

Abb. 2.42 Tretboot 1 [K401]

Übung 29 Tretboot 2 Geben Sie nun mit beiden Beinen abwechselnd Druck; auch mit den Ballen oder Fersen möglich, wodurch der Druck punktueller und tiefer wird (➤ Abb. 2.43).

- Wirkung wie Tretboot 1, aber dynamischer und intensiver.

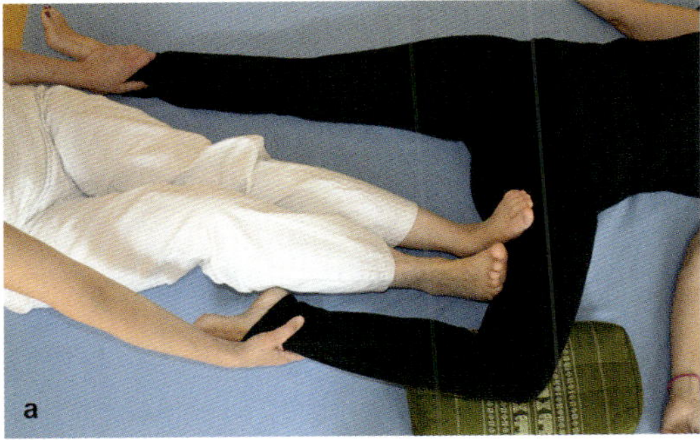

a

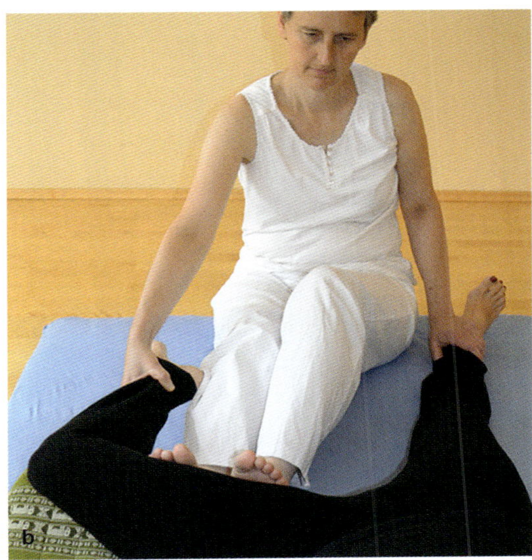

b

Abb. 2.43 Tretboot 2 [K401]

Übung 30 Tretboot 3 Gleiche Grundhaltung wie Übung 28. Diesmal überkreuzen Sie Ihren Unterschenkel mit dem des behandelten Beins und lassen die Hand am Unterschenkel dort liegen, wo die beiden Beine zusammentreffen (verhindert unangenehmen Druck). Nun wandern Sie mit dem anderen Fuß vom Knie zum Becken und zurück (➤ Abb. 2.40). Zum Auflösen der Position ziehen Sie Ihr überkreuztes Bein heraus oder legen den Unterschenkel der Klientin ebenfalls über Ihr zweites Bein, als Überleitung zu Übung 31.

- Wirkung wie vorherige Übung, aber intensiver.

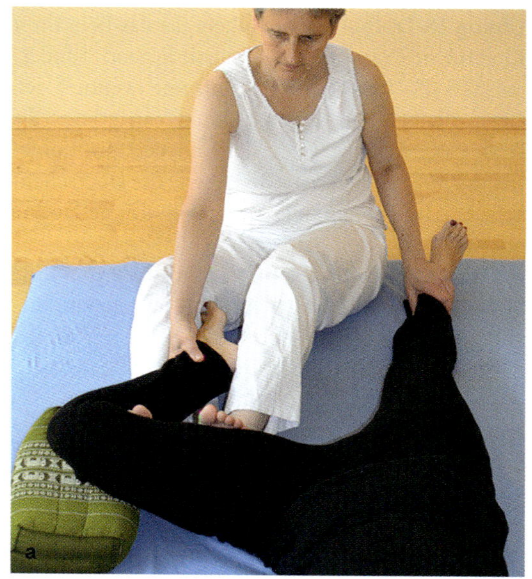

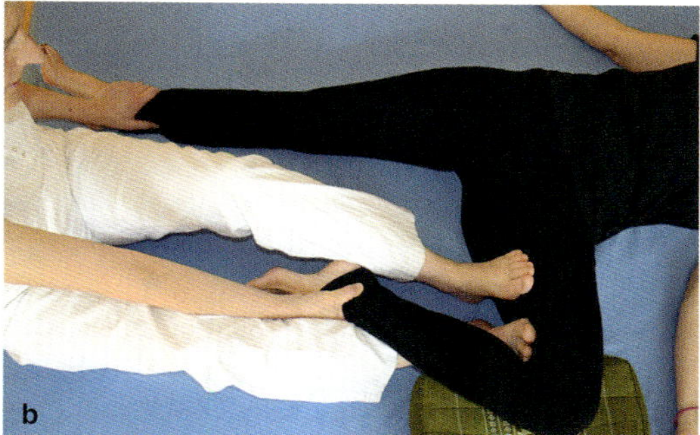

Abb. 2.44 Tretboot 3 [K401]

Übung 31 Ruder holen Sie strecken Ihre Beine, platzieren beide Füße etwa auf der Mitte der Beuger, legen den Unterschenkel Ihrer Klientin darüber, rutschen näher heran und greifen zwischen Ihren Oberschenkeln vorbei zur Außenseite des Oberschenkels Ihrer Klientin. Nun ziehen Sie den Oberschenkel an der 1. Außenlinie zu sich her, entweder abwechselnd oder parallel (➤ Abb. 2.45a, b). Sie können so auch die 2. Außenlinie bearbeiten, wenn sowohl Sie als auch Ihre Klientin flexibel genug sind. Danach mit der Hohlhand abklopfen (Energieverteilung, ➤ Abb. 2.45c). Auch wieder auflösen, indem Sie Ihre Füße einfach wegziehen oder ausstrecken.

- Starke Beugung im Knie! Maximal Kapselspannung und Dehnung des Ligamentum patellae.
- Dehnung der Extensoren des Unterschenkels.
- Gute Dehnung des Hüftgelenks und Mobilisation des ISG.
- Hilft bei Bewegungseinschränkung der unteren Extremität.
- Faszien: Dehnung der oberflächlichen Frontallinie.
- Sen: intensive Bearbeitung der 1. (und 2.) Außenlinie.
- Yoga: unterstützt Positionen wie die „Kindhaltung“ durch die Dehnungen der Strukturen der Streckseite des Beins (➤ Abb. 3.20).

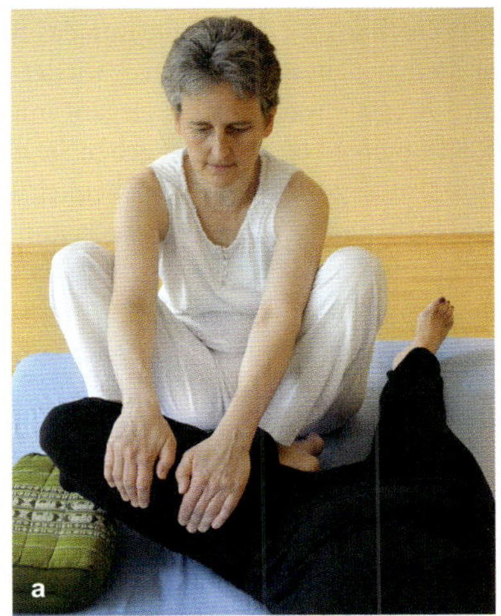

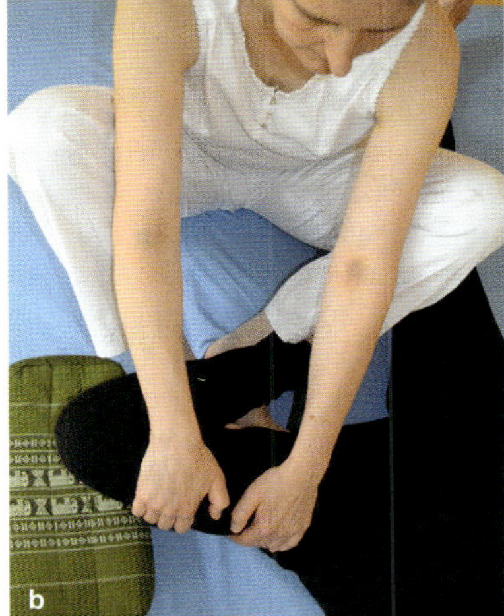

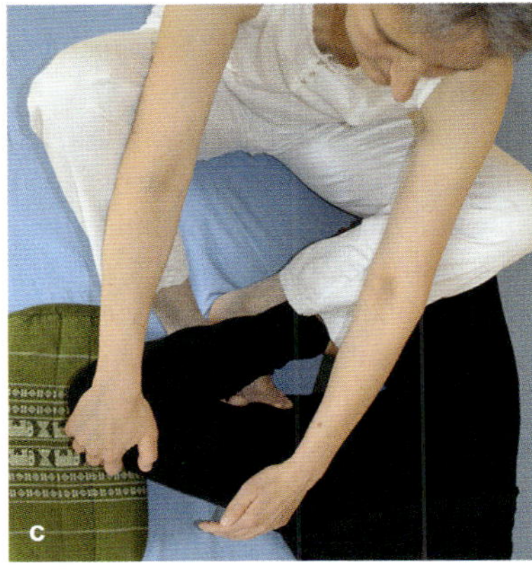

Abb. 2.45 Ruder holen [K401]

Übung 32 Tretboot 4 Stellen Sie nun das Bein parallel zur Mediane auf und winkeln es wieder in Knie und Hüfte 90° ab – was Sie ganz elegant mit Ihrem Außenfuß begleiten können. Jetzt geben Sie mit dem Außenfuß Druck gegen die Oberschenkelrückseite vom Knie Richtung Gesäß und zurück und ziehen gleichzeitig mit den Händen am Unterschenkel an (➤ Abb. 2.46).

- Sehr effiziente Dehnung des Kniegelenks und Entlastung der Menisken.
- Lockernde Bewegung der Wirbelsäule bis zum Hinterhaupt.
- Faszien: Druckdehnung an der oberflächlichen Rückenlinie.
- Sen: Anregung von Sen Ittha/Pingkhala.
- **Achtung:** Nicht am Knöchel ziehen!

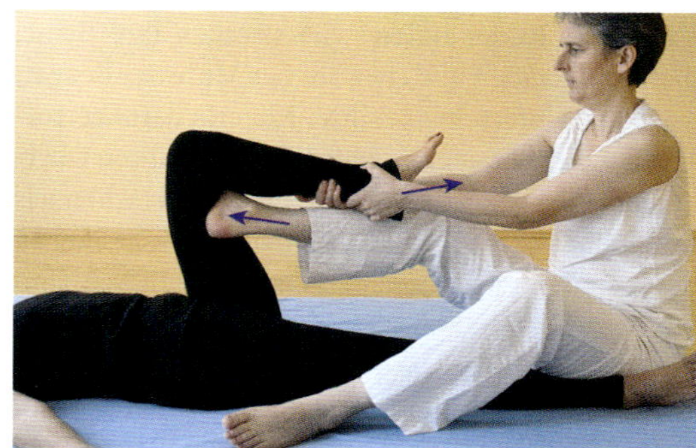

Abb. 2.46 Tretboot 4 [K401]

Übung 33 Beinstretch Nun heben Sie das Bein gestreckt und möglichst senkrecht an und legen es auf Ihre Außenschulter. Dann stabilisieren Sie mit einer Hand das Bein knapp proximal des Kniegelenks und drücken mit der anderen Hand auf den Vorfuß des gestreckten Beins Richtung Rumpf. Achten Sie dabei auf die Beinachse. Zur Intensivierung kann man den liegenden Oberschenkel mit dem eigenen Unterschenkel druckarm am Boden fixieren (➤ Abb. 2.47).

- Intensive Dehnung von M. biceps, Mm. semimembranosus und semitendinosus, M. popliteus, M. gastrocnemius, M. soleus, Achillessehne, den tiefen Flexoren und den kurzen Fußmuskeln. Meist wird der Zug am stärksten in der Kniegegend wahrgenommen.
- Bei Fixierung des liegenden Beins auch Dehnung des M. quadriceps und M. iliopsoas.
- Hilft auch bei verkürzten Rückenmuskeln.
- Faszien: Zugdehnung der oberflächlichen Rückenlinie und der tiefen Frontallinie.
- Sen: Anregung der 3. Beinlinie.
- Yoga: unterstützt Positionen wie die „Zange", die „liegende Streckung" oder andere mit Dehnung der Beinrückseite (➤ Abb. 3.2, ➤ Abb. 3.12).

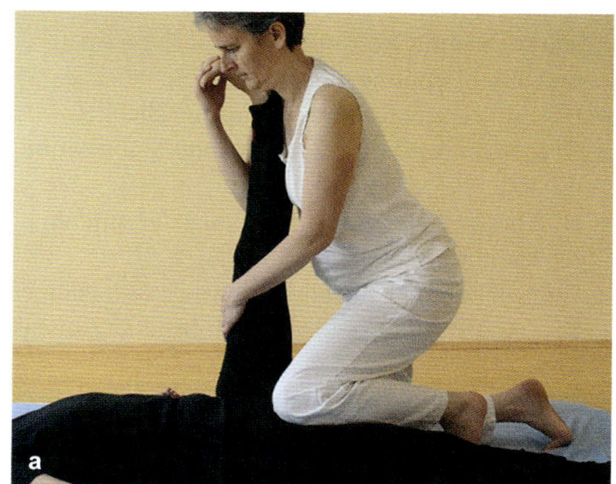

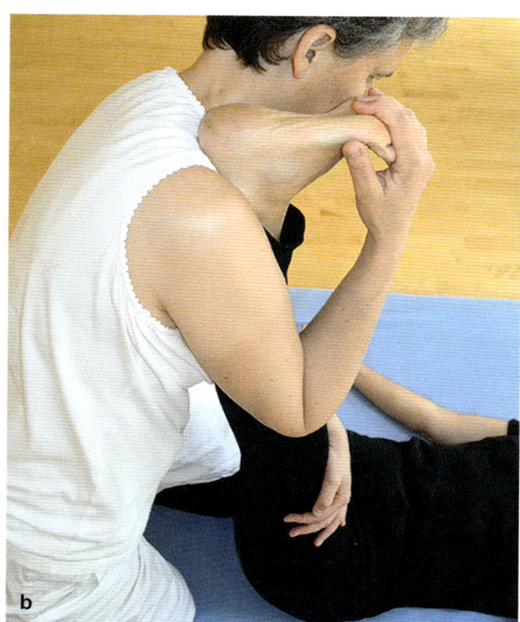

Abb. 2.47 Beinstretch [K401]

Übung 34 Hüft-Vierer 1 nach außen Gehen Sie in Knie-Fuß-Stand, der äußere Fuß soll weiter kranial/lateral stehen, mindestens auf Taillenhöhe. Bei Gewichtsverlagerung soll Ihr Knie nie vor der Zehenspitze sein, damit Ihr Fuß stabil steht. Nun legen Sie den Fuß Ihrer Klientin in Ihre Leiste des aufgestellten Beins und schieben dann das Bein vom Becken aus schräg nach außen. Gleichzeitig geben Sie Handflächendruck auf den Oberschenkel des liegenden Beins von proximal des Knies zur Leiste und zurück (➤ Abb. 2.48). Ihre zweite Hand bleibt locker liegen (Sie können sie auch auf Ihrem Oberschenkel ablegen).

- Gute Dehnung des M. quadriceps und des M. iliopsoas des liegenden Beins.
- Leichte Dehnung der Adduktoren des bewegten Beins.
- Faszien: Dehnung der tiefen Frontallinie des liegenden Beins und der oberflächlichen Rückenlinie des bewegten Beins.
- Sen: Anregung der 1. Beinlinie des liegenden Beins und der 3. Beinlinie des bewegten Beins.
- Yoga: unterstützt Positionen wie die „schiefe Ebene", die „liegende Streckung", „Kopf-zu-Knie-Stellung" oder den „Baum" sowie die „Heuschrecke" über die Dehnungsfähigkeit des M. iliopsoas (➤ Abb. 3.9, ➤ Abb. 3.12, ➤ Abb. 3.8, ➤ Abb. 3.5, ➤ Abb. 3.17), aber auch „Knie-zur-Brust" (➤ Abb. 3.11).

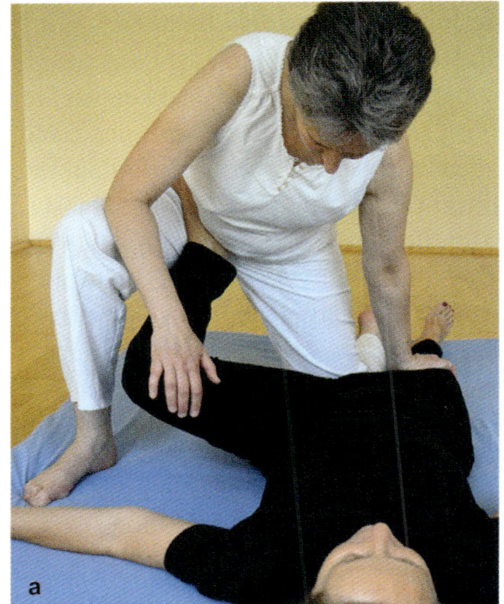

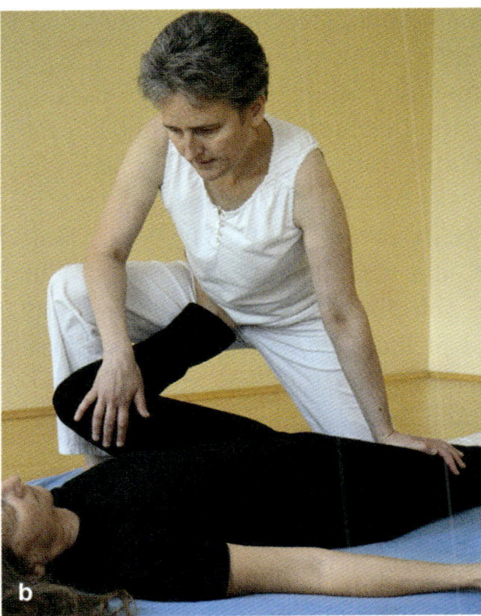

Abb. 2.48 Hüft-Vierer 1 nach außen [K401]

2

2

Übung 35 Hüft-Vierer 2 nach außen Wie Übung 34, ebenfalls Bewegung mit dem eigenen Becken schräg nach außen. Auch diesmal können Sie Ihren äußeren Unterarm abstützen, mit der Handfläche der Innenhand geben Sie Druck auf Adduktoren, M. semimembranosus und M. semitendinosus, vom Knie zum Becken und retour (➤ Abb. 2.49). Wenn der Schub mit Ihrem Becken in Relation zum Druck mit der Hand zu gering ist, werden Sie den Fuß aus der Leiste schieben. Das soll nicht sein. Ebenso wenig ist es nötig, den Fuß in der Leiste „einzuzwicken", durch den Beckenschub hält der Fuß. Das gestreckte Bein kann mit dem eigenen Fuß fixiert werden (➤ Abb. 2.49b).

- Öffnen des Hüftgelenks, durch Beckenkippung auch Dehnung des M. quadriceps und des M. illiopsoas des anderen Beins, leichte Dehnung der Adduktoren, der ischiokruralen Muskeln und des M. gluteus max.
- Kann Blockaden in Hüfte und ISG lösen.
- Faszien: Dehnung der tiefen Frontallinie des gestreckten Beins und der oberflächlichen Rückenlinie des bewegten Beins.
- Yoga: unterstützt Positionen wie die „Heuschrecke" über die Dehnungsfähigkeit des M. iliopsoas (➤ Abb. 3.17), die „Zange" oder die „Kopf-zu-Knie-Stellung" durch Dehnung aller Muskeln, die von dorsal auf das Becken wirken (➤ Abb. 3.2, ➤ Abb. 3.8), aber auch „Knie-zur-Brust" (➤ Abb. 3.11).

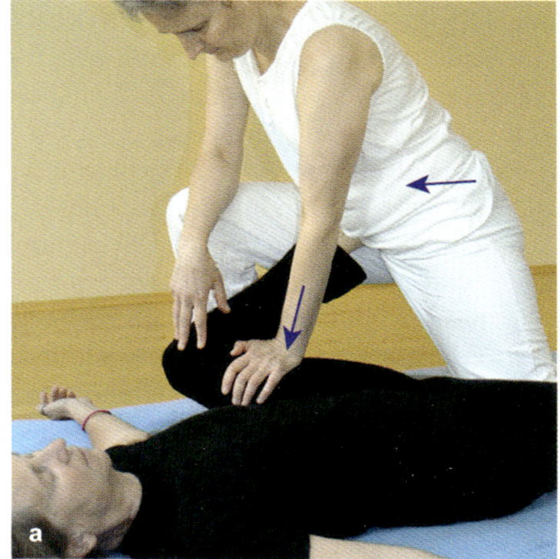

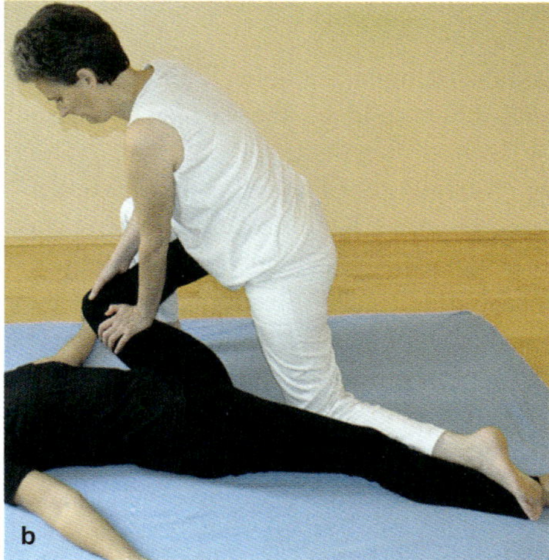

Abb. 2.49 Hüft-Vierer 2 nach außen [K401]

Übung 36 Hüft-Vierer 3 nach vorne Ähnliche Grundhaltung wie die vorigen 2 Übungen. Diesmal führen Sie das Bein gerade zur gleichseitigen Schulter und geben Druck (Butterfly) mit beiden Händen an den Beugern vom Knie zum Becken und zurück, wieder mit gut geführtem Beckenschub (➤ Abb. 2.50). Sie können zu Ihrer Entlastung den Unterarm Ihrer Außenhand an Ihren aufgestellten Oberschenkel legen und mit diesem den Druck und die Führung des Beins unterstützen.

- Dehnt am bewegten Bein den M. quadriceps, besonders distal, und die Kniegelenkkapsel, auch den M. gluteus max., den M. biceps fem. und den M. semimembranosus.
- Dehnt den M. quadriceps und M. iliopsoas des liegenden Beins (wegen der Beckenkippung).
- Bewegung des Hüftgelenks, des ISG und der Lendenwirbelsäule. Gut gegen Hohlkreuz.
- Hilft der Durchblutung der Verdauungsorgane und gegen Blähungen.
- Faszien: Druck- und Zugdehnung der oberflächlichen Rückenlinie des bewegten Beins. Geringe Zugdehnung der oberflächlichen und tiefen Frontallinie am liegenden Bein.
- Sen: Anregung von Sen Ittha/Pingkhala (3. Beinlinie).
- Yoga: unterstützt Positionen wie die „Heuschrecke" über die Dehnungsfähigkeit des M. iliopsoas (➤ Abb. 3.17), die „Kindhaltung" oder „Knie-zur-Brust", „Kopf-zu-Knie-Stellung" durch die Dehnung der Muskeln an der Oberschenkel- und Beckenrückseite (➤ Abb. 3.20, ➤ Abb. 3.11, ➤ Abb. 3.8)

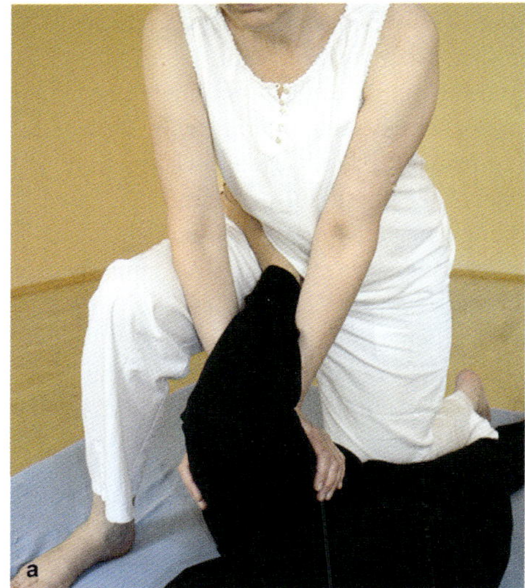

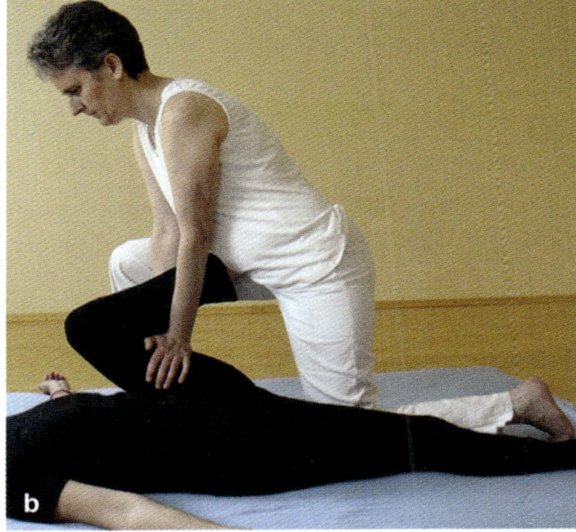

Abb. 2.50 Hüft-Vierer 3 nach vorne [K401]

2

Übung 37 Hüft-Vierer 4 schräg nach innen Ähnliche Grundhaltung wie zuvor. Jetzt führen Sie das Bein in Richtung Schulter der anderen Seite. Arbeiten Sie dabei achtsam und mit wenig Beckeneinsatz! Die Innenhand bildet Gegendruck am Knie, Druck mit der Außenhand auf den Rand der Faszienverstärkung sowie den darunterliegenden Vastus lateralis des M. quadriceps, vom Knie zum Trochanter und zurück (➤ Abb. 2.51).

- Gut für Beine und Rücken.
- Gut für die Verdauung und gegen Blähungen.
- Faszien: Dehnung der Laterallinie und der Spirallinie.
- Sen: stimuliert die 3. Beinaußenlinie.
- Yoga: unterstützt Positionen wie den „Drehsitz" (➤ Abb. 3.10).
- **Achtung:** Kann Schmerzen in Leiste (Hüftgelenk) auslösen; wenn dies der Fall ist, dann Beckendruck zurücknehmen!

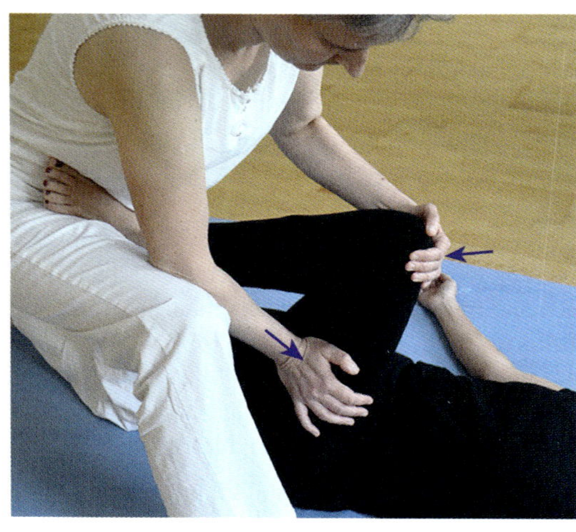

Abb. 2.51 Hüft-Vierer 4 schräg nach innen [K401]

Übung 38 Minnesänger Für einen schönen Übergang von Übung 37 zu 38 lassen Sie die Außenhand auf der Oberschenkelrückseite liegen und nehmen die Ferse mit der anderen Hand. Dann halten Sie die Kniekehle, während Sie den Fuß aus Ihrem Becken wegrutschen lassen. Jetzt wechseln Sie Ihre Knie-Fuß-Standbeine, drehen sich in Blickrichtung zur Mediane (nach innen) und legen den Unterschenkel Ihrer Klientin auf Ihren aufgestellten Oberschenkel. Eine Hand hält die Ferse, der Unterarm ruht auf der Fußsohle. Nun beugen Sie den Ellenbogen, wodurch Sie den Fuß in Dorsalflexion kippen. Gleichzeitig gibt die andere Hand leichten Druck am Oberschenkel vom Knie zur Leiste und retour – nicht zu nah an der Kniescheibe (➤ Abb. 2.52). Achtsam!

- Dehnung der ischiokruralen Muskulatur.
- Gut bei Rückenschmerzen, die die Beine versteifen.
- Faszien: Dehnung der oberflächlichen Rückenlinie und der tiefen Frontallinie im Bereich der Unterschenkel.
- Sen: Anregung des Sen Ittha/Pingkhala.
- Yoga: unterstützt Positionen wie die „liegende Streckung", die „sitzende Vorwärtsbeuge", „Kopf-zu-Knie-Stellung" oder die „Zange" durch die Dehnung der Beinrückseite (➤ Abb. 3.12, ➤ Abb. 3.7, › Abb. 3.8, › Abb. 3.2).

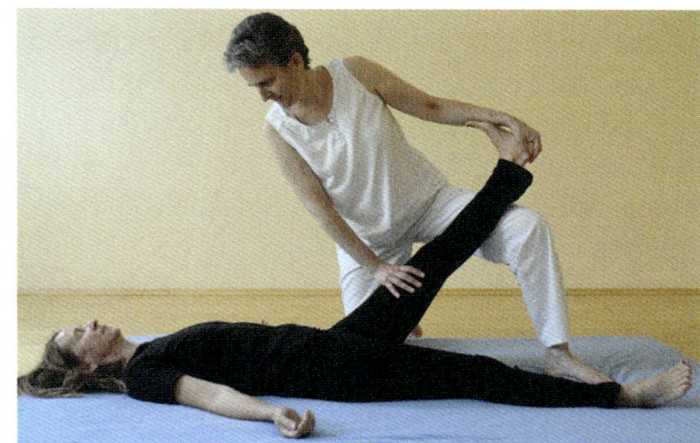

Abb. 2.52 Minnesänger [K401]

Bauch

Übung 39 Bauchbegrüßung Eine Hand legen Sie mittig auf den Bauch, die andere schieben Sie unter den Rücken, spüren Sie die Atmung Ihrer Klientin, einige Atemzüge liegen lassen, dann schwerer werden lassen, immer mit der Atmung. Sie können Ihrer Klientin helfen, indem Sie anregen, in die Hand hinein zu atmen und den Atem danach gut und tief rauszulassen. Dann kreisen Sie drucklos im Verlauf des Dickdarms um den Nabel im Uhrzeigersinn (➤ Abb. 2.53).

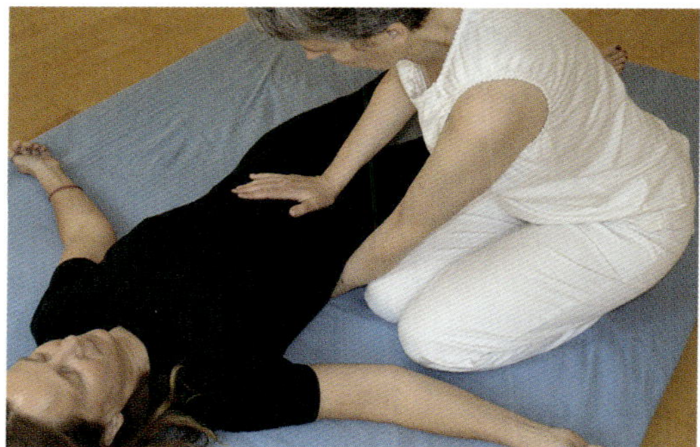

Abb. 2.53 Bauchbegrüßung [K401]

Wenn Sie keine Zeit haben, das folgende Bauch-Nuad zu geben, es Ihrer Klientin unangenehm ist oder kontraindiziert, bleiben Sie einige Atemzüge länger bei der Bauchbegrüßung. Das wird meist als sehr wohltuend empfunden.

- Hilft zu zentrieren, die Atmung wahrzunehmen und Stress loszulassen.
- Faszien: Kontakt zur oberflächlichen Frontallinie und zur Spirallinie.
- **Achtung:** In der Schwangerschaft nur ganz ohne Druck und in Rücksprache mit der werdenden Mutter!

Die folgenden Punkte werden bei einem Bauch-Nuad bearbeitet (➤ Abb. 2.54):

- Unter dem Nabel (zwischen „Süd" – siehe Übung 43 – und Schambein)
- Zwischen dem Nabel und der rechten Spina iliaca anterior superior.
- Auf Nabelhöhe rechts.
- Kaudal des rechten Rippenbogens.
- Kranial des Nabels, auf dem Magen.
- Kaudal des linken Rippenbogens.
- Auf Nabelhöhe links.
- Zwischen dem Nabel und der linken Spina.
- Unter dem Nabel.
- Das wären auf einer Uhr folgende Punkte: 6, ½ 8, 9, ½ 11,12, ½ 2, 3, ½ 5, 6.
- **Achtung:** Nicht in der Schwangerschaft! Nicht bei Durchfall, Wucherungen oder Entzündungen im Bauchraum! Nicht bei großen Narben! Nicht bei Bandscheibenvorfall! Nicht bei starker Menstruation! Nicht bei Nabelbruch!

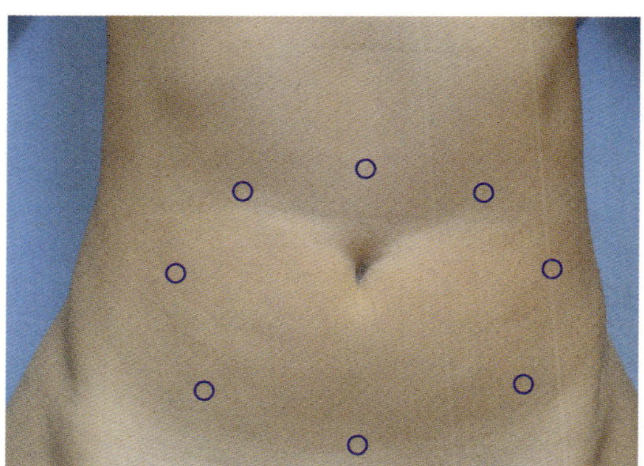

Abb. 2.54 Punkte beim Bauch-Nuad [K401]

Übung 40 Dickdarmrunde mit dem Handballen
Sie knien an einer Körperseite, die Beine Ihrer Klientin sind aufgestellt oder unterpolstert. Hand auflegen, hineinspüren, bewusst atmen lassen und den Atem in den Bauch fließen lassen. Mit der Ausatmung darf die Hand schwerer werden.

Dann geben Sie Handballendruck rund um den Nabel, wobei der Handballen auf den zu drückenden Punkten liegt und die Finger über den Nabel schauen (➤ Abb. 2.55). Der Druck mit den Ballen geht in die Tiefe, dann etwas Richtung Nabel, dann wieder in die Höhe, wie eine Ellipse. Immer mit der Ausatmung und immer tiefer. Bis zu viermal pro Stelle, dann weiter, zwei bis drei Runden im Uhrzeigersinn. Sie können auch nur in die Tiefe drücken, wenn die Bewegung zum Nabel für Ihre Klientin unangenehm ist.

- Dehnung der Wand des Dickdarms und damit Förderung der Peristaltik.
- Anregung der Verdauung, gut gegen Blähungen.
- Faszien: Kontakt zur Aponeurose des Bauches.
- Sen: Anregung aller Energielinien.
- Hilft bei hartem Bauch, auch emotional.

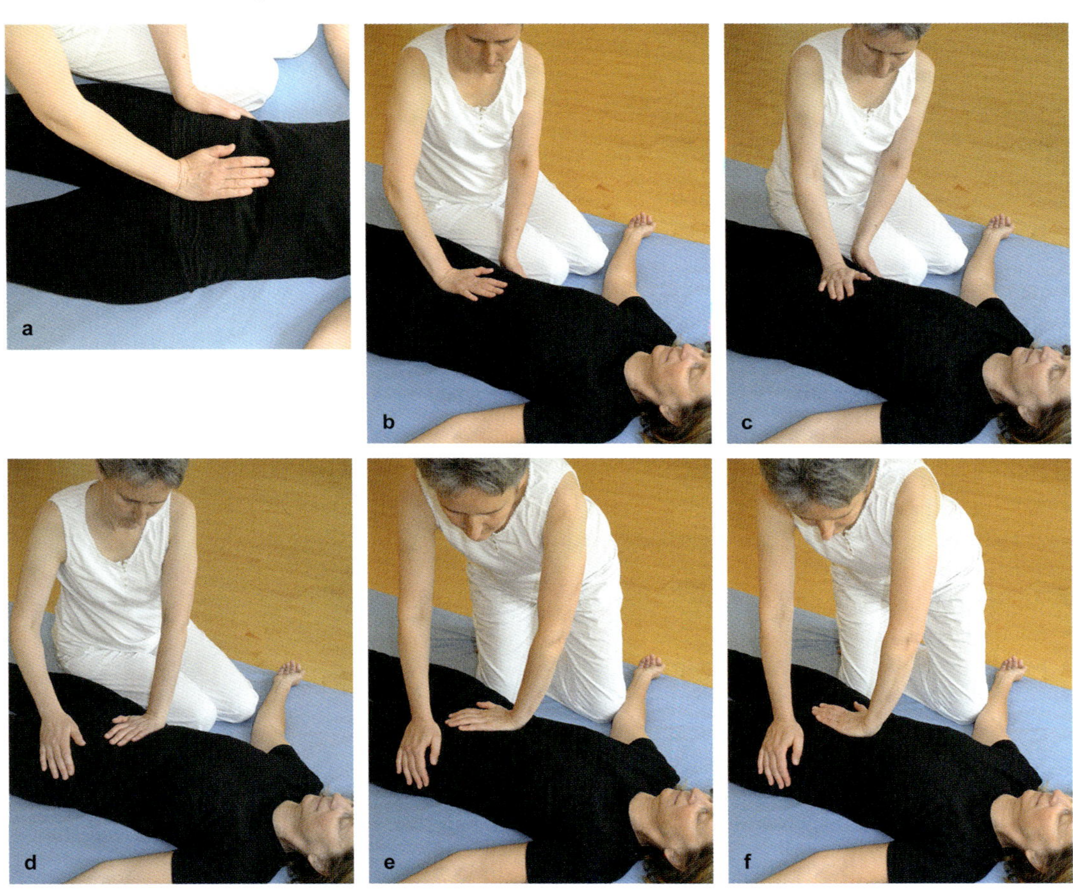

Abb. 2.55 a–f Dickdarmrunde mit dem Handballen [K401]

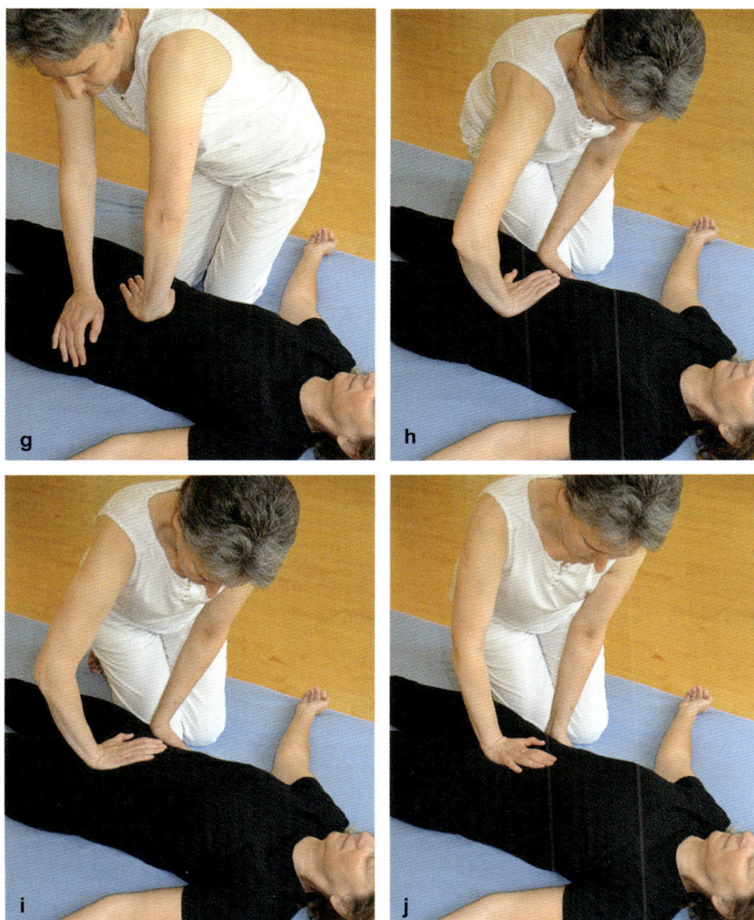

Abb. 2.55 g–j Dickdarmrunde mit dem Handballen [K401]

Übung 41 Dickdarmrunde mit den flachen Fingern Nach der Arbeit mit dem Ballen wird mit flachem Fingerdruck gearbeitet, wobei die Finger im Verlauf des Dickdarm liegen und dadurch mit der Fingerseite zum Nabel schauen/drücken (➤ Abb. 2.56). Drücken Sie ebenso mit der Ausatmung sämtliche Punkte der gedachten Uhr von 6 bis 6 (➤ Abb. 2.54).

- Die Wirkung ist wie bei der vorigen Übung, aber naturgemäß punktueller und damit tiefer.

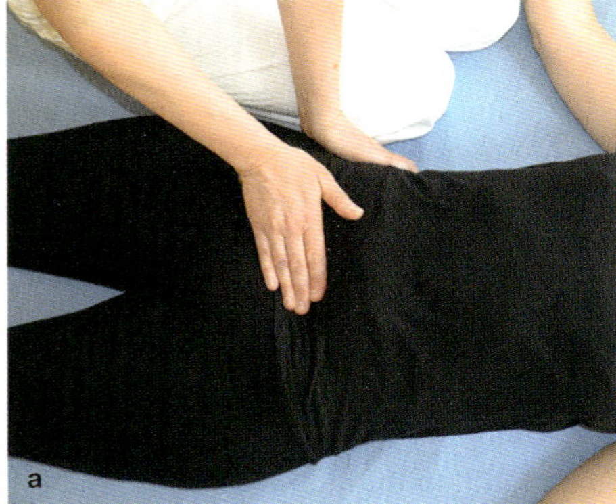

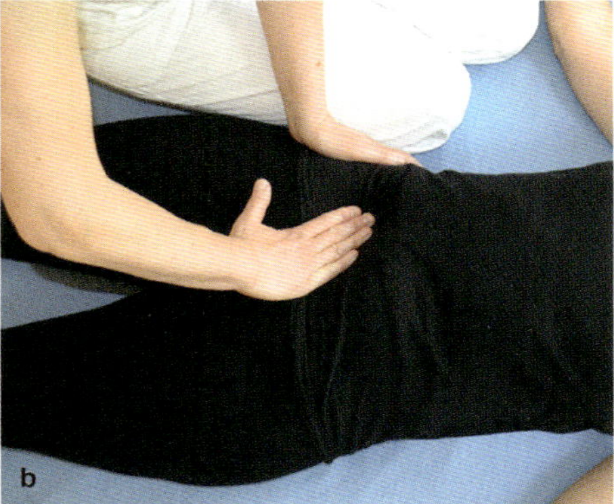

Abb. 2.56 Dickdarmrunde mit den flachen Fingern [K401]

Übung 42 Dickdarmrunde mit den flachen Daumen Der Daumen soll mit der Seite zum Nabel schauen, die restlichen Finger liegen drucklos am Bauch (➤ Abb. 2.57). Nun gehen Sie wieder mit der Ausatmung an denselben Punkten in die Tiefe wie zuvor.

- Wirkung wie bei der vorigen Übung – punktueller und tiefer.

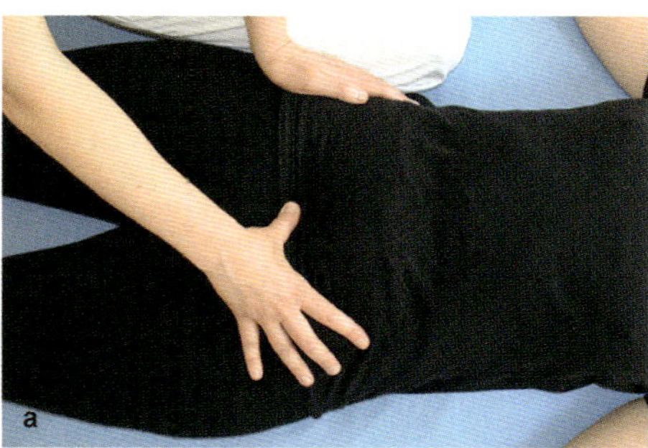

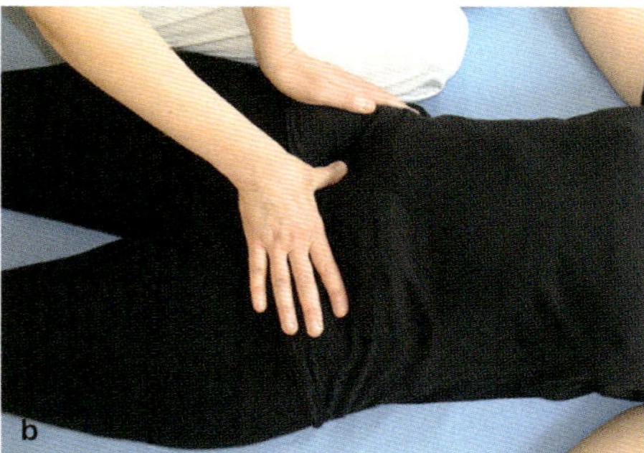

Abb. 2.57 Dickdarmrunde mit den flachen Daumen [K401]

Übung 43 Zehn Dünndarmpunkte 1, 2, 3, 4, 5, 6, Nord, Süd, Ost, West. Lage: Für das Finden der Punkte können Sie sich einen Kreis vorstellen, dessen Mittelpunkt der Nabel ist, und zwei parallele Linien links und rechts der Körpermitte. Der Kreis ist eine Daumenlänge vom Nabel entfernt, die Linien eine halbe Daumenlänge. Die Punkte 1 und 2 liegen auf den Schnittpunkten vom Kreis und Linien kranial, die Punkte 5 und 6 auf den Schnittpunkten kaudal, die Punkte 3 und 4 auf den Linien auf Nabelhöhe. Nord befindet sich eine Daumenlänge vom Nabelmittelpunkt Richtung Kopf, Süd eine Daumenlänge Richtung Schambein, West und Ost liegen links und rechts eine Daumenlänge entfernt (➤ Abb. 2.58). Die genannten Punkte werden jeweils gleichzeitig mit beiden Daumen in die Tiefe gedrückt (➤ Abb. 2.59), immer mit der Ausatmung und mehrmals.

Danach Hand auflegen, eventuell flach kreisen zum Abschluss.

- Unterstützt den Dünndarm.
- Sen: stärkt alle Energielinien.

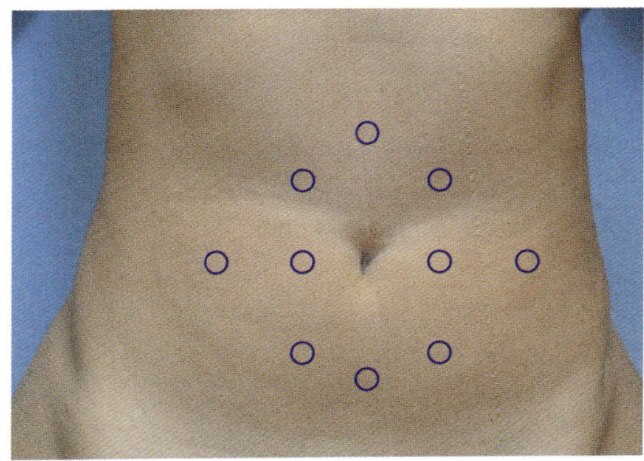

Abb. 2.58 Punkte beim Bauch-Nuad [K401]

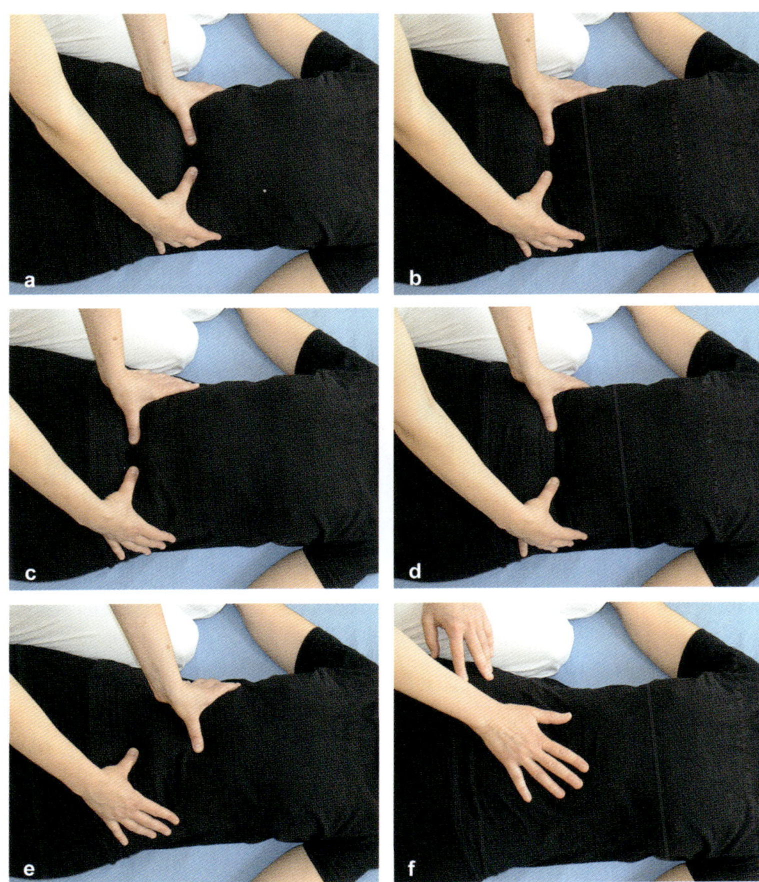

Abb. 2.59 Zehn Dünndarmpunkte [K401]

2

Brustkorb

Übung 44 Brustbein kreisen Kreisen Sie mit den flachen Fingern oder mit der ganzen Hand (je nach Platz) am Brustbein hinauf und hinunter, wieder hinauf, Richtung Schulter, dann seitlich hinunter und wieder in der Mitte hinauf (➤ Abb. 2.60). Eventuell mehrmals.

- Wirkt wohltuend auf den Brustkorb.
- Faszien: Kontakt zur oberflächlichen Frontallinie
- Sen: Anregung von Sen Sumana.

Übung 45 Lendenheben Nehmen Sie den Knie-Fuß-Stand ein, sodass der Rumpf Ihrer Klientin zwischen Ihren Beinen liegt. Nun kreisen Sie wieder die Flanken hinunter bis zur Lende und heben diese leicht (!) an, beginnend beim Darmbeinkamm, zwei weitere Positionen nach kranial und retour (➤ Abb. 2.61). Dann kreisen Sie nochmals mittig hinauf bis zu den Schultergelenken.

- Entlastet die Lendenwirbelsäule, wirkt dem Hohlkreuz entgegen.
- Faszien: Kontakt zu allen Linien am unteren Rumpf.
- Hilft, loslassen zu lernen.
- Yoga: leichte Vorübung für die „Brücke" und den „Fisch" (➤ Abb. 3.19, ➤ Abb. 3.23).

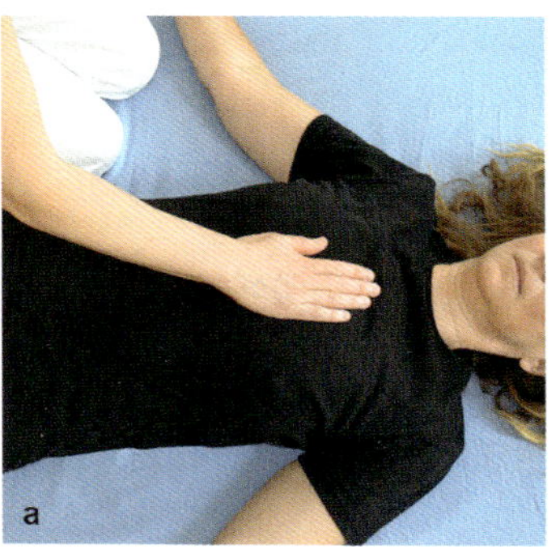

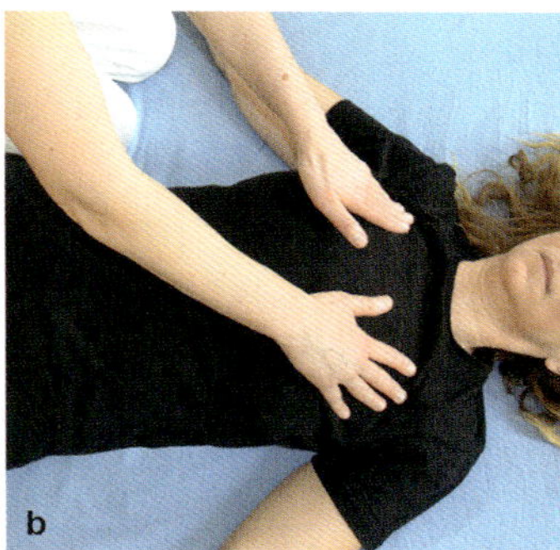

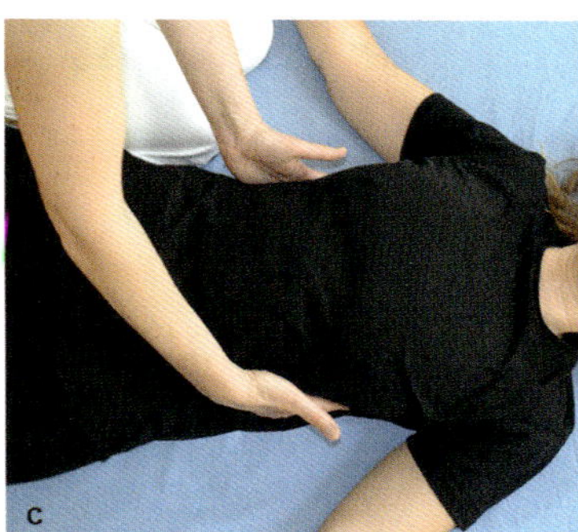

Abb. 2.60 Brustbein kreisen [K401]

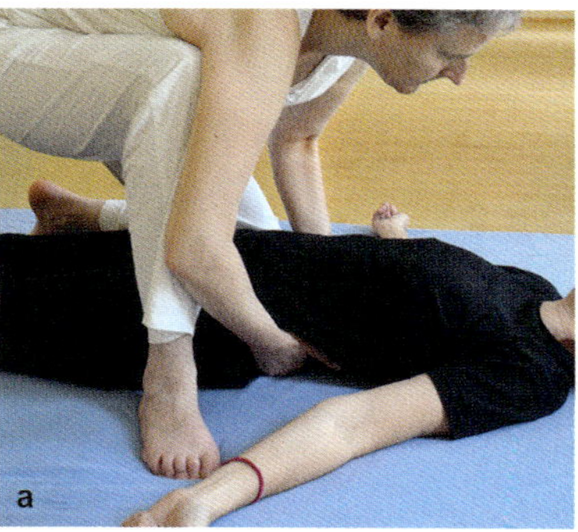

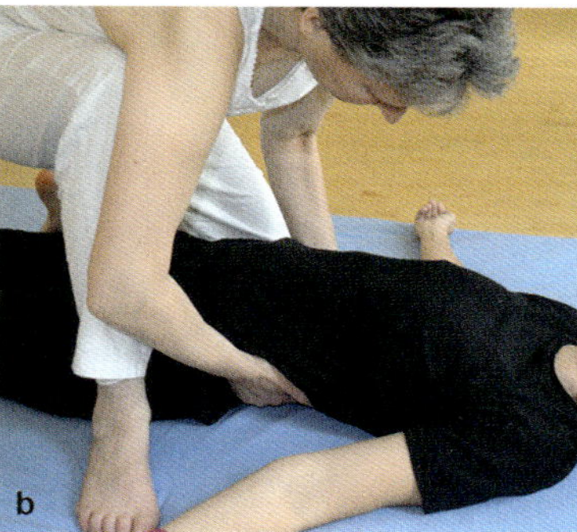

Abb. 2.61 Lendenheben [K401]

Schultergürtel

Übung 46 Schulterdruck Sie sind im Knie-Fuß-Stand über dem Becken ihrer Klientin. Dann geben Sie parallelen Druck mit den Händen auf beide Schultern, indem Sie Ihre Handballen in die Grube vor den Schultergelenken legen (➤ Abb. 2.62). Mit der Ausatmung den Druck verstärken, mehrmals wiederholen.

- Leichte Dehnung der Mm. pectoralis major und minor.
- Öffnet den Brustkorb, hilft gegen starke Kyphose und gegen hängende Schultern.
- Gut bei Stress und Überforderungssymptomen.
- Faszien: Dehnung der oberflächlichen und tiefen frontalen Armlinien.

Übung 47 Schultern betten Im Knie-Fuß-Stand fassen Sie die Ihrem Knie gegenüberliegende Hand und ziehen den Arm schräg zu sich. Sie können Ihren Unterarm auf Ihren Oberschenkel legen, um damit das Gewicht abzufangen und stabil zu sein. Dann schieben Sie Ihre andere Hand unter das nun angehobene Schulterblatt, bis Sie die Rippen spüren, und kreisen mit aufgestellten Fingern medial des Schulterblattrandes. Besonders wirksam am kranialen Ende! Nun legen Sie Ihre Hand flach unter das Schulterblatt und kreisen dieses gegen die Rippen, in beide Richtungen, und legen danach den Arm wieder zurück, wobei Sie die Hand noch unter dem Schulterblatt liegen lassen und diese neben der Achsel hervorschaut (➤ Abb. 2.62). Mit Ihrer freien Hand fixieren Sie nun sanft das Schultergelenk gegen den Boden und ziehen die untere Hand flach heraus.

- Gut bei Verkürzungen des M. levator scapulae, der Mm. rhomboidei und der Brustmuskulatur.
- Entspannt die Schultergegend.
- Faszien: Dehnung der oberflächlichen und tiefen rückwärtigen Armlinie.
- Loslass-Übung.

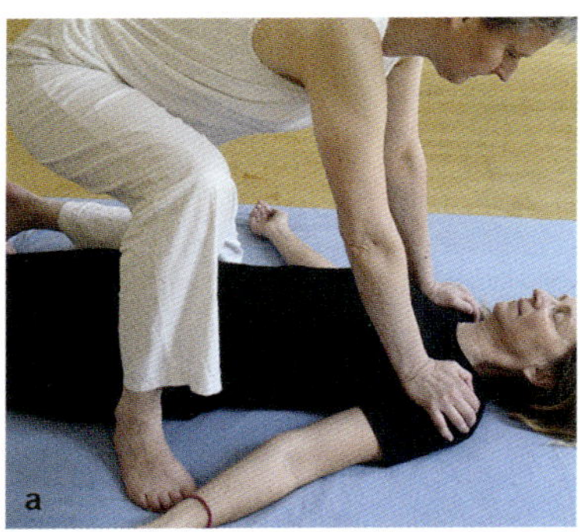
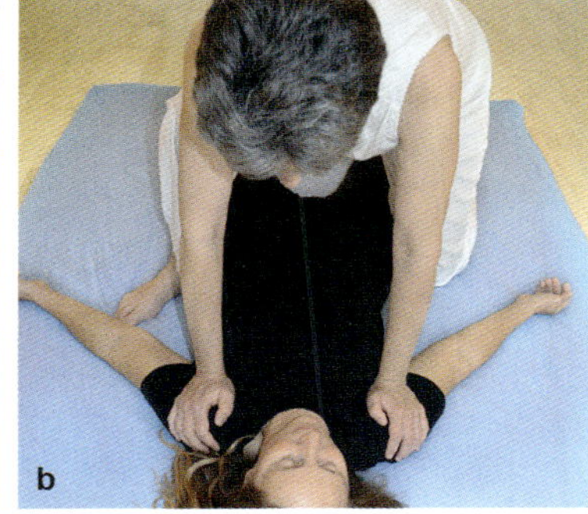

Abb. 2.62 Schulterdruck [K401]

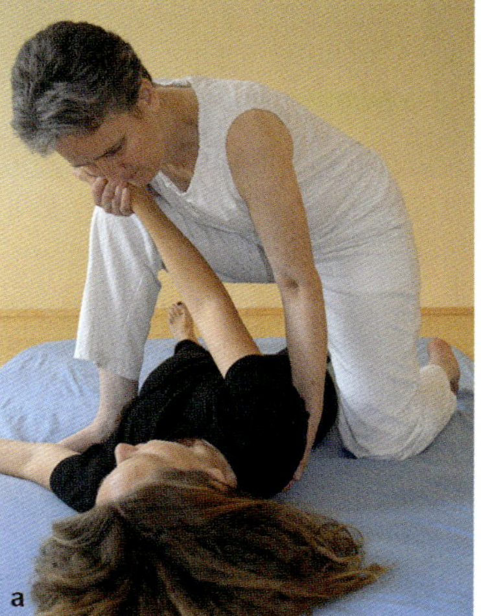
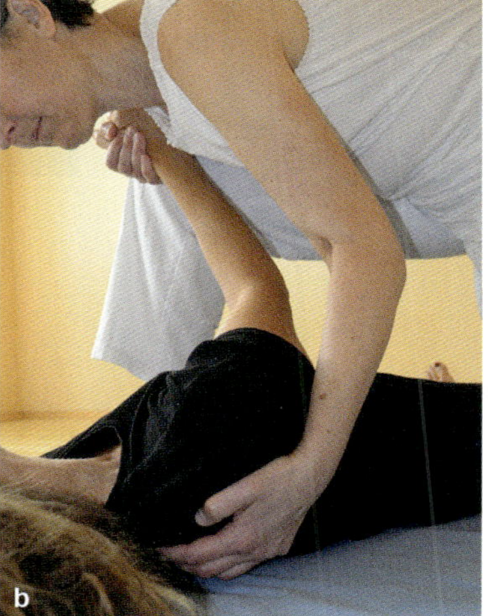

Abb. 2.63 Schultern betten [K401]

2

Übung 48 Schultergürtelbearbeitung Ebenfalls im Knie-Fuß-Stand. Drücken Sie von der Schulter kommend mit den Handballen auf zwei weiteren Positionen Richtung Sternum (➤ Abb. 2.64b) und wieder zum Schultergelenk. Danach ziehen Sie mit den flachen Fingern am Trapeziusrand von außen nach innen, wieder nach außen, wobei Sie den Schultergürtel leicht anheben (➤ Abb. 2.64d). Danach versuchen Sie, beim Zug etwas nach medial zu kreisen und beim Zurücklegen den Kreis zu schließen – also ein drückend-kreisender Zug. Ebenfalls von außen nach innen, wieder nach außen. Beide Griffe können Sie natürlich mehrmals wiederholen.

- Beim Druck leichte Dehnung der Brustmuskeln, Zug- und Druckdehnung des M. trapezius.
- Entspannung des Schultergürtels.
- Faszien: Druck/Zug an oberflächlicher rückwärtiger Armlinie.
- Sen: Anregung von Sen Lawusang/Ulangka.
- Gut bei sämtlichen Stress-Symptomen (inkl. Burnout).
- Yoga: unterstützt bei Schulter-Nacken-Dehnungen wie dem „Pflug“ (➤ Abb. 3.22).

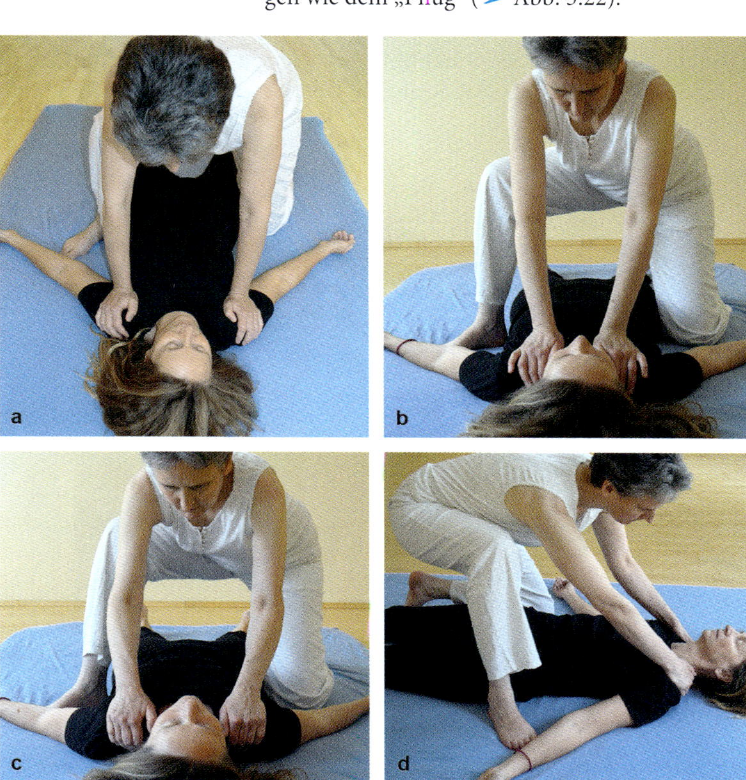

Abb. 2.64 Schultergürtelbearbeitung [K401]

Übung 49 Arme begrüßen Nun geben Sie abwechselnden Druck mit den Handflächen von den Schultern zu den Händen auf beiden Seiten und wieder zu den Schultern (➤ Abb. 2.65).

- Faszien: Druck auf der oberflächlichen frontalen Armlinie.
- Sen: Anregung von Sen Kalathari.
- Yoga: gute Vorbereitung für das „Dreieck" (➤ Abb. 3.3) und den „seitlichen Winkel" (Variation mit aufeinander gelegten Händen, ➤ Abb. 3.4)

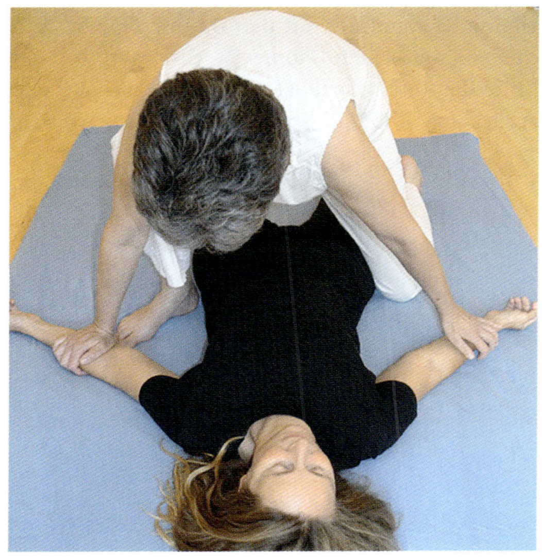

Abb. 2.65 Arme begrüßen [K401]

Arm und Hand

Übung 50 Katzenpfoten am Arm Eine Hand beginnt am Handgelenk, die andere am proximalen Oberarmende (Achselrand), abwechselnder Druck mit den Handflächen Richtung Ellenbeuge (➤ Abb. 2.66), wieder auseinander, noch einmal zur Ellenbeuge, beide gemeinsam zur Hand. Drücken Sie am Oberarm leichter, am Unterarm stärker.

- Gut für die Armbeuger.
- Hilft, den Brustkorb zu öffnen.
- Faszien: Druck auf der oberflächlichen frontalen Armlinie.
- Sen: stimuliert Sen Kalathari.
- Gut gegen Stress.
- Yoga: gute Vorbereitung für die Kobra (➤ Abb. 3.16), das „Dreieck" (➤ Abb. 3.3) und den „seitlichen Winkel" (Variation mit aufeinander gelegten Händen, ➤ Abb. 3.4).

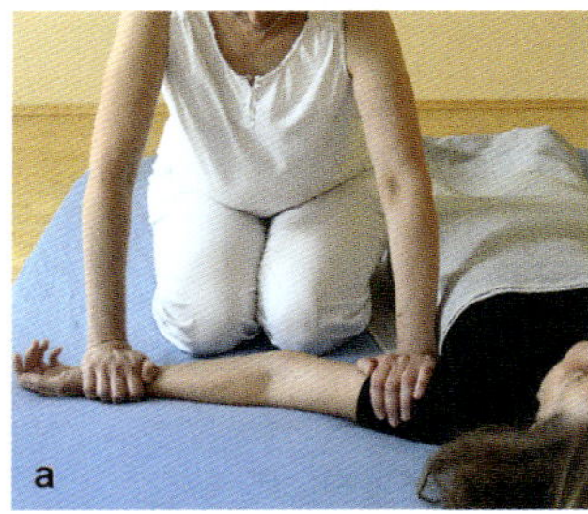

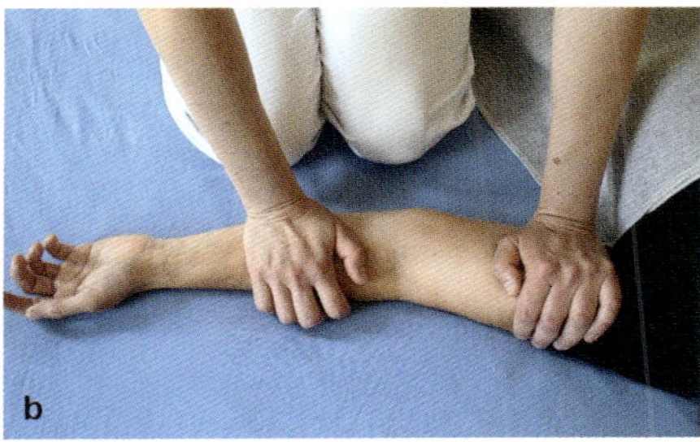

Abb. 2.66 Katzenpfoten an der Arminnenseite [K401]

Übung 51 Armlinie mit den Daumen Jetzt drücken Sie mit beiden Daumen wechselweise von der Mitte der Handgelenkfalte bis zur Achselfalte und zurück (➤ Abb. 2.67, ➤ Abb. 2.68). Linienverlauf ➤ Kap. 1.2.1.

- Faszien: Druck auf der oberflächlichen frontalen Armlinie.
- Sen: intensive Anregung von Sen Kalathari.
- Anwendung der Energiepunkte möglich.
- Yoga: gute Vorbereitung für die Kobra (➤ Abb. 3.16), das „Dreieck" (➤ Abb. 3.3) und den „seitlichen Winkel" (Variation mit aufeinander gelegten Händen, ➤ Abb. 3.4).

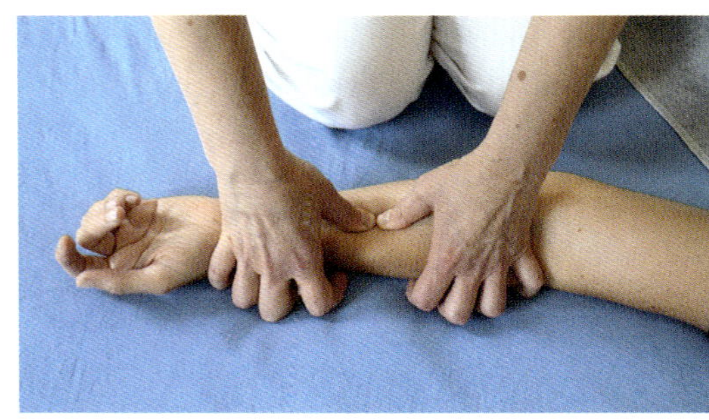

Abb. 2.67 Armlinie mit den Daumen [K401]

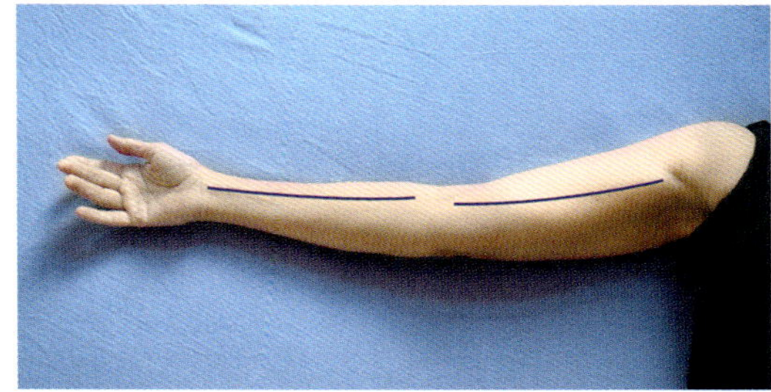

Abb. 2.68 Verlauf der Arminnenlinie [K401]

Übung 52 Katzenpfoten am Arm Diesmal geben Sie abwechselnden Druck auf der Arminnenseite vom Handgelenk zur vorderen Achselfalte und zurück zum Handgelenk (➤ Abb. 2.69).

Wirkung wie Übung 50.

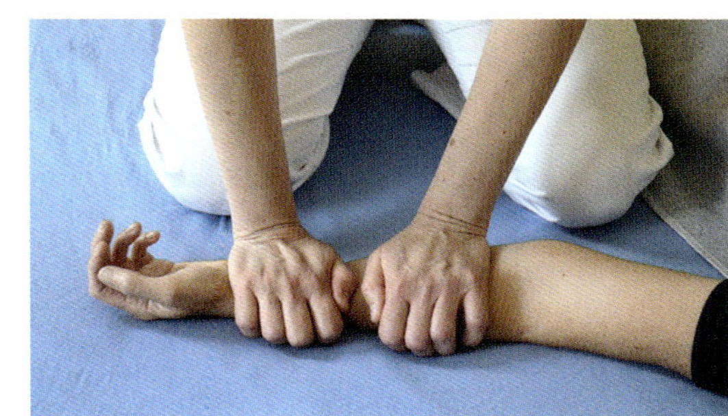

Abb. 2.69 Katzenpfoten an der Arminnenseite [K401]

Für die nächsten Übungen an der Hand knien oder sitzen Sie mit der Hand Ihrer Klientin auf Ihrem Schoß. Sie können eventuell ein dünnes Kissen dazwischen legen.

Übung 53 Fünf Handinnenlinien drücken Beginnend beim Daumen drücken Sie fünf Linien nacheinander auf der Handinnenfläche mit Ihrem Daumen, jeweils von der Handgelenkmitte bis vor die Grundgelenke, dann mit weniger Druck weiter kreisen bis zu den Fingerspitzen (➤ Abb. 2.70, ➤ Abb. 2.71). Ab dem Mittelfinger können Sie mit dem Daumen der anderen Hand arbeiten.

- Bearbeiten der langen und kurzen Flexoren.
- Gut zur Verbesserung der Durchblutung und bei steifen Fingern.
- Faszien: Druck auf der Palmaraponeurose und auf der oberflächlichen frontalen Armlinie.
- Sen: stimuliert den Sen Kalathari.
- Allgemein sehr wohltuend.
- Yoga: gut für die „Kobra" (➤ Abb. 3.16) und den „seitlichen Winkel" (Variation mit aufeinander gelegten Händen, ➤ Abb. 3.4)

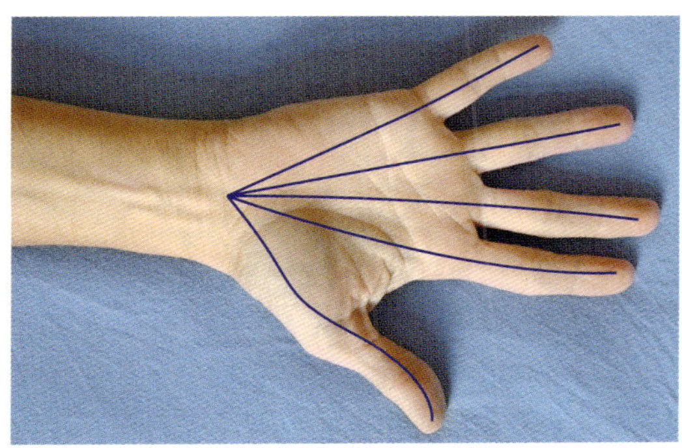

Abb. 2.71 Verlauf der fünf Handinnenlinien [K401]

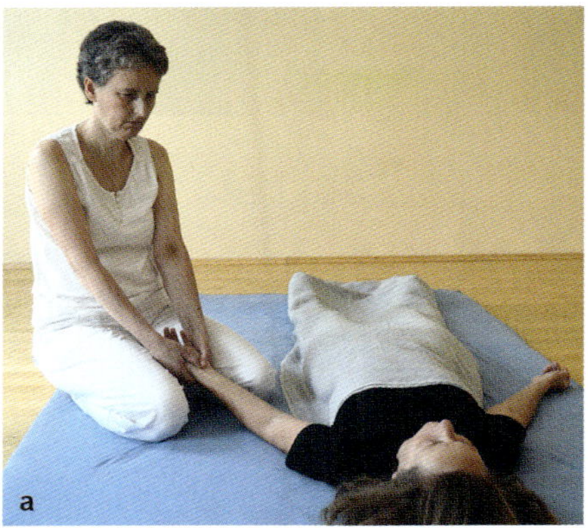

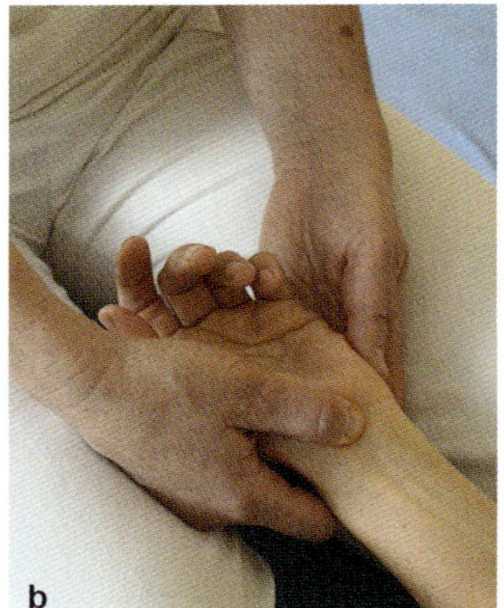

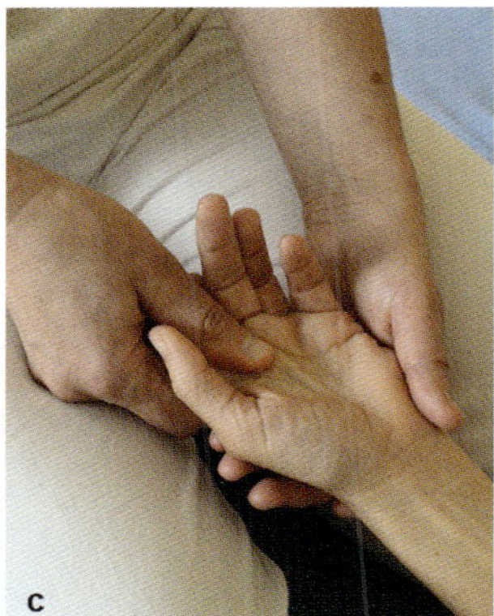

Abb. 2.70 Fünf Handinnenlinien drücken [K401]

2

Übung 54 Vier Handaußenlinien drücken Die vier Linien beginnen in der Grube in der Mitte des Handgelenks, auf den Sehnen der Fingerstreckmuskeln (➤ Abb. 2.72, ➤ Abb. 2.73). Geben Sie hier mit Ihrem Daumen nur Druck. Dann kreisen Sie zwischen den Mittelhandknochen zu den Schwimmhäuten, dort wieder Druck geben. Zwischen Daumen und Zeigefinger können Sie, statt zu kreisen, auch drücken.

- Verbesserung der Durchblutung des Handrückens.
- Sen: Anregung des Sen Kalathari.

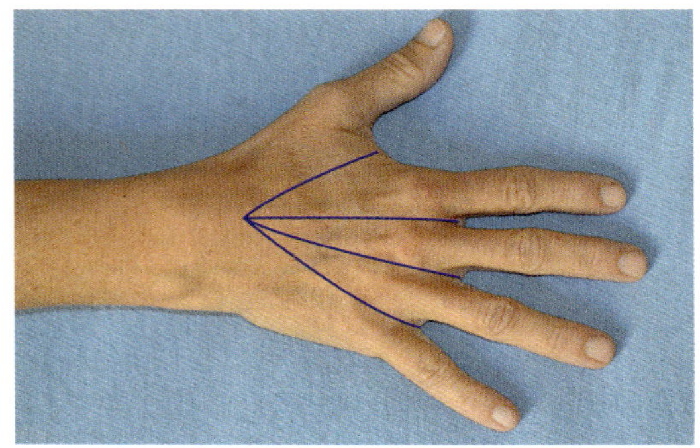

Abb. 2.73 Verlauf der vier Handaußenlinien [K401]

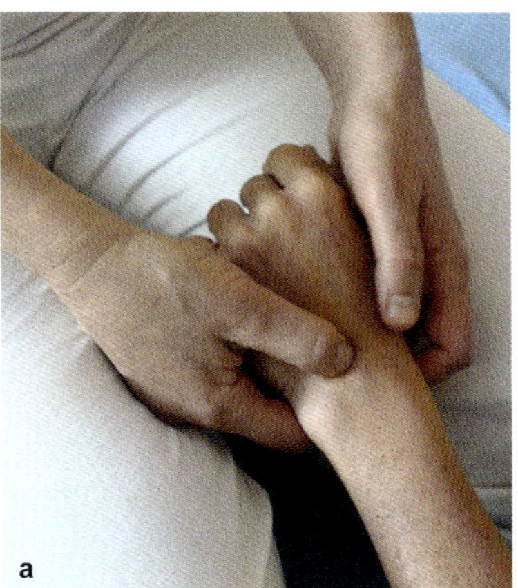

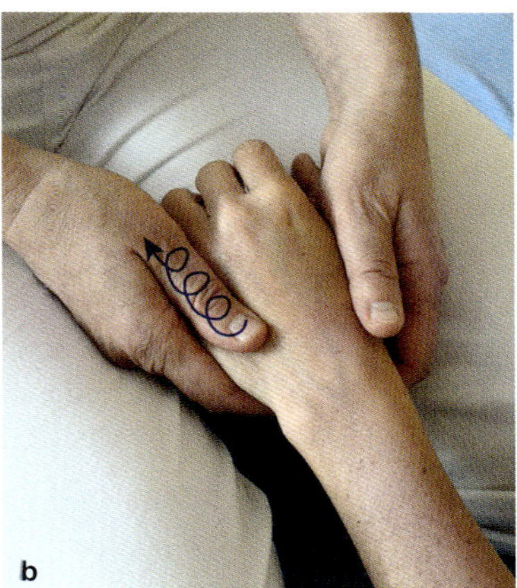

Abb. 2.72 Vier Handaußenlinien drücken [K401]

Übung 55 Fingergelenke bewegen Grundgelenke kreisen, drehen, ziehen. Mit der einen Hand stabilisieren Sie den Handrücken (Sandwichgriff), mit der anderen halten Sie den ganzen Finger nahe dem Fingergrundgelenk, bewegen das Grundgelenk in alle Richtungen und ziehen an (➤ Abb. 2.74). Es darf knacksen!

- Dehnen der Grundgelenke (Kapsel, Bänder), Entlasten der Gelenkknorpel.
- Gut bei sämtlichen chronischen Gelenkproblemen und Versteifungen.
- Kann Blockaden in den Fingergelenken lösen.

Übung 56 Finger nach dorsal dehnen Eine Hand stabilisiert den Handrücken (Sandwichgriff). Mit dem Daumen der anderen Hand streichen Sie von der Handinnenfläche über das Grundgelenk nach distal, dabei dehnen Sie das Grundglied maximal nach dorsal, Ihre restlichen Finger liegen proximal des Gelenks am Handrücken. Dann gleiten Zeige- und Mittelfinger von dorsal stützend auf das Grundgelenk. Nun zieht der Daumen über das nächste Fingergelenk, die Finger greifen wieder stützend nach und so weiter, bis zur Spitze (➤ Abb. 2.75).

- Dehnt die kurzen Flexoren, die Kapsel und die Bänder.
- Sehr gute Maßnahme zur Förderung der Durchblutung lokal.
- Faszien: dehnt die Palmaraponeurose und die oberflächliche frontale Armlinie.
- Sen: Anregung des Sen Kalathari.
- Wirkt allgemein energetisierend.
- Yoga: gute Vorbereitung für die „Kobra" (➤ Abb. 3.16), den „seitlichen Winkel" (Variation mit aufeinander gelegten Händen, ➤ Abb. 3.4), die „schiefe Ebene" (➤ Abb. 3.9) und andere Übungen mit Handdehnung.

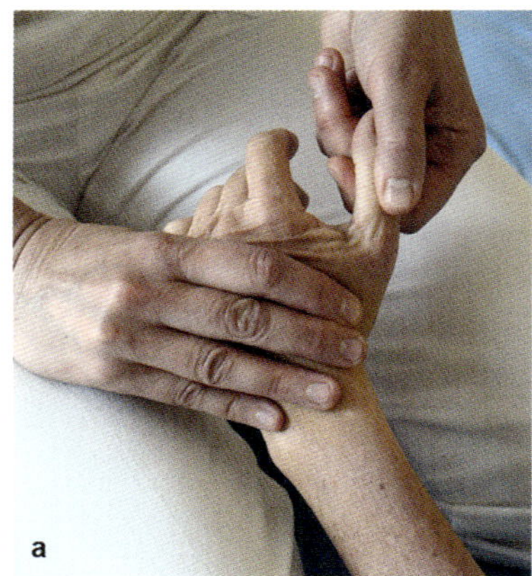
a

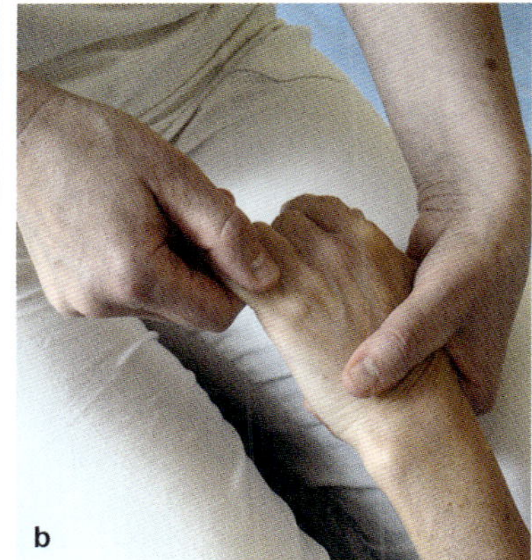
b

Abb. 2.74 Fingergelenke bewegen [K401]

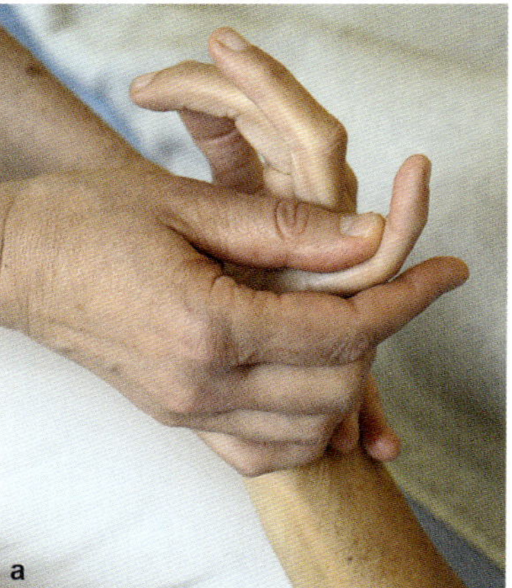
a

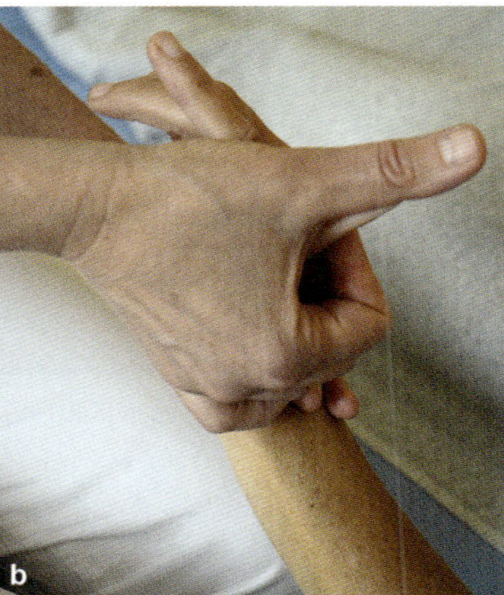
b

Abb. 2.75 Finger nach dorsal dehnen [K401]

2

Übung 57 Handgelenk bewegen Nach dorsal, nach palmar, nach ulnar und radial. Ihre Innenhand stützt den Unterarm, verschränken Sie die Finger Ihrer Außenhand mit den Fingern Ihrer Klientin und bewegen dann die Hand unter Zug nach dorsal, ebenso nach palmar und seitlich (➤ Abb. 2.76). Drehen ist auch möglich, aber weich und ohne Zug.

- Lockert und dehnt das Handgelenk, die langen Flexoren und Extensoren der Hand sowie die Abduktoren der Gegenseite.
- Faszien: dehnt die Palmaraponeurose, leichte Dehnung aller Armlinien.
- Kann Blockaden im Handgelenk lösen.
- Yoga: gute Vorbereitung für die „Kobra" (➤ Abb. 3.16), den „seitlichen Winkel" (Variation mit aufeinander gelegten Händen, ➤ Abb. 3.4) und andere Übungen mit Handdehnung.

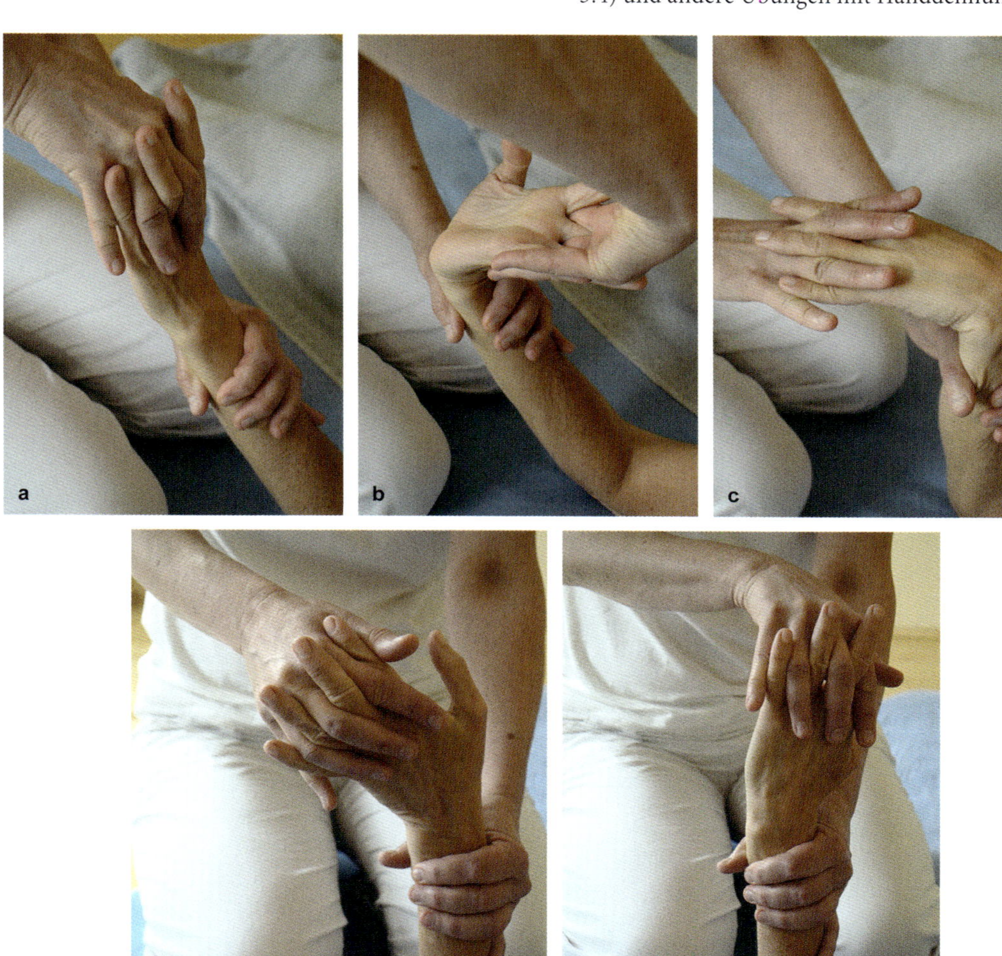

Abb. 2.76 Handgelenk bewegen [K401]

Übung 58 Stinkefinger Drehen Sie die Handfläche Ihrer Klientin nach palmar und verschränken Sie die Finger beider Hände von palmar so, dass nur der Mittelfinger frei bleibt. Ihre beiden kleinen Finger sind dabei jeweils seitlich des Mittelfingers Ihrer Klientin. Nun mittels Druck der Fingerendglieder am Handrücken die Handfläche öffnen und mit den Daumen beider Hände wieder die fünf Linien drücken, vom Handgelenk bis vor die Grundgelenke (➤ Abb. 2.77).

- Starke Dehnung der Gelenkkapseln der Grundgelenke.
- Faszien: starke Dehnung der Palmaraponeurose und leichte Dehnung der oberflächlichen frontalen Armlinie.
- Fördert die Durchblutung der Hand.
- Sen: Stimulation von Sen Kalathari
- Yoga: gute Vorbereitung für die „Kobra" (➤ Abb. 3.16), den „seitlichen Winkel" (Variation mit aufeinander gelegten Händen, ➤ Abb. 3.4) und andere Übungen mit Handdehnung.

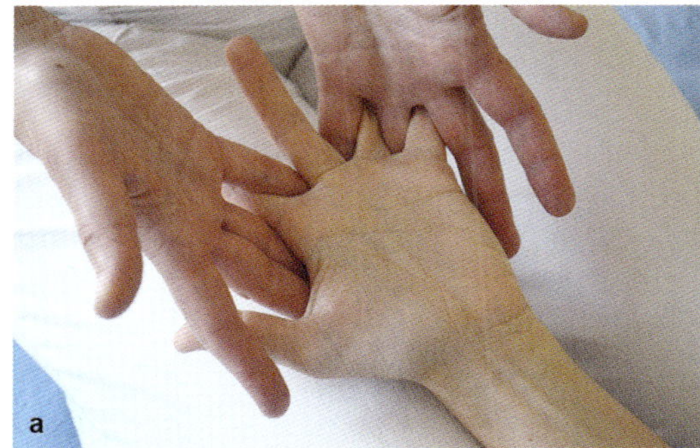

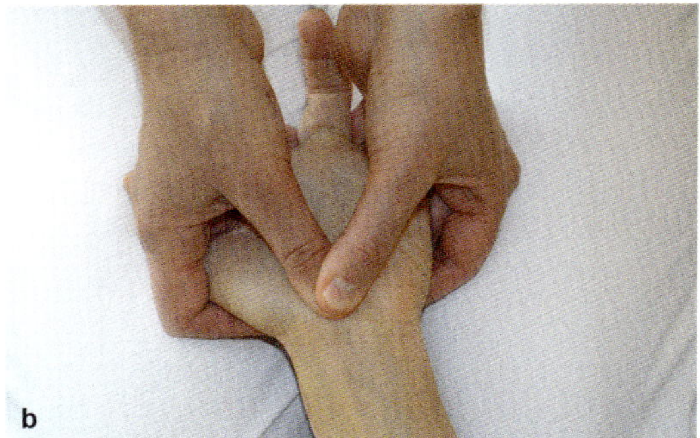

Abb. 2.77 Stinkefinger [K401]

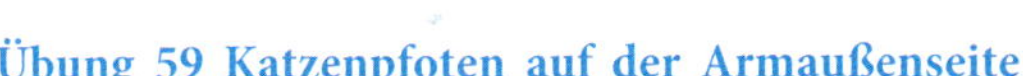

Übung 59 Katzenpfoten auf der Armaußenseite Sie legen den Arm Ihrer Klientin nahe dem Rumpf mit der Handfläche nach unten und geben Handflächendruck vom Handgelenk und der Schulter ausgehend bis knapp vor den Ellenbogen, wieder auseinander (➤ Abb. 2.78), noch einmal zum Ellenbogen und gemeinsam zur Hand. Als Druckvariation können Sie auch mit einer Hand die Hand Ihrer Klientin weich fixieren und mit Ihrer zweiten Hand von der Hand zur Schulter und wieder zurück wandern.

- Gut bei Problemen mit dem Ellenbogen, der Schulter und dem Nacken.
- Faszien: Druck auf der oberflächlichen und tiefen rückwärtigen Armlinie.
- Sen: Vorbereitung der Armaußenlinie.

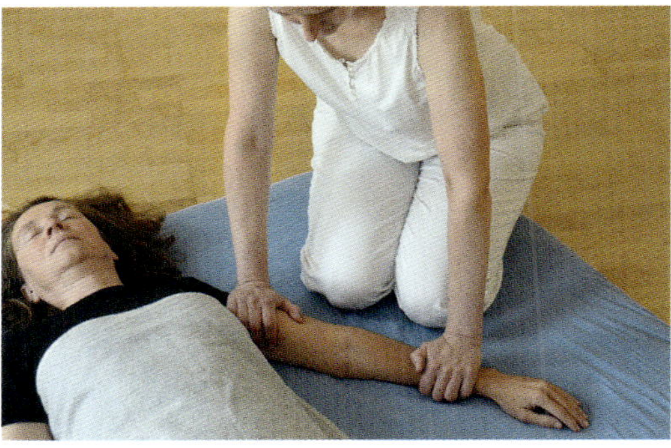

Abb. 2.78 Katzenpfoten auf der Armaußenseite [K401]

2

Übung 60 Armaußenlinie Position wie Übung 59, jetzt mit Linienarbeit. Sie drücken mit Ihren Daumen die Linie zwischen den Unterarmknochen, beginnend in der Mitte des Handgelenks (➤ Abb. 2.79, ➤ Abb. 2.80). Der Ellenbogen wird ausgelassen. Am Oberarm gehen Sie entlang des M. triceps brachii.

- Wirkung wie Übung 59.
- Eventuelle Anwendung von Energiepunkten.

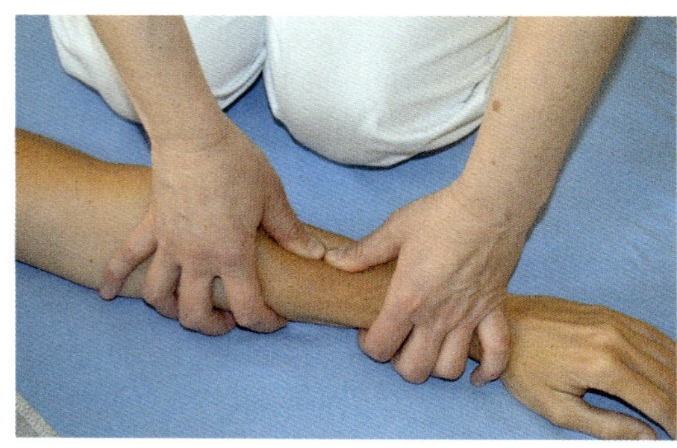

Abb. 2.79 Armaußenlirie [K401]

Übung 61 Katzenpfoten Armaußenseite Schließen Sie mit Handflächendruck vom Handgelenk zur Schulter die Behandlung des Armes ab (➤ Abb. 2.78).

- Wirkung wie Übung 59.

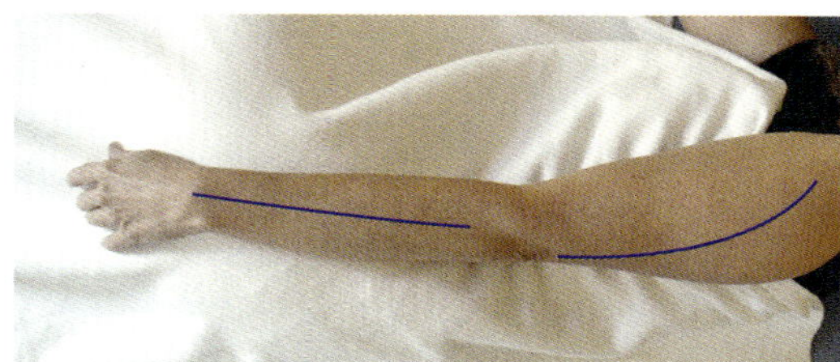

Abb. 2.80 Verlauf der Armaußenlinie [K401]

Übung 62 Armdehnung mit Druck am Oberarm

Sie heben den Arm Ihrer Klientin hinter deren Kopf, winkeln den Arm in Ellenbogen und Handgelenk ab und legen die Handfläche zur Matte gedreht unter das Schultergelenk. Mit einer Hand fixieren Sie den Oberarm nahe dem Ellenbogen, unter leichtem Zug nach distal. Die andere drückt am Oberarm wandernd vom Ellenbogengelenk Richtung Achsel und zurück (➤ Abb. 2.81a, c). Als Variante kann der Handrücken zur Matte schauen (➤ Abb. 2.81b).

- Gute Dehnung des M. triceps, der Mm. pectoralis major und minor, der Mm. teres major und minor, des M. latissimus dorsi sowie der Handflexoren.
- Hilft, den Brustkorb zu öffnen.
- Faszien: Dehnung der tiefen rückwärtigen Armlinie, der oberflächlichen frontalen Armlinie und der Spirallinie.
- Sen: Anregung der Energielinien der Körpervorderseite, besonders von Sen Kalathari.
- Yoga: gute Vorbereitung für die „Kobra" (➤ Abb. 3.16), den „seitlichen Winkel" (Variation mit aufeinander gelegten Händen, ➤ Abb. 3.4), die „schiefe Ebene" (➤ Abb. 3.9) und andere Übungen mit Handdehnung.
- **Achtung:** Nicht bei Sehnenscheidenentzündung im Handgelenk! Nicht bei Tendenz zu Schultergelenkluxation!

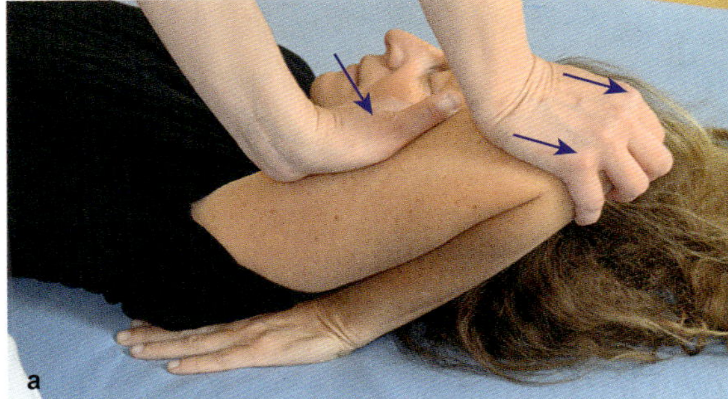

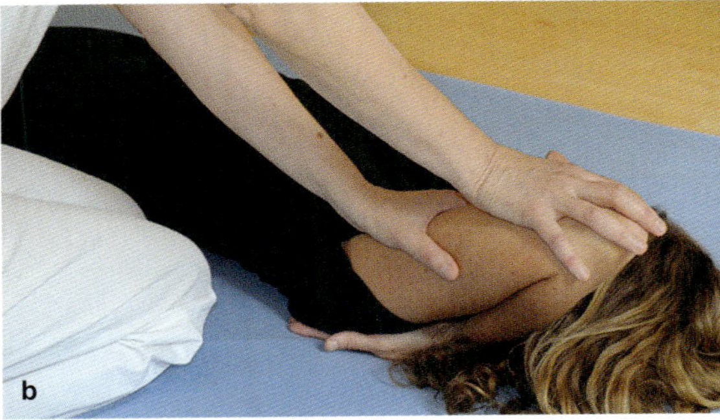

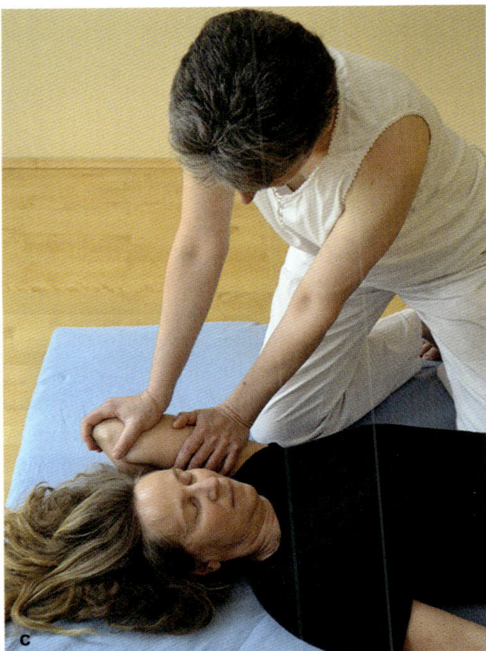

Abb. 2.81 Armdehnung mit Druck am Oberarm [K401]

2

Übung 63 Armdehnung mit Druck am Oberschenkel Gleiche Grundhaltung. Diesmal legen Sie die zweite Hand auf den Oberschenkel und wandern dort vom Knie zur Leiste und zurück, während Sie nach distal ziehenden Druck am Ellenbogen geben (➤ Abb. 2.82).

- Wirkung ähnlich Übung 62.
- Dehnung der Lenden.
- Faszien: Dehnung der tiefen rückwärtigen Armlinie, der Laterallinie und der Spirallinie.
- Sen: Anregung der Energielinien der Körpervorderseite, besonders von Sen Kalathari.
- Yoga: gute Vorbereitung für die „Kobra" (➤ Abb. 3.16), den „seitlichen Winkel" (Variation mit aufeinander gelegten Händen, ➤ Abb. 3.4), die „schiefe Ebene" (➤ Abb. 3.9) und andere Übungen mit Handdehnung.

Wiederholen Sie nun alle Übungen an Arm und Hand der anderen Seite.

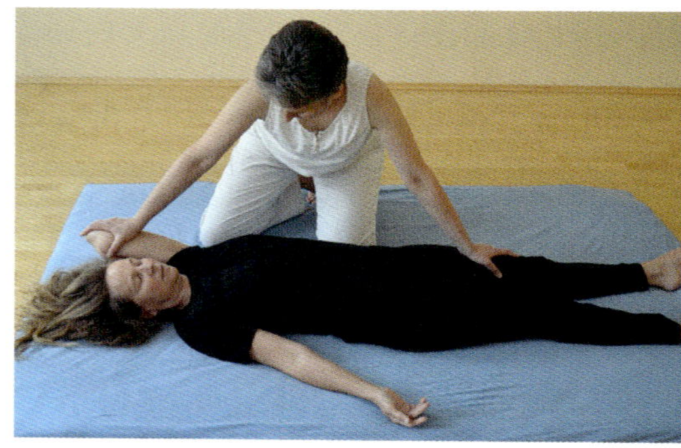

Abb. 2.82 Armdehnung mit Druck am Oberschenkel [K401]

2.3.2 Seitenlage

Beine

Übung 64 Abwechselnde Katzenpfoten auf beiden Beinen Die Klientin liegt auf der Seite, das obere Bein ruht angewinkelt vor dem Körper, das untere bleibt gestreckt. Der Rücken soll gerade sein, der Kopf auf einem Kissen/einer Nackenrolle, die HWS muss auf gleicher Höhe wie die BWS sein. Die Arme sind vor dem Körper. Das angewinkelte Bein darf unterpolstert werden (vor allem bei Knie- und LWS-Problemen zu empfehlen).

Nun nehmen Sie eine kniende Position zwischen den Beinen ein und geben wechselweisen Handflächendruck auf beiden Beinen (➤ Abb. 2.83). Die Finger schauen jeweils nach außen, der Druck des Ballens ist auf den Waden, wobei unterschiedlich zu dosieren ist: am angewinkelten Bein stärker, am gestreckten Bein leichter, besonders eine Handbreite proximal des gestreckten Knies sehr achtsam arbeiten.

- Vorbereitung der Beine für die nachfolgenden Übungen.
- Faszien: Druck auf der Laterallinie.
- Sen: Anregung sämtlicher Beinlinien.

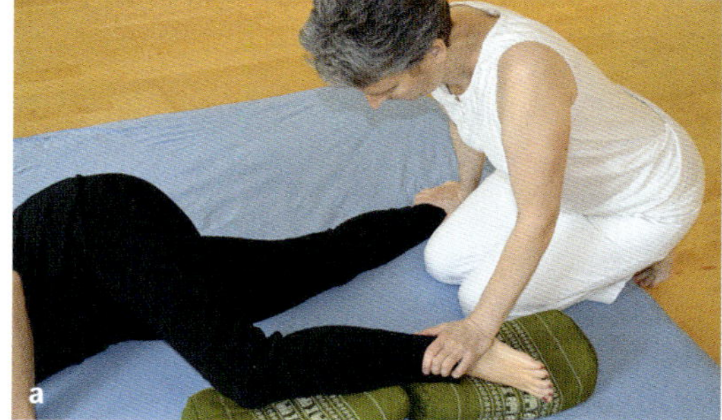

a

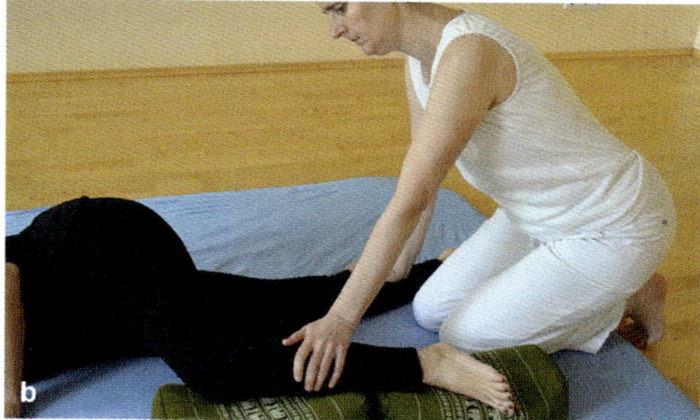

b

Abb. 2.83 Abwechselnde Katzenpfoten an beiden Beinen [K401]

Übung 65 Katzenpfoten am unteren Bein Sie knien dorsal des gestreckten Beins und geben Handflächendruck auf der Beininnenseite des unteren Beins vom Knöchel bis vor das Becken und retour (➤ Abb. 2.84). Sie können auch Daumendruck auf den Beininnenlinien geben.

- Sen: Anregung der inneren Beinlinien.
- **Achtung:** Nicht auf Krampfadern mit Daumendruck! Auch den Druck mit der flachen Hand bei Krampfadern besonders achtsam dosieren!

Übung 66 Katzenpfoten am oberen Bein Sie gehen in Knie-Fuß-Stand, indem Sie das fußseitige Bein nahe des Fußes des angewinkelten Beins der Klientin aufstellen und mit Ihrem anderen Bein hinter dem gestreckten Bein knien, in Blickrichtung zum Unterschenkel. Dann geben Sie Handflächendruck auf dem angewinkelten Bein, am Oberschenkel drehen Sie Ihren Körper um 90° mit, damit Sie weiterhin in Blickrichtung arbeiten (➤ Abb. 2.85). Mit Handflächendruck auch um den Trochanter major und zurück zum Knöchel gehen.

- Gut bei sämtlichen Muskel- und Gelenkbeschwerden der unteren Extremität.
- Kann bei Rückenschmerzen und -verspannungen helfen. Gut auch zur Nachbehandlung nach Diskusproblemen.
- Faszien: Druck auf der Laterallinie.
- Sen: Anregung von Sen Ittha/Pingkhala.

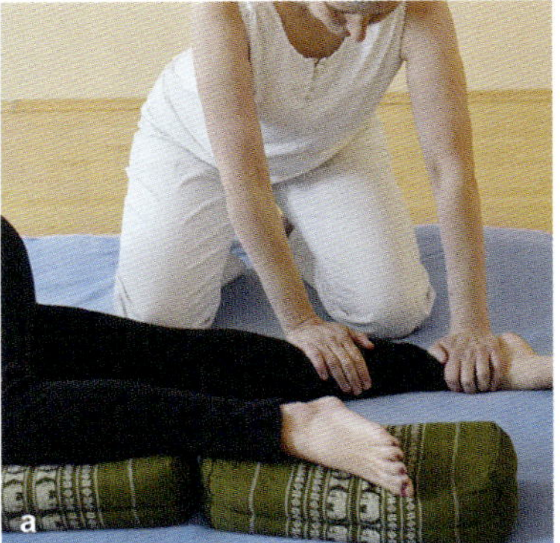

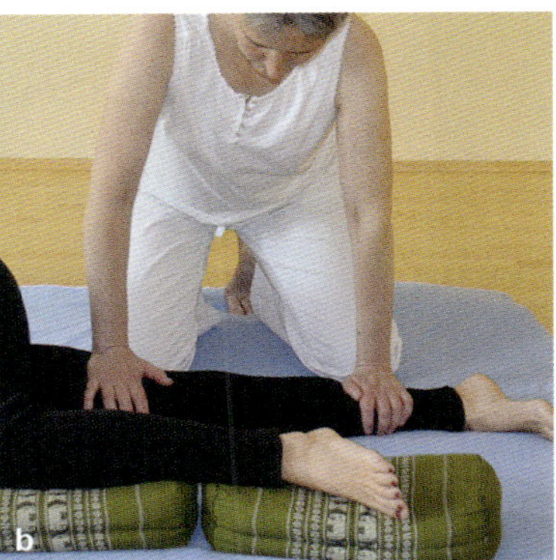

Abb. 2.84 Katzenpfoten am unteren Bein [K401]

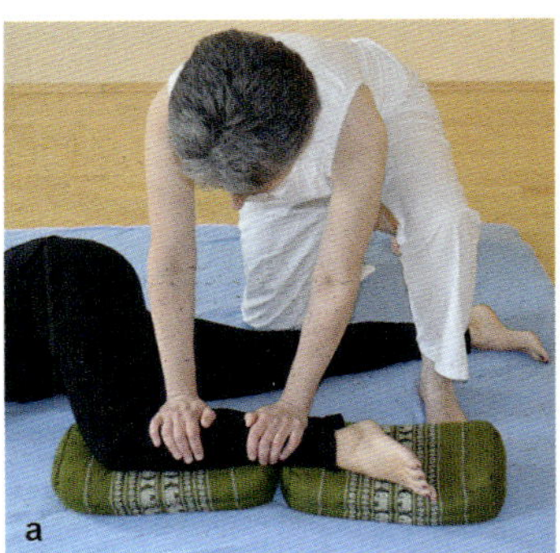

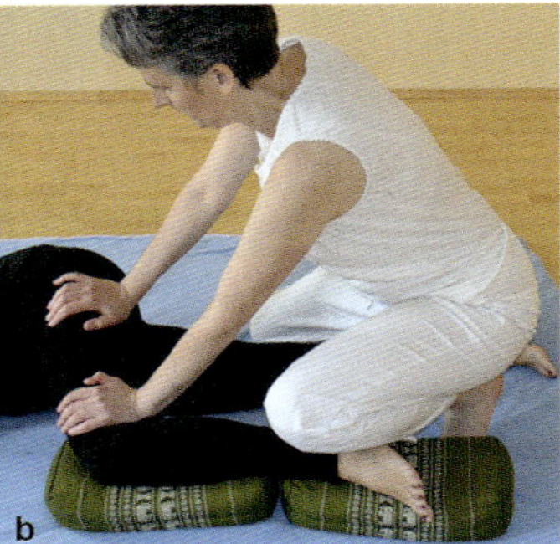

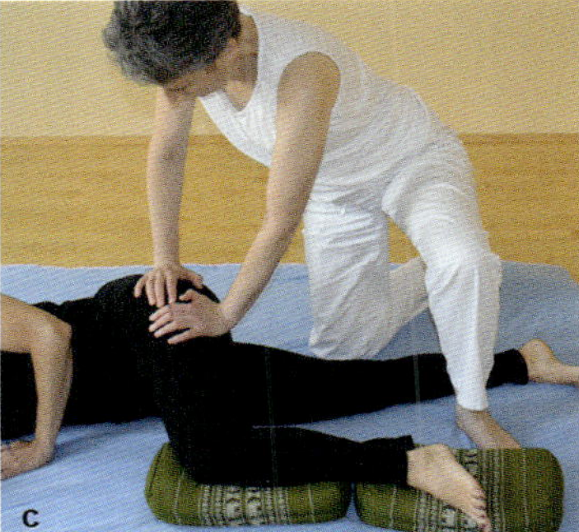

Abb. 2.85 Katzenpfoten am oberen Bein [K401]

2

Übung 67 Linienarbeit am oberen Bein Geben Sie abwechselnden Daumendruck auf der 3. Außenlinie vom Knöchel bis vor den Trochanter, rund um den Trochanter bis zum M. tensor fasciae latae mit doppeltem Daumendruck (➤ Abb. 2.86, ➤ Abb. 2.87). Sie können auch den ganzen Bereich zwischen lateralem Beckenrand und Trochanter major bearbeiten. Achtung auf den Druckaufbau! Dann wieder zurück.

- Hilft bei Spannungen in den Beinen.
- Gut bei verspanntem Rücken und zur Regeneration nach Diskusproblemen.
- Faszien: Druck auf der Laterallinie.
- Sen: Anregung der 3. Außenlinie.
- **Achtung:** Nicht auf Krampfadern drücken!

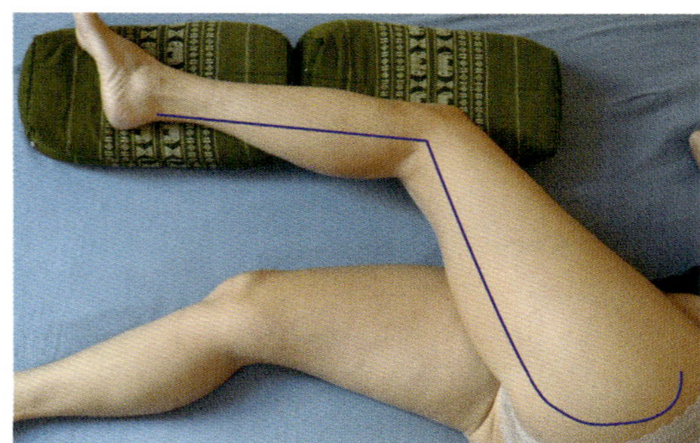

Abb. 2.87 3. Beinaußenlinie [K401]

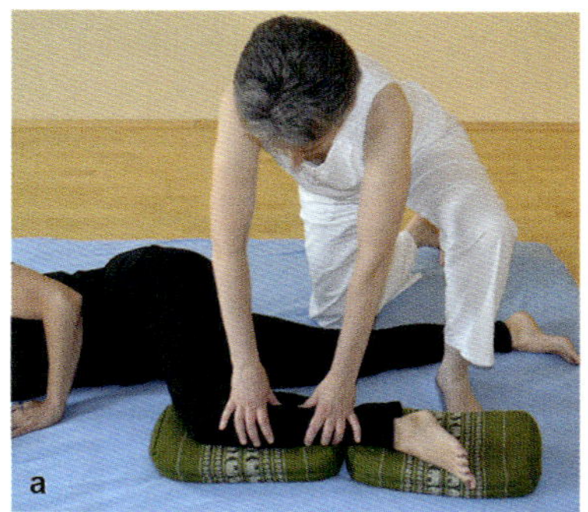

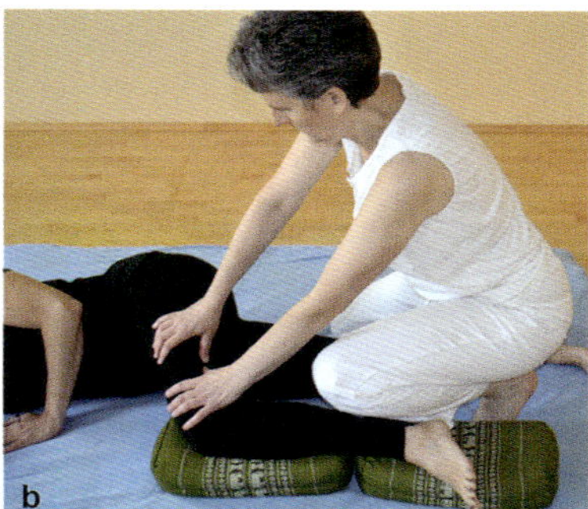

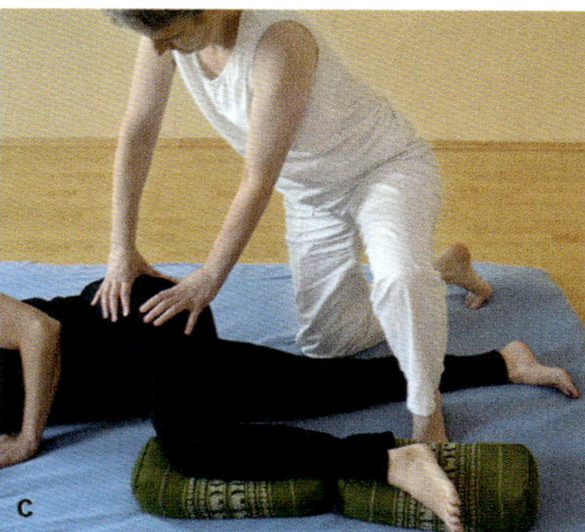

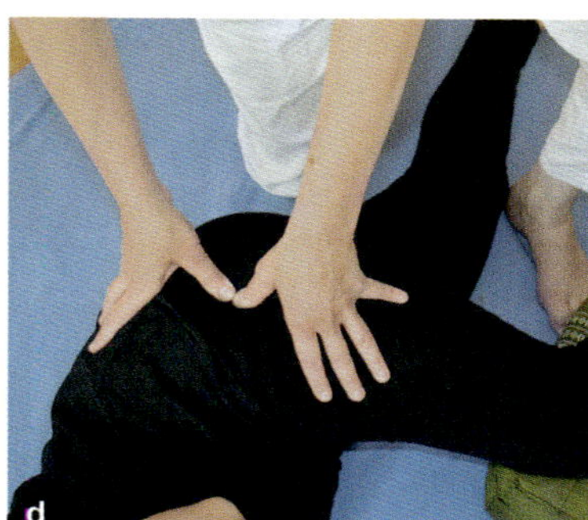

Abb. 2.86 Linienarbeit am oberen Bein [K401]

Übung 68 Nudelwalker in Seitenlage Hier sehen Sie die Möglichkeit, mit Nudelwalker den Oberschenkel und den Bereich zwischen Trochanter major und Crista iliaca zu rollen (➤ Abb. 2.88).

- Hilft bei Spannungen in den Beinen.
- Gut bei verspanntem Rücken und zur Regeneration nach Diskusproblemen.
- Faszien: Druck auf der Laterallinie.
- Sen: Anregung der 3. Außenlinie.
- **Achtung:** Nicht auf Krampfadern rollen!

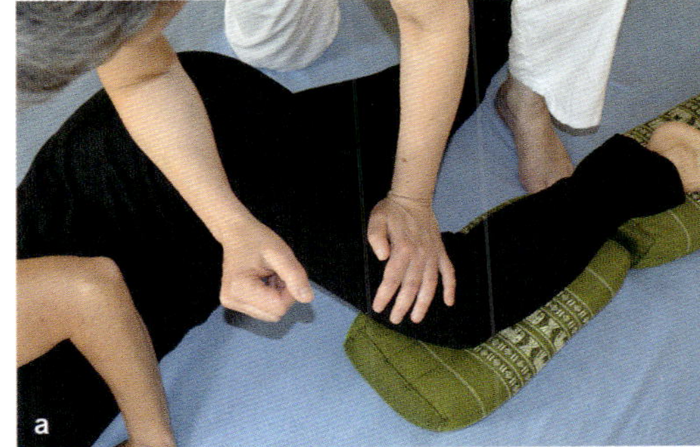

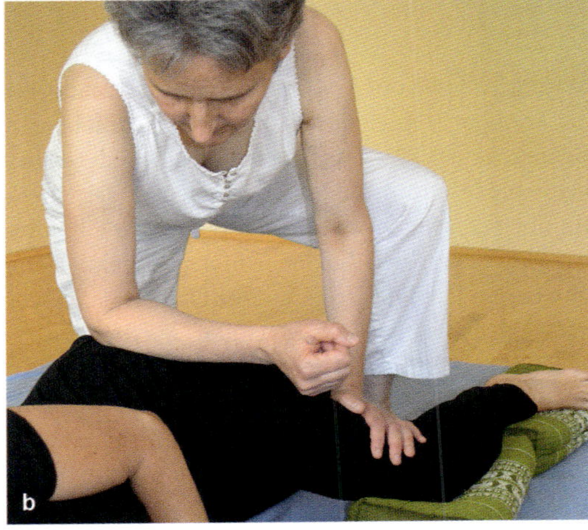

Abb. 2.88 Nudelwalker in Seitenlage [K401]

Übung 69 Katzenpfoten Geben Sie noch einmal Handflächendruck wie bei Übung 66 (➤ Abb. 2.85).

Übung 70 Tretboot 1 Hüfte und Knie Ihrer Klientin sollten möglichst 90° gebeugt sein, unterstützen Sie den Unterschenkel mit einem Kissen. Setzen Sie sich ans Fußende, winkeln Sie Ihren inneren Fuß an oder legen Sie ihn über das gestreckte Bein der Klientin. Mit dem äußeren Fuß geben Sie Druck auf die Oberschenkel-Beugeseite von Knie zum Becken und zurück. Gleichzeitig ziehen Sie am Unterschenkel des angewinkelten Beins an (➤ Abb. 2.89).

- Druck auf M. biceps femoris, M. semimembranosus und M. gluteus maximus.
- Dehnung der Kniegelenkkapsel sowie des Bandapparates.
- Gut bei Kniegelenkknorpel- oder Meniskusdegeneration.
- Faszien: Druck auf der oberflächlichen Rückenlinie.
- Wirkt entspannend auf den Rücken.
- Sen: Anregung von Sen Ittha/Pingkhala.
- Yoga: gute Vorbereitung für die „Zange" (➤ Abb. 3.2, ➤ Abb. 3.7) oder andere Yoga-Positionen mit Dehnung der Beinrückseite sowie den „Krieger" (➤ Abb. 3.6).

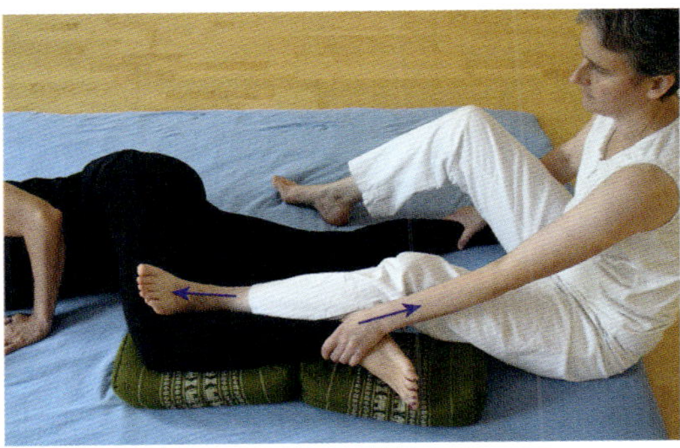

Abb. 2.89 Tretboot 1 [K401]

Übung 71 Tretboot 2 Ähnliche Grundhaltung wie Tretboot 1. Diesmal bearbeiten Sie mit beiden Beinen abwechselnd die Beuger, eventuell können Sie auch mit den Fußballen oder den Fersen Druck geben (➤ Abb. 2.90). Achten Sie darauf, dass Knie- und Hüftgelenk Ihrer Klientin jeweils im rechten oder sogar spitzen Winkel sind.

- Wirkung wie Tretboot 1, intensiver, besonders mit Einsatz von Fußballen oder Fersen.

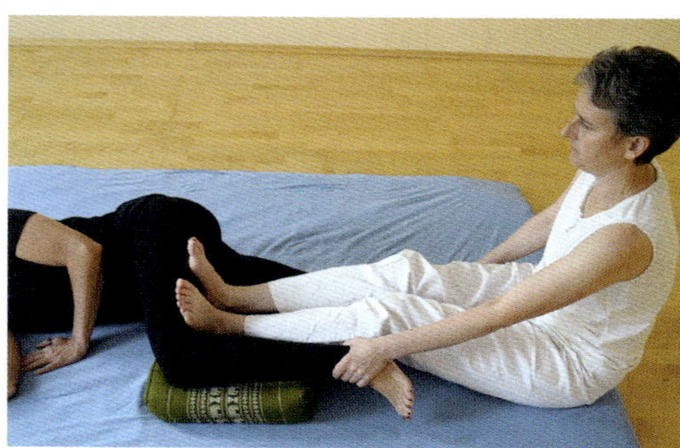

Abb. 2.90 Tretboot 2 [K401]

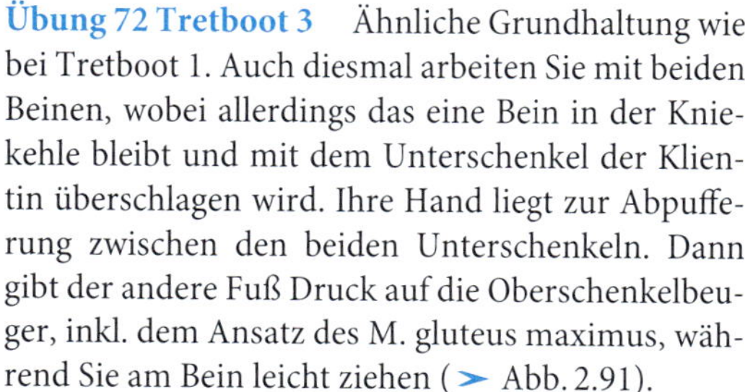

Übung 72 Tretboot 3 Ähnliche Grundhaltung wie bei Tretboot 1. Auch diesmal arbeiten Sie mit beiden Beinen, wobei allerdings das eine Bein in der Kniekehle bleibt und mit dem Unterschenkel der Klientin überschlagen wird. Ihre Hand liegt zur Abpufferung zwischen den beiden Unterschenkeln. Dann gibt der andere Fuß Druck auf die Oberschenkelbeuger, inkl. dem Ansatz des M. gluteus maximus, während Sie am Bein leicht ziehen (➤ Abb. 2.91).

- Wirkung wie Tretboot 1, intensiver.
- Es ist vorteilhaft, alle 3 Übungen in Serie zu machen.

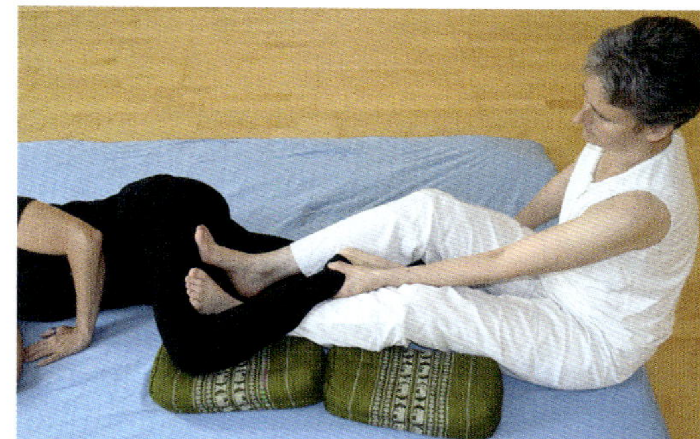

Abb. 2.91 Tretboot 3 [K401]

Übung 73 Ruder holen Positionieren Sie beide Füße in der Mitte des Oberschenkels, legen Sie den Unterschenkel der Klientin über den Rist beider Füße und rutschen Sie so nah wie möglich heran, um an der Innenlinie des Oberschenkels (medialer Rand vom M. rectus femoris) zu ziehen. Dann klopfen Sie weich mit Ihren locker geschlossenen Fäusten (➤ Abb. 2.92). Um die Position aufzulösen, können Sie nach hinten rutschen und Ihre Füße einfach unter dem Oberschenkel wegziehen.

- Sen: Stimulation der 1. Beininnenlinie.
- Klopfen regt Energie an und verteilt sie.

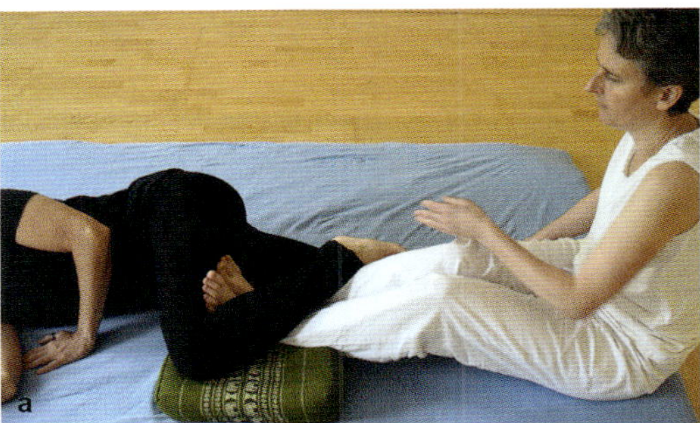

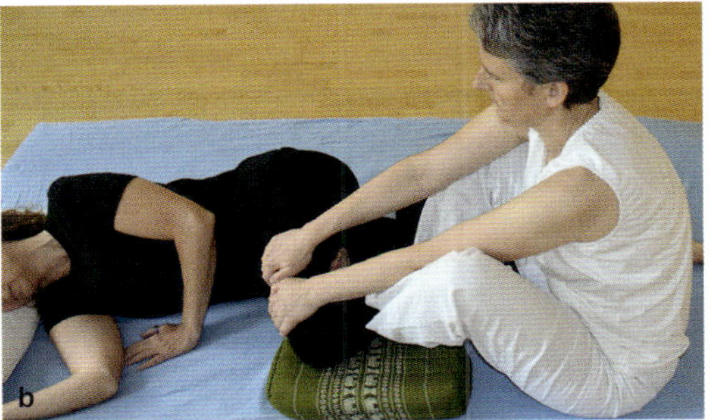

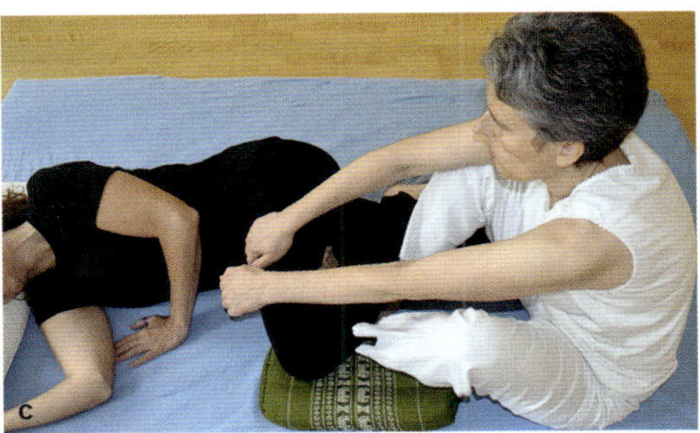

Abb. 2.92 Ruder holen [K401]

Rücken

Übung 74 Tretboot am Rücken Seitenlage in Grundhaltung. Alternativ können Sie die Beinposition Ihrer Klientin für die Behandlung des Oberkörpers ändern, indem beide Beine angewinkelt sind, mit einem Kissen dazwischen. Manche Menschen liegen so besser. Setzen Sie sich nun hinter den Rücken Ihrer Klientin und nehmen Sie den oberen Arm nach hinten, um zu verhindern, dass Ihre Klientin beim Druck nach vorne kippt. Positionieren Sie Ihre Fußballen auf die Rückenstrecker am Kreuzbein und im Lendenbereich, aber nur auf der oberen (!) Rückenhälfte, wandern Sie mehrmals bis zum Schultergürtel und wieder zurück (➤ Abb. 2.93).

- Entspannende Bearbeitung der Rückenmuskeln (als Alternative zum Handflächendruck).
- Faszien: Druck auf der oberflächlichen Rückenlinie sowie der Spirallinie.
- Sen: Anregung von Sen Ittha/Pinghkala
- **Achtung:** Nicht auf die Dornfortsätze drücken! Nicht am Arm ziehen, nur stabilisieren!

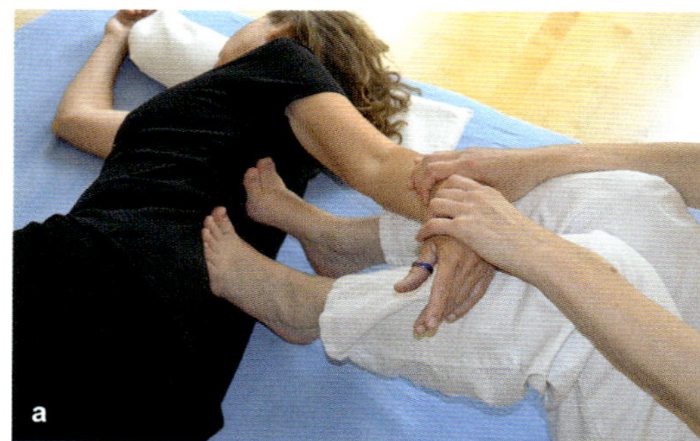

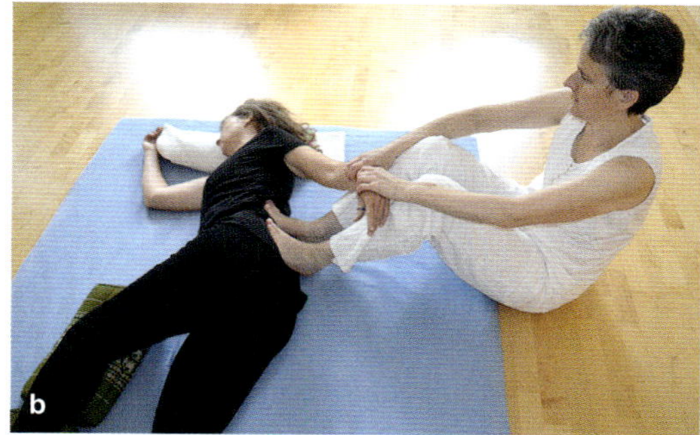

Abb. 2.93 Tretboot am Rücken [K401]

Übung 75 Abwechselnder Daumendruck auf innerer Rückenlinie Direkt neben den Dornfortsätzen der Wirbelsäule der oberen Rückenhälfte vom Sakrum bis C7 und zurück (➤ Abb. 2.94, ➤ Abb. 2.95). Der Druck geht jeweils in die Tiefe und weich nach lateral. Alternativ oder zusätzlich kann der Druck auch mit beiden Daumen nebeneinander gleichzeitig ausgeübt werden. Mehrmals!

- Lösen von Verspannungen der Rückenmuskeln.
- Faszien: Druck auf der oberflächlichen Rückenlinie und der Spirallinie.
- Sen: Anregung von Sen Ittha/Pingkhala.
- Ausgiebige Bearbeitung des Rückens, direkt und indirekt, ist sehr wichtig für alle Menschen mit einseitiger Tätigkeit, mit wenig Bewegung und bei Stress jeglicher Art!

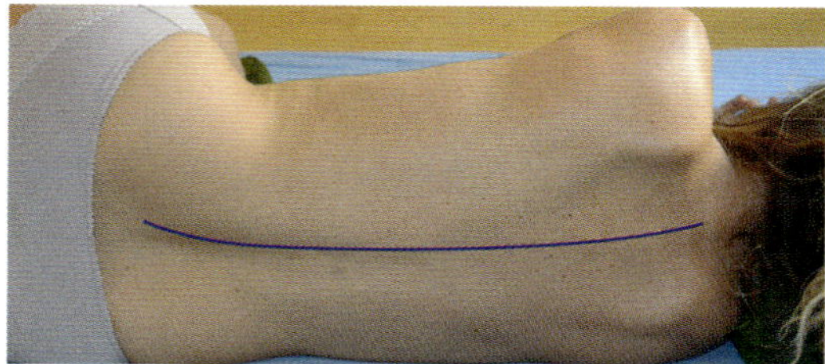

Abb. 2.95 Innere Rückenlinie [K401]

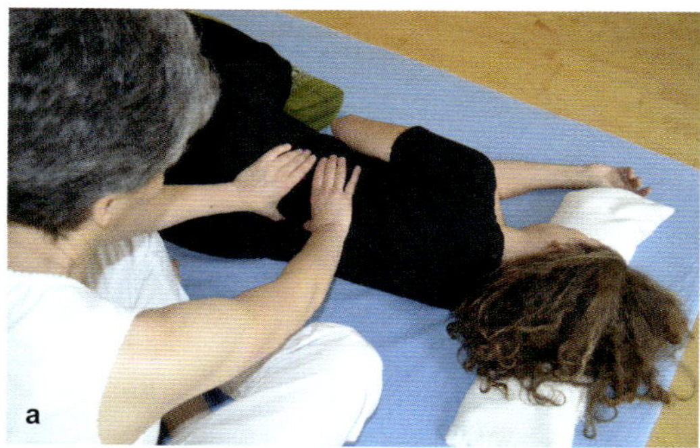

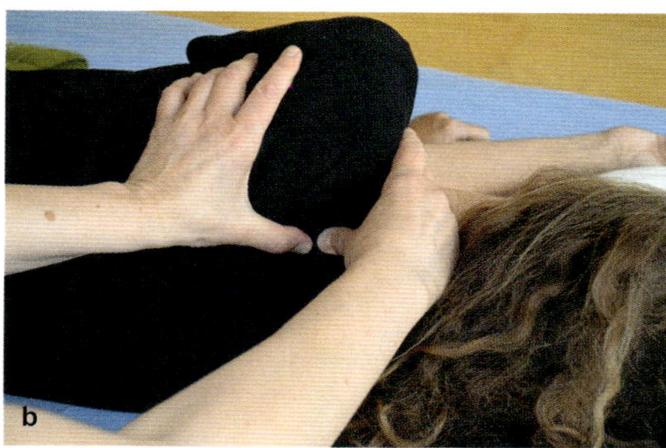

Abb. 2.94 Abwechselnder Daumendruck auf innere Rückenlinie [K401]

Übung 76 Abwechselnder Daumendruck auf äußerer Rückenlinie Drücken Sie abwechselnd und/oder parallel die äußere Linie lateral der Rückenstrecker der oberen Rückenhälfte (➤ Abb. 2.96, ➤ Abb. 2.97). Der Druck geht schräg zwischen Muskeln und Rippen in die Tiefe. Ebenfalls mehrmals!

- Wirkung wie vorige Übung.

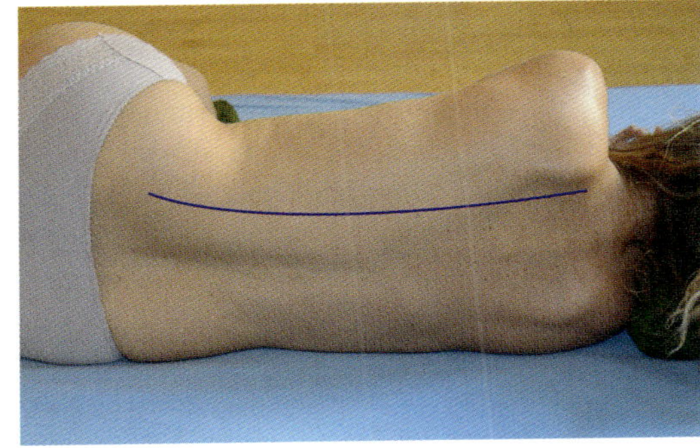

Abb. 2.97 Äußere Rückenlinie [K401]

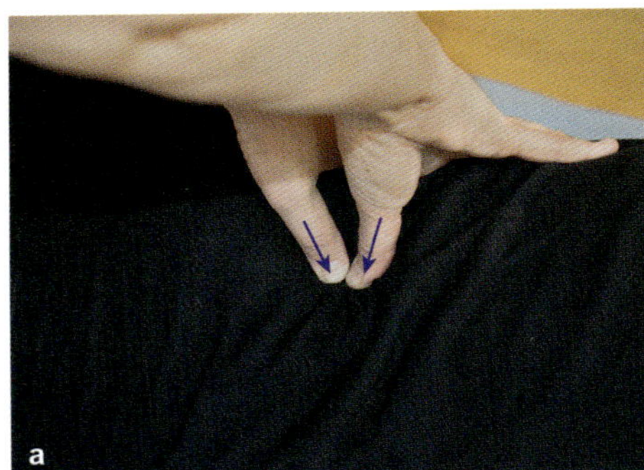

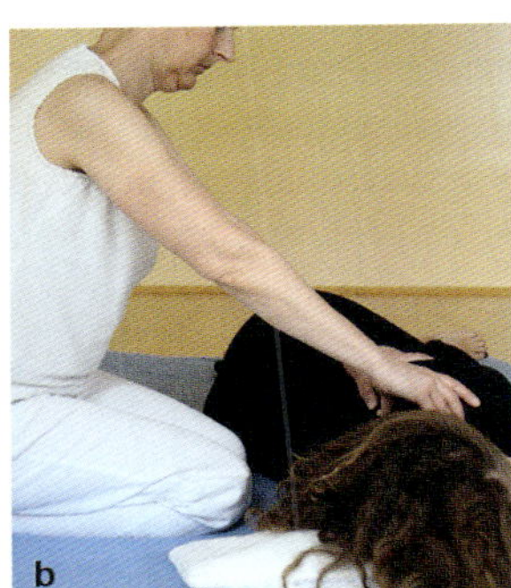

Abb. 2.96 Abwechselnder Daumendruck auf äußerer Rückenlinie [K401]

Übung 77 Handflächendruck auf Rücken Abschluss der direkten Arbeit am Rücken (➤ Abb. 2.98).

- Wirkung wie Übung 74.

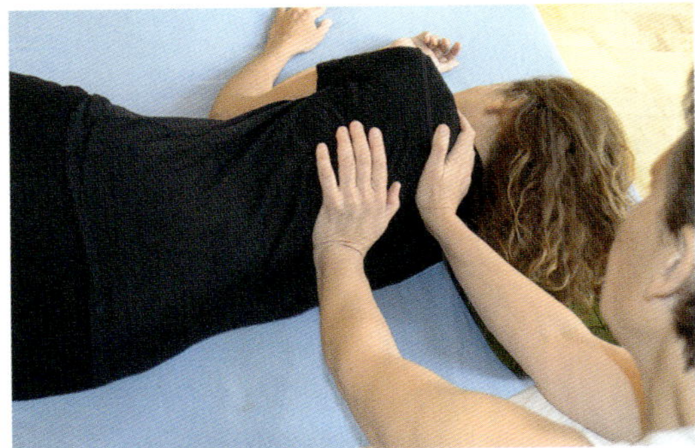

Abb. 2.98 Handflächendruck auf Rücken [K401]

2

Arme

Übung 78 Katzenpfoten auf Armaußenseite Legen Sie den Arm Ihrer Klientin auf der Körperseite auf. Geben Sie nun Handflächendruck auf der Armaußenseite – von außen (Schulter und Handgelenk) nach innen (Ellenbogen), nach außen, nach innen und gemeinsam zur Hand (➤ Abb. 2.99). Alternativ können Sie auch eine Hand auf das Handgelenk legen und mit der zweiten Hand Druck geben – von der Schulter zur Hand, wieder zur Schulter und nochmals zur Hand. Bei sehr schlanken Menschen kann es sinnvoll sein, den Abstand zwischen der Taille und dem Arm mit einer Decke oder einem Kissen auszugleichen.

- Sen: leichte Anregung der Armlinie.
- Vorbereitung der weiteren Bearbeitung.

Übung 79 Daumendruck auf Armaußenseite Daumendruck vom Handgelenk zur Schulter und zurück (➤ Abb. 2.100) entsprechend dem Verlauf der Armlinie (➤ Abb. 2.80).

- Gut bei Problemen an Handgelenk, Ellenbogen, Schulter und Nacken.
- Faszien: Druck auf die oberflächliche Armlinie.
- Sen: intensive Anregung der Armlinie.
- Anwendung von Energiepunkten möglich.

Übung 80 Katzenpfoten Von der Hand zur Schulter und wieder zur Hand nacharbeiten (➤ Abb. 2.99). Wirkung wie Übung 78.

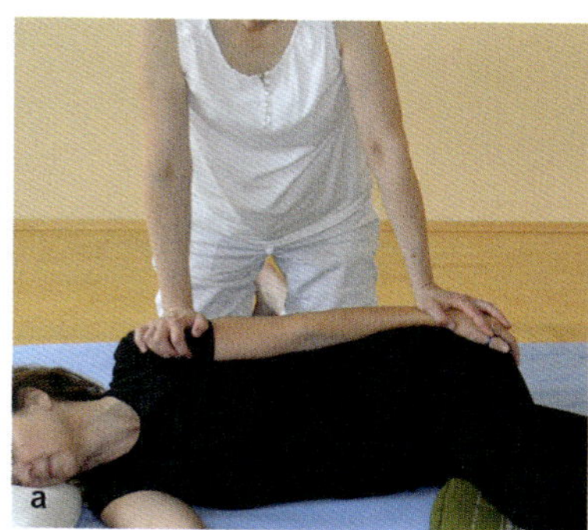

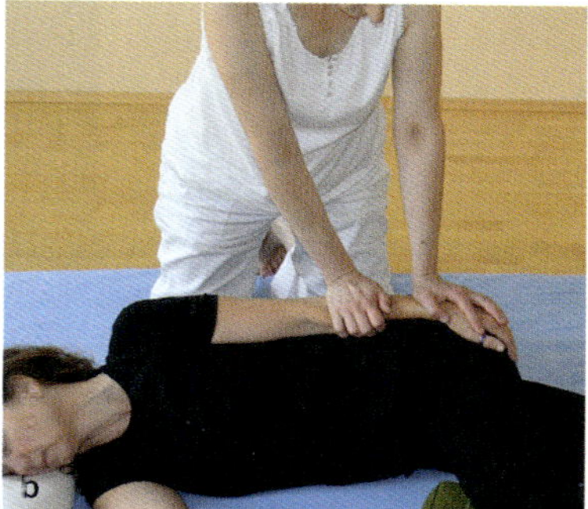

Abb. 2.99 Katzenpfoten auf Armaußenseite [K401]

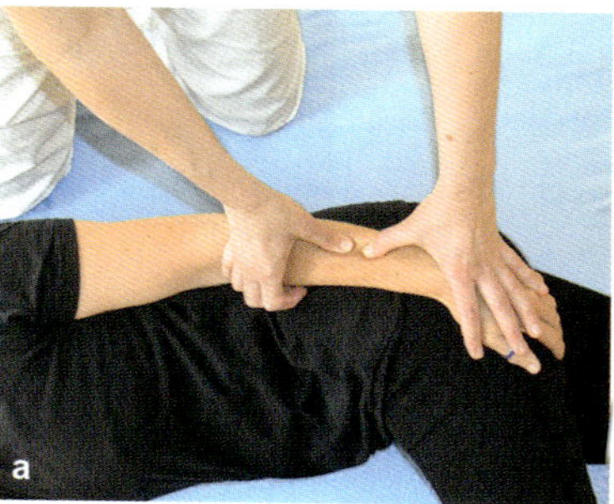

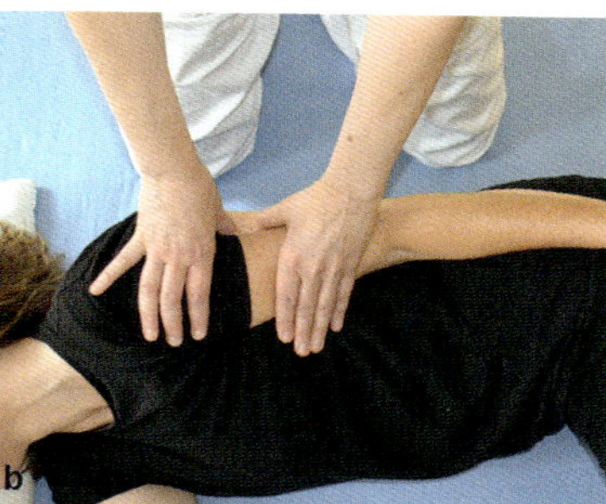

Abb. 2.100 Daumendruck auf Armaußenseite [K401]

Schultergürtel

Übung 81 Schultergürtelkreise mit beiden Händen Sie sitzen in Richtung Kopf, greifen unter dem oberen Arm durch, stabilisieren das Schultergelenk von ventral und legen die Außenhand auf das Schulterblatt. Dann kreisen Sie den Schultergürtel mehrmals in die eine, dann in die andere Richtung (➤ Abb. 2.101).

- Lockert Verspannungen in Schultergürtel und Schultergelenk. Verbessert die Beweglichkeit der Articulatio sternoclavicularis.
- Unterstützt die Wiedererlangung der Beweglichkeit nach Schultergelenkoperationen.
- Faszien: leichter Dehnreiz der Spirallinie sowie sämtlicher Armlinien.
- Sen: Anregung von Sen Lawusang/Ulangka
- Hilft Loslassen, besonders bei emotionalem Stress.
- Yoga: Vorbereitung für das „Kuhgesicht" (➤ Abb. 3.15).

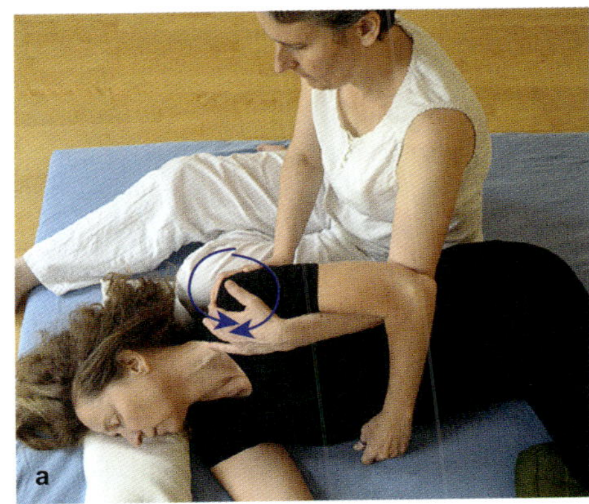

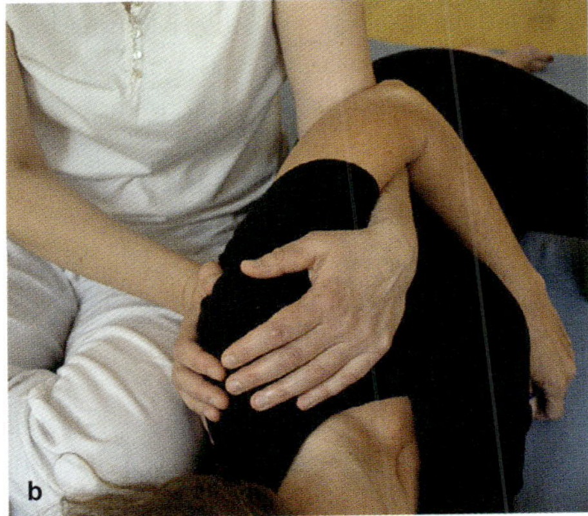

Abb. 2.101 Schultergürtelkreise mit beiden Händen [K401]

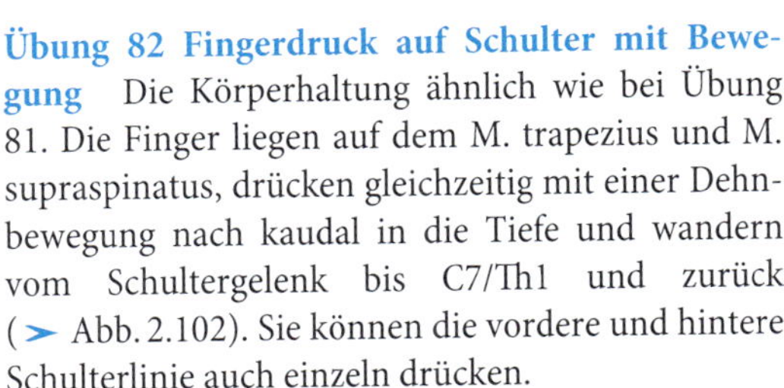

Übung 82 Fingerdruck auf Schulter mit Bewegung Die Körperhaltung ähnlich wie bei Übung 81. Die Finger liegen auf dem M. trapezius und M. supraspinatus, drücken gleichzeitig mit einer Dehnbewegung nach kaudal in die Tiefe und wandern vom Schultergelenk bis C7/Th1 und zurück (➤ Abb. 2.102). Sie können die vordere und hintere Schulterlinie auch einzeln drücken.

- Löst Verspannungen in besagten Muskeln, auch bei Bewegungseinschränkungen der Schulter und des Schultergürtels. Unterstützt die Wiedererlangung der Beweglichkeit nach Schultergelenkoperationen.
- Hilft bei Spannungskopfschmerz.
- Faszien: Druck auf der oberflächlichen rückwärtigen Armlinie.
- Yoga: Vorbereitung für das „Kuhgesicht" (➤ Abb. 3.15).

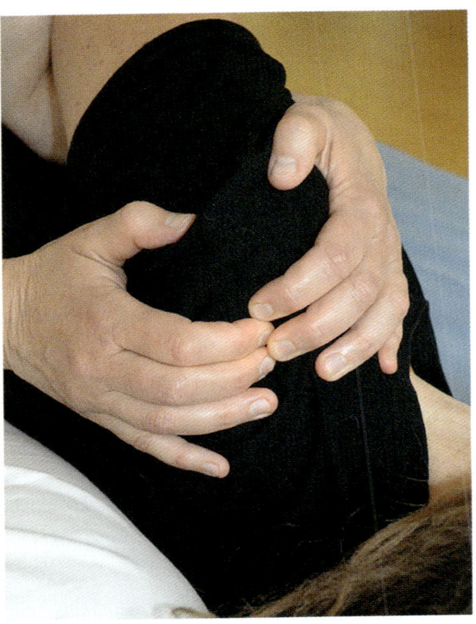

Abb. 2.102 Fingerdruck auf Schulter mit Bewegung [K401]

2

Übung 83 Fingerkreise am Nackenrand und entlang der HWS Die Innenhand bleibt an der Schulter, Zeige- und Mittelfinger der Außenhand kreisen vom Processus mastoideus entlang dem Hinterhaupt bis zur Protuberantia occipitalis, dann weiter zwischen Dornfortsätzen und Querfortsätzen der HWS bis C7 (➤ Abb. 2.103a, b). Die Kreise sollen in einer Druckphase vom jeweiligen Knochen weg und ohne Druck zum Knochen zurück führen. Mehrmals. Danach legen Sie die Finger flach auf, kreisen noch einmal über die Nackenmuskeln (➤ Abb. 2.103c) und von dort gleich weiter zum unteren Schulterblattende.

- Kann Verspannungen am Hinterhaupt und im HWS-Bereich (Ursprung des M. trapezius) lösen.
- Hilft bei Spannungskopfschmerz, Migräne, Stirnkopfschmerz.
- Faszien: Druck auf der oberflächlichen Rückenlinie, der Spirallinie und der Laterallinie.
- Sen: Anregung von Sen Ittha/Pingkhala.
- Hilft, energetische und emotionale Blockaden in der Nackengegend zu lösen.
- Kann sehr empfindlich sein!
- Yoga: gute Vorbereitung für Positionen mit starker Nackendehnung wie „Schulterstand", „Pflug", „Schulterbrücke" (➤ Abb. 3.21, ➤ Abb. 3.22, ➤ Abb. 3.19).
- **Achtung:** Nicht auf Knochen drücken!

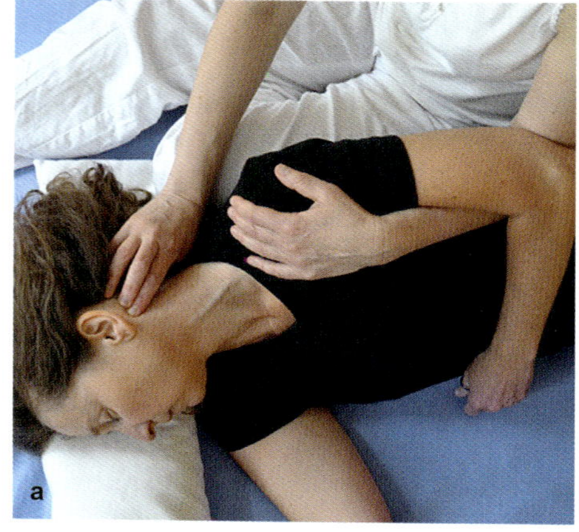
a

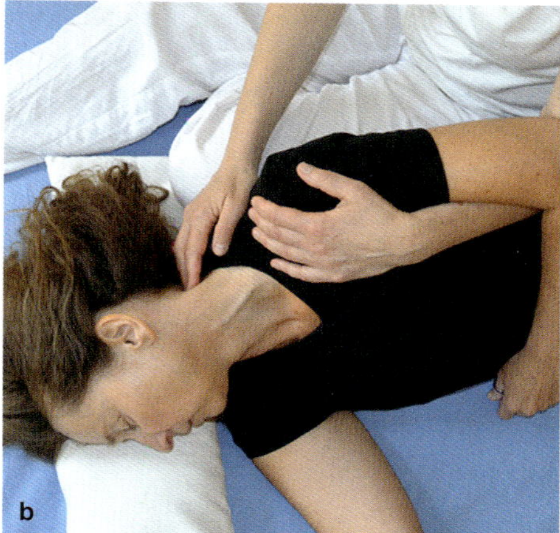
b

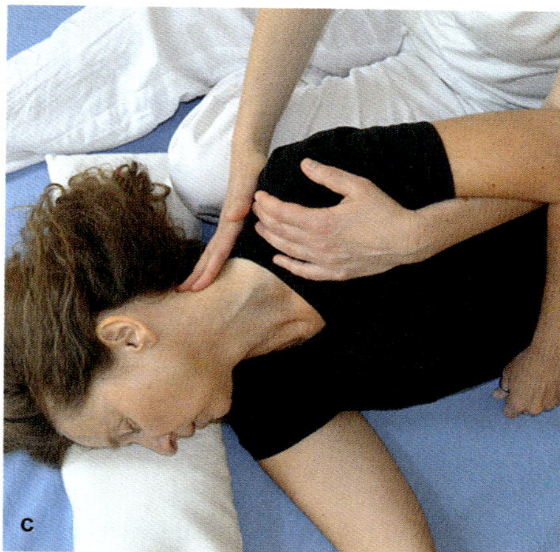
c

Abb. 2.103 Fingerkreise am Nackenrand und entlang der HWS [K401]

Übung 84 Flügerl putzen Während Ihre Innenhand die Schulter leicht nach dorsal bewegt, versucht Ihre andere Hand, sich mit den flachen Fingerspitzen vom Schulterblattspitz aus unter das Schulterblatt zu schieben (➤ Abb. 2.104). Ebenso den ganzen medialen Schulterblattrand nach kranial und wieder zurück arbeiten.

Besser nur ganz wenig – mit jedem Mal wird es leichter gehen! Die Klientin soll nicht mithelfen, da sich die Muskeln dadurch anspannen würden!

- Dehnt die Mm. rhomboideus major und minor, den M. trapezius sowie den M. subscapularis und den M. serratus anterior.
- Hilft, den emotionalen Panzer, der sehr oft den Brustkorb umspannt, zu lösen, wobei wesentlich ist, dass die Klientin wirklich tun lässt.
- Faszien: Dehnung der rückwärtigen Armlinien.
- Yoga: gute Vorbereitung für das „Kuhgesicht" (➤ Abb. 3.15).

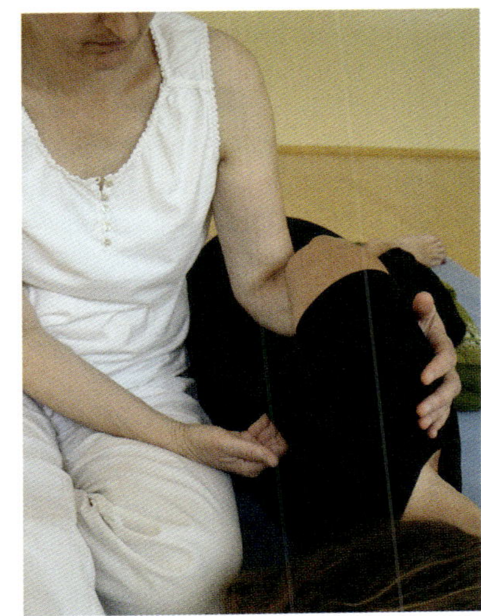

Abb. 2.104 Flügerl putzen [K401]

Übung 85 Kreisen des Schultergelenks Sie heben den Oberarm der Klientin mit Ihrem Unterarm an (der Unterarm der Klientin soll hängen). Sie halten nun das Schultergelenk von ventral und bewegen mit Ihrem Körper den Oberarm so, dass der Humeruskopf in der Pfanne rotiert (➤ Abb. 2.105). Der Schultergürtel soll diesmal nicht bis kaum mitgehen.

- Gut nach Bewegungseinschränkungen, z. B. infolge Gips oder Operation.
- Hilft, die Schonhaltung zu überwinden.
- Auch nach Traumata wie Luxationen.
- Löst energetische Blockaden im Schultergelenk.

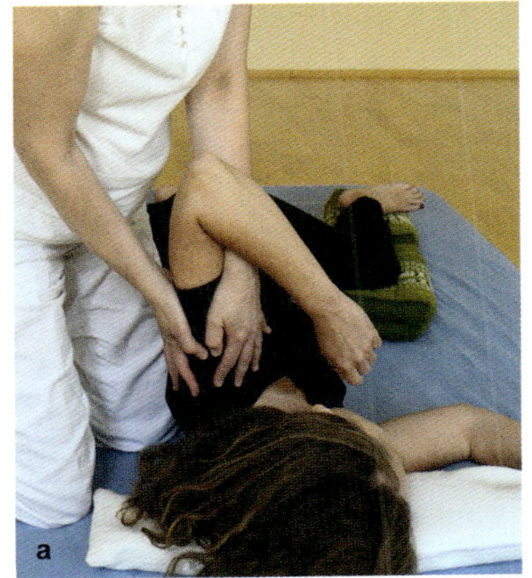

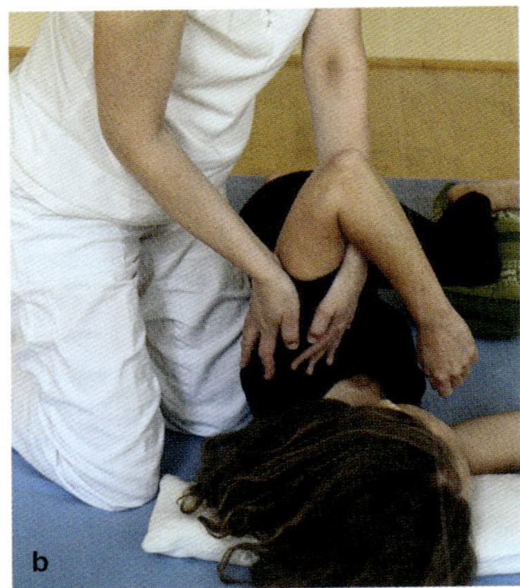

Abb. 2.105 Kreisen des Schultergelenks [K401]

Übung 86 Flankendehnung Hocken Sie schräg am Kopfende und legen Sie den oberen Arm Ihrer Klientin über und hinter deren Kopf auf Ihren Oberschenkel. Ziehen Sie mittels einer Hand am Oberarm, während Sie mit der anderen das Becken fixieren (➤ Abb. 2.106). Die Zugbewegung soll aus Ihrem Becken kommen.

- Gute Dehnung des M. pectoralis major und des M. latissimus sowie der Zwischenrippenmuskeln und des langen Trizepskopfes.
- Öffnet, flexibilisiert das Schultergelenk.
- Faszien: Dehnung der Laterallinie, Spirallinie und aller Armlinien.
- Yoga: gute Vorbereitung für die „liegende Heldenstellung" (➤ Abb. 3.13).
- **Achtung:** Nicht bei Luxationsneigung!

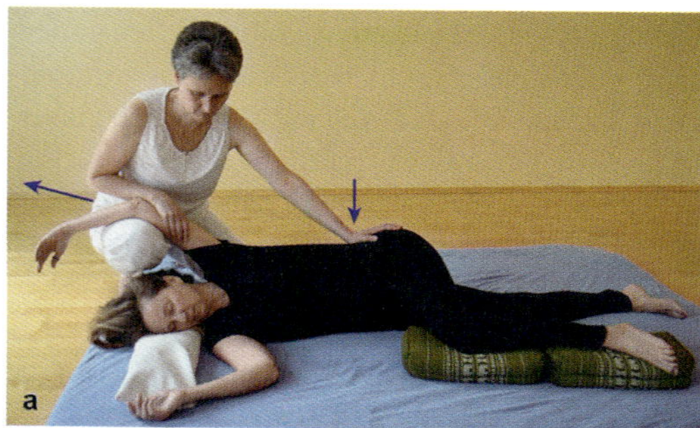

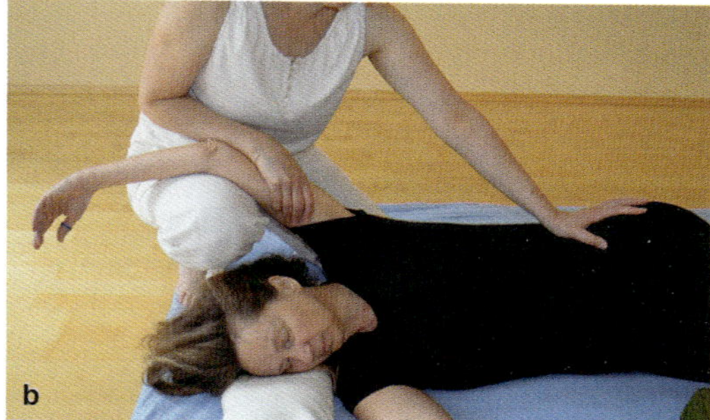

Abb. 2.106 Flankendehnung [K401]

Rotationen und Dehnungen der Wirbelsäule

Übung 87 Leichter Twist Lösen Sie die Unterstützung des oberen Beins, es soll nun frei und locker auf dem Boden ruhen. Umfassen Sie wieder mit beiden Händen das Schultergelenk bzw. den Oberarm und legen den Unterarm Ihres körpernahen Arms an das untere Ende des Rückenstreckers (ca. L5), sodass der Ellenbogen flach lateral ganz nahe der Wirbelsäule liegt. Nun geben Sie Unterarm-/Ellenbogendruck gegen den unteren Rücken und ziehen gleichzeitig die Schulter mit der anderen Hand leicht (ausgleichend) nach hinten (➤ Abb. 2.107). Ebenso zwei weitere Positionen Richtung Brustwirbelsäule und wieder zurück.

- Fördert die Beweglichkeit der Wirbelsäule.
- Faszien: leichte Dehnung der oberflächlichen Rückenlinie und der Spirallinie.
- Sen: Stimulation von Sen Ittha/Pingkhala.
- Gute Loslassübung.
- **Achtung:** Nicht auf Knochen (Dornfortsätze, Rippen) drücken! Nicht bei Bandscheibenproblemen! Nicht in der Schwangerschaft!

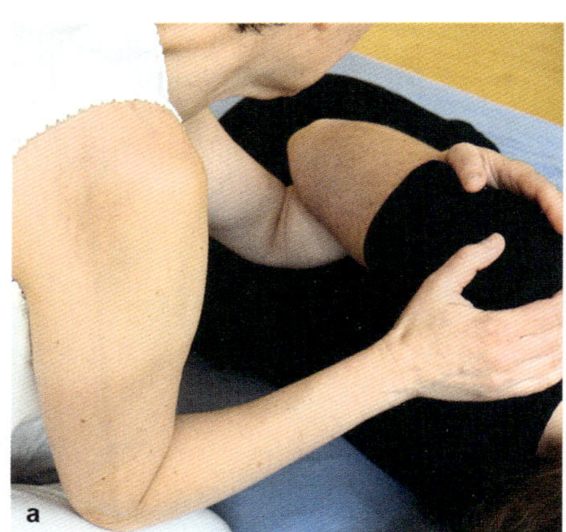

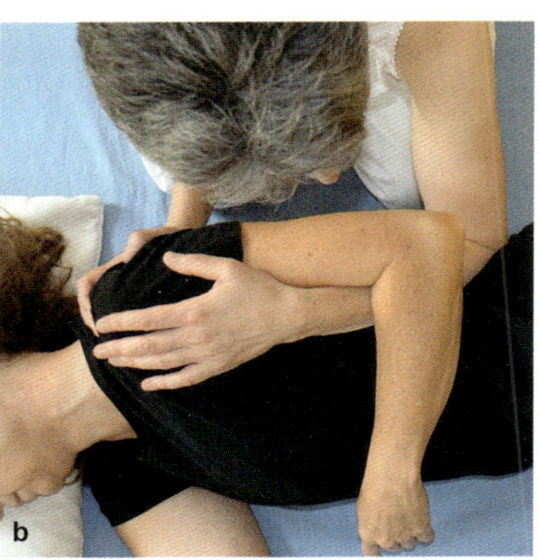

Abb. 2.107 Leichter Twist [K401]

2

Übung 88 Bogen Zuerst knien Sie hinter Ihrer Klientin und holen mit einer Hand das oben liegende Bein zu sich nach hinten, wobei Ihre zweite Hand das Becken fixiert. Dann hocken Sie sich hin und legen das Bein über Ihren Oberschenkel. Mit Ihrem zweiten Knie stabilisieren Sie das Gesäß – ohne Druck. Nun halten Sie mit der distalen Hand das Knie Ihrer Klientin so, dass deren Unterschenkel mit dem Knie auf Ihrem Unterarm ruht (Fuß innen oder außen möglich). Jetzt bewegen Sie das Bein in der Hüfte nach dorsal, legen die andere Hand flach auf die Oberschenkelvorderseite und drücken ziehend mit den Fingern an der Innenseite des Oberschenkels (➤ Abb. 2.108). Den Rücken können Sie auch – mit weichem Druck – bearbeiten.

- Dehnung von M. quadriceps und M. iliopsoas sowie der Bauchmuskeln.
- Öffnen des Hüftgelenks.
- Faszien: leichte Rotation mit Anregung der Spirallinie, Dehnung der tiefen Frontallinie.
- Sen: Anregung sämtlicher Sen auf der Körpervorderseite und von Sen Ittha/Pingkhala am Rücken.
- Diese Übung ist auch bei Kniegelenkschmerzen durchführbar, aber mit Feedback der Klientin.
- Kann auch in der Schwangerschaft, aber eher leicht und spielerisch, angewendet werden.
- Yoga: Vorbereitung für den „Bogen“ und die „Heuschrecke“ (➤ Abb. 3.18, ➤ Abb. 3.17).

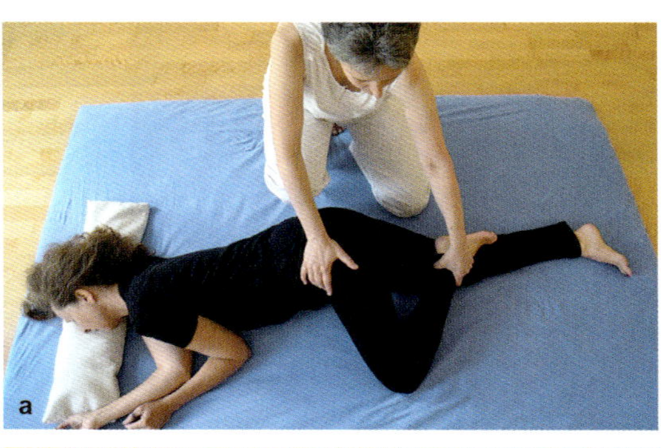

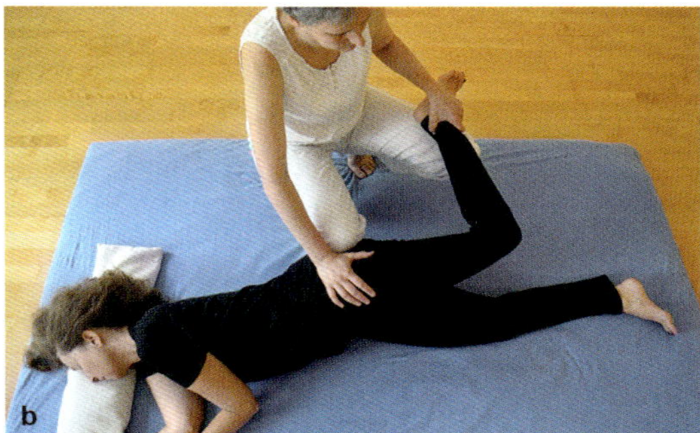

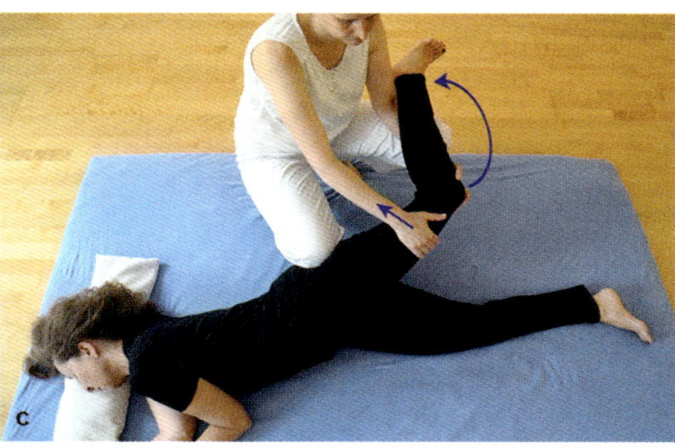

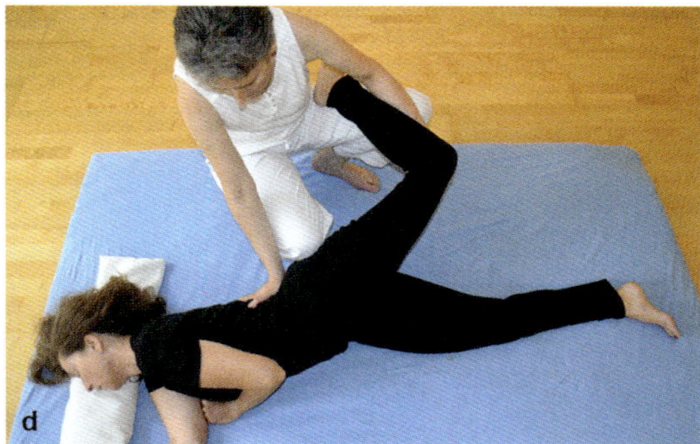

Abb. 2.108 Bogen [K401]

Übung 89 Starker Bogen Um den Bogen stärker und stabiler zu machen, können Sie den oberen Arm der Klientin nach hinten bewegen und an Ihrer Flanke anlegen (➤ Abb. 2.109). Dadurch wird Ihre Klientin nicht gedreht und die Dehnung linear.

- Weitung des Brustkorbs, Dehnung des M. biceps brachii und der Brustmuskeln.
- Wirkung sonst wie Übung 88 (außer Spirallinie).
- Yoga: Vorbereitung für den „Bogen" und die „Heuschrecke" (➤ Abb. 3.18, ➤ Abb. 3.17).

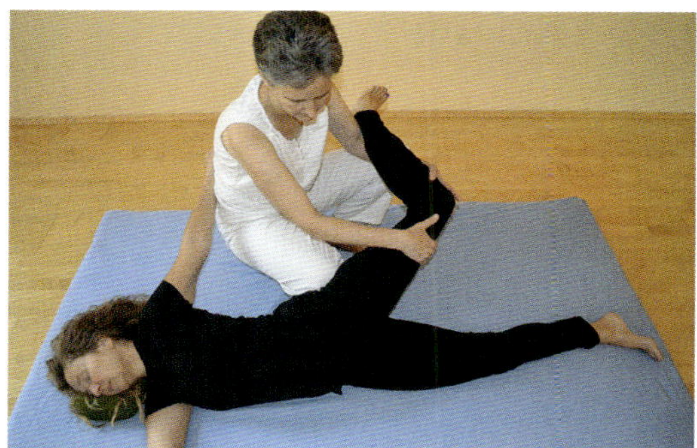

Abb. 2.109 Starker Bogen [K401]

Übung 90 Relaxing Fun Entfernen Sie das Kissen unter dem Kopf. Positionieren Sie Ihre Knie ganz nahe am Gesäß Ihrer Klientin und umfassen Sie das obere (gebeugte) Bein mit Ihrem fußseitigen Arm, wobei sich Ihre Klientin nach vorne fallen lassen kann. Rutschen Sie noch etwas näher. Dann lehnen Sie sich mit dem umfassten Bein nach hinten und rollen dabei mithilfe des Beins der Klientin deren Gesäß über Ihre Oberschenkel. Die zweite Hand hält die Hüfte (➤ Abb. 2.110).

- Leichte Dehnung von M. iliopsoas, M. quadriceps sowie der Bauchmuskeln.
- Entlastung der Bandscheiben.
- Faszien: Dehnung der Spirallinie sowie der oberflächlichen und tiefen Frontallinie.
- Sen: Aktivierung von Sen Sumana und Sen Khitchana/Nanthakrawat.
- Wirkt allgemein entspannend, hilft beim Loslassen.
- Yoga: gute Vorbereitung der „liegenden Heldenstellung" oder der „Schulterbrücke" (➤ Abb. 3.13, ➤ Abb. 3.19).
- **Achtung:** Nicht in der Schwangerschaft! Nicht während oder direkt nach einem Bandscheibenvorfall!

Bitten Sie nun Ihre Klientin, sich auf die andere Seite zu drehen für die entsprechende Wiederholung der Übungen!

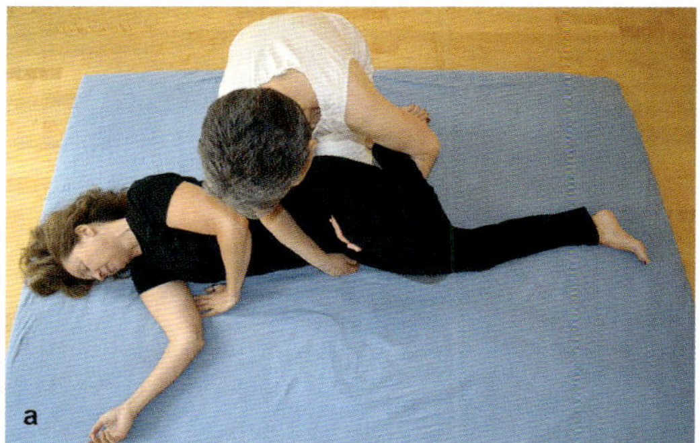

a

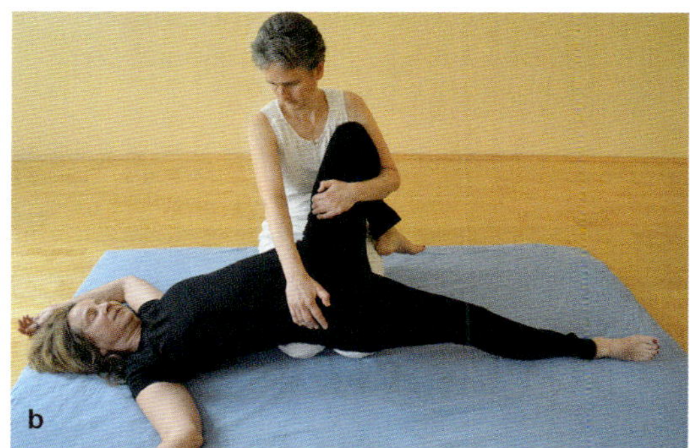

b

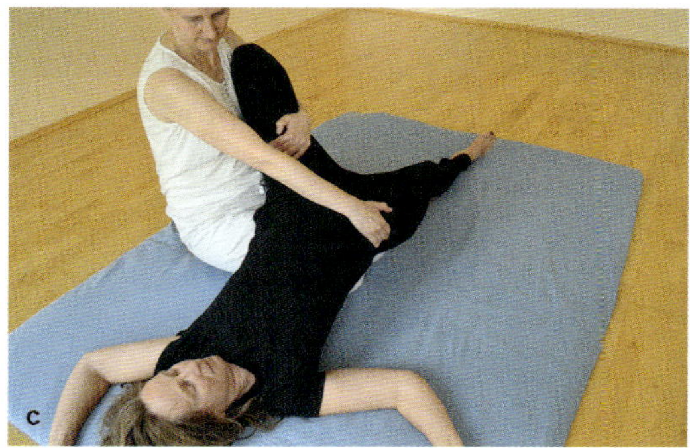

c

Abb. 2.110 Relaxing Fun [K401]

2

2.3.3 Bauchlage

Nuad in Bauchlage sollte nicht während einer Schwangerschaft durchgeführt werden. Sowohl die Beinrückseite als auch der Rücken lassen sich sehr gut auch in Seitenlage behandeln.

Füße

Übung 91 Wechselweises Gehen auf den Fußsohlen Die Füße liegen zur Gänze auf der Matte, möglichst flach, die Zehen zeigen nach innen, eine Handbreite Abstand zwischen den Großzehenspitzen. Dann stellen Sie sich etwas o-beinig mit dem Rücken zur Klientin hin und geben mit den Fersen – beide Füße abwechselnd – Druck auf die Fußsohlen. Mit Ihren Zehen bleiben Sie dabei immer am Boden – Gewichtsverlagerung von den Zehen zur Ferse. Beginnen Sie jeweils in der Fußmitte, dann zu den Zehen und ebenso zur Ferse (➤ Abb. 2.111). Wahlweise können Sie auch mit Ihren Handflächen oder den Fäusten drücken – besonders bei Menschen, deren Rist nicht gut aufliegt.

- Gut für sämtliche Strukturen der Fußsohle.
- Faszien: Druck auf der Plantarfaszie und der oberflächlichen Rückenlinie.
- Sen: Anregung des Sen Kalathari.
- Diese Übung erdet.
- Yoga: unterstützt Positionen wie die „liegende Heldenstellung“, die „Kobra“, die „Kindhaltung“ jeweils durch die Plantarflexion des Fußes (➤ Abb. 3.13, ➤ Abb. 3.16, ➤ Abb. 3.20).
- **Achtung:** Nicht auf Entzündungen (Gelenke, Nagelbett) steigen! Bei Supinationstrauma nicht auf die Ferse treten! Nicht in der Schwangerschaft!

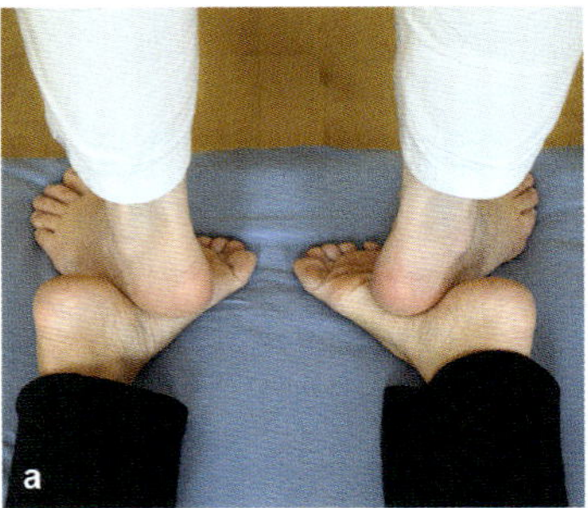

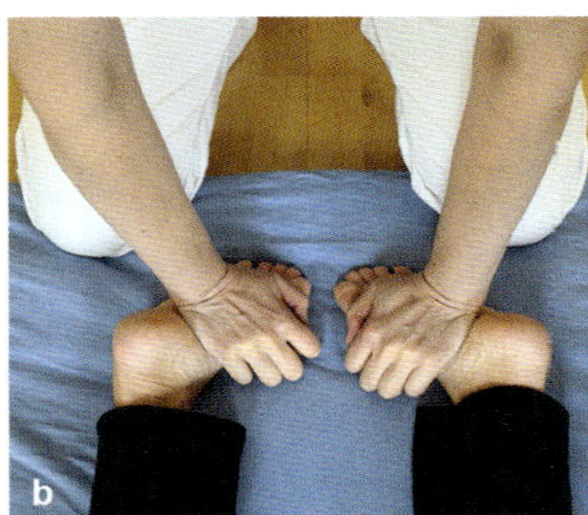

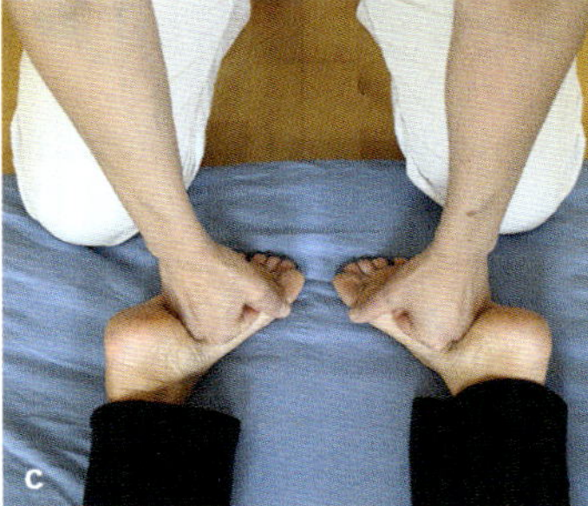

Abb. 2.111 Wechselweises Gehen auf den Fußsohlen [K401]

Beine

Übung 92 Handflächendruck auf der Beinrückseite, parallel Geben Sie parallelen Handflächendruck auf der Rückseite beider Beine: an den Kniekehlen und eine Handbreite proximal und distal des Knies nur leicht, wegen der Patella und dem Schleimbeutel am Kniegelenk, am Oberschenkel kräftigen Druck mit Gewichtsverlagerung. Die Daumen werden am Oberschenkel nach außen angelegt (➤ Abb. 2.112). Bis zum Gesäßrand und zurück zur Achillessehne. Eventuell mehrmals wiederholen.

- Druck auf Oberschenkelbeuger entspannt die Rückenmuskeln; leichte Beckenkippung entlastet die Lendenwirbelsäule und das ISG.
- Faszien: Druck auf der oberflächlichen Rückenlinie.
- Sen: Anregung von Sen Ittha/Pingkhala.
- **Achtung:** Nicht in der Schwangerschaft!

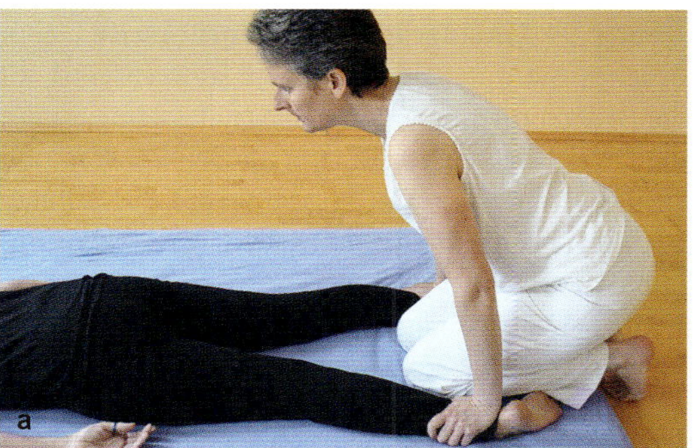

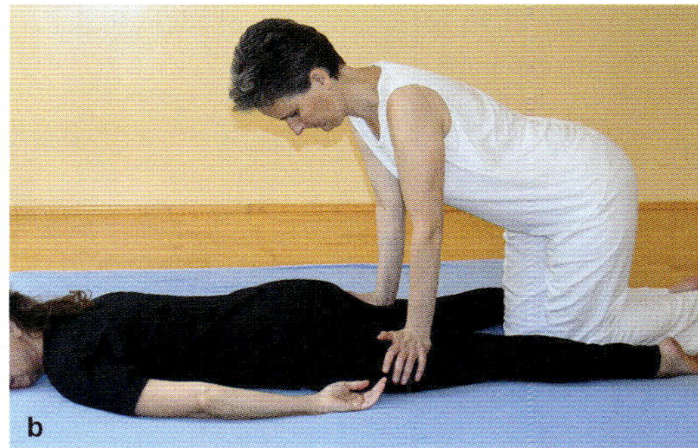

Abb. 2.112 Handflächendruck auf der Beinrückenseite, parallel [K401]

Übung 93 Katzenpfoten auf einer Beinrückseite Sie knien an einer Beinseite und geben Handflächendruck auf die Beinrückseite des nahe liegenden Beins von der Achillessehne bis zum Gesäßrand und retour (➤ Abb. 2.113). Eine Handbreite proximal und distal der Kniekehle sehr wenig Druck geben. Achten Sie auf Ihre Körperhaltung (auf Kniehöhe leicht gegrätscht knien).

- Wirkung wie Übung 92.
- **Achtung:** Nicht in der Schwangerschaft!

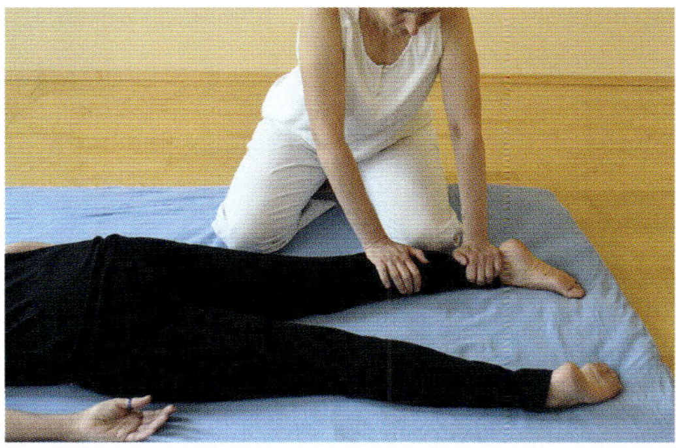

Abb. 2.113 Katzenpfoten auf einer Beinrückenseite [K401]

2

Übung 94 Linienarbeit auf Beinrückseite Nun drücken Sie mit beiden Daumen abwechselnd auf der 3. Beininnenlinie von der Achillessehne, durch die Kniekehle (leicht) bis zum Sitzbeinknorren und zurück (➤ Abb. 2.114, ➤ Abb. 2.115). Sie können auch mit beiden Daumen gleichzeitig drücken, wodurch der Druck tiefer geht.

- Gut bei Verspannungen, die vom Rücken ausgehen.
- Faszien: Druck auf der oberflächlichen Rückenlinie.
- Sen: Stimulation von Sen Ittha/Pingkhala.
- **Achtung:** Nicht bei Krampfadern! Nicht in der Schwangerschaft!

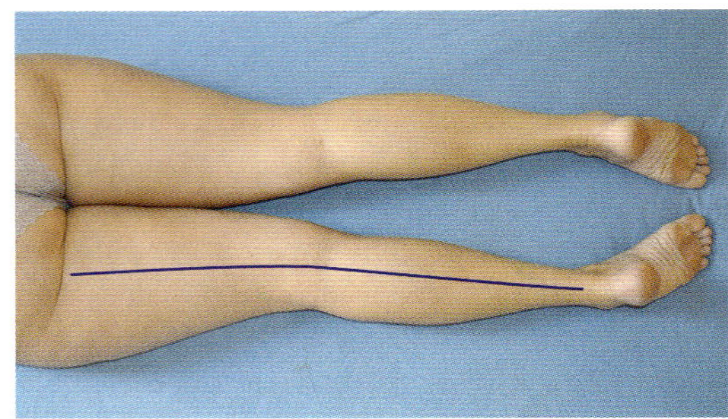

Abb. 2.115 Verlauf der 3. Beininnenlinie [K401]

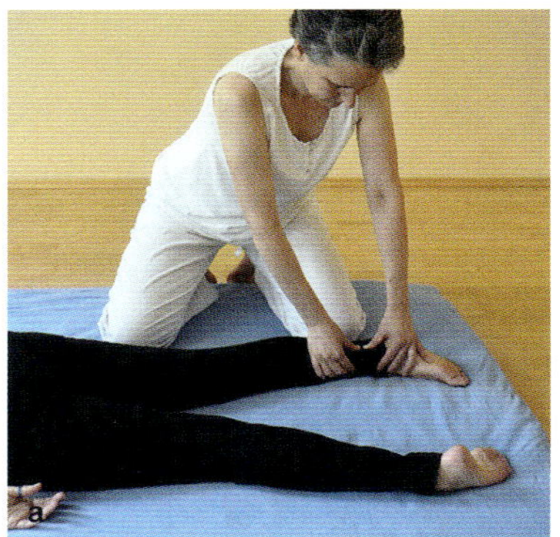

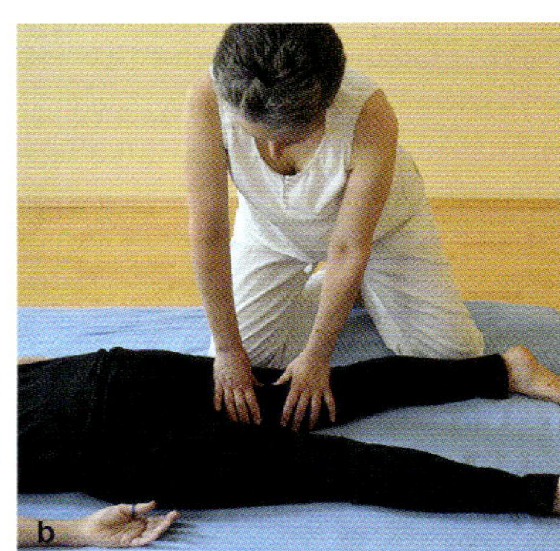

Abb. 2.114 Linienarbeit auf Beinrückseite [K401]

Übung 95 Katzenpfoten Nochmals Handflächendruck auf der Beinrückseite, siehe Übung 93 (➤ Abb. 2.113).

Übung 96 Nudelwalker auf Fußsohle Sie knien im Fersensitz seitlich des Fußes und legen ihn auf Ihren distalen Oberschenkel. Dann rollen Sie mit Ihrem Unterarm über die Fußsohle (Nudelwalker), danach können Sie Ellenbogendruck anwenden und noch einmal Nudelwalkerdruck (➤ Abb. 2.116).

- Durchblutung der Fußsohle und Kräftigung der kurzen Fußmuskeln.
- Faszien: Druck auf die Plantarfaszie und damit auf die oberflächliche Rückenlinie.
- Sen: Anregung von Sen Kalathari.
- Anregung (unspezifische) der Reflexzonen.
- Gute Erdung!
- **Achtung:** Nicht in der Schwangerschaft!

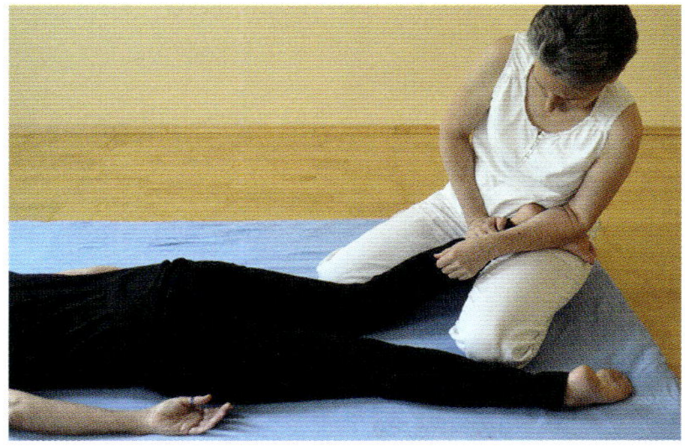

Abb. 2.116 Nudelwalker auf Fußsohle [K401]

Übung 97 Nudelwalker auf der Beinrückseite
Bleiben Sie in der Position und rollen Sie mit dem anderen Arm nun über den Unter- und Oberschenkel (➤ Abb. 2.117), evtl. auch über das Gesäß (Achtung auf den Intimbereich). Sie können den Unterschenkel Ihrer Klientin dafür leicht kippen, aber maximal 45° wegen des entstehenden Hohlkreuzes. Der Unterschenkel verträgt weniger Druck, der Oberschenkel mehr.

- Dehnt und durchblutet die ischiokrurale Muskelgruppe und die Wadenmuskeln.
- Gut bei Anspannungen der Beine, die vom Rücken ausgehen.
- Faszien: Druck auf der oberflächlichen Rückenlinie.
- Sen: Anregung von Sen Ittha/Pingkhala.
- Yoga: gut für alle Positionen mit Beindehnung wie die „sitzende Vorwärtsbeuge" oder die „Zange" (➤ Abb. 3.2, ➤ Abb. 3.7).
- **Achtung:** Nicht in der Schwangerschaft!

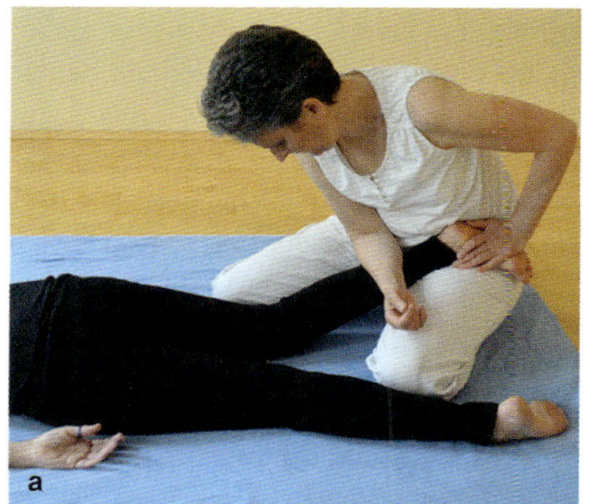

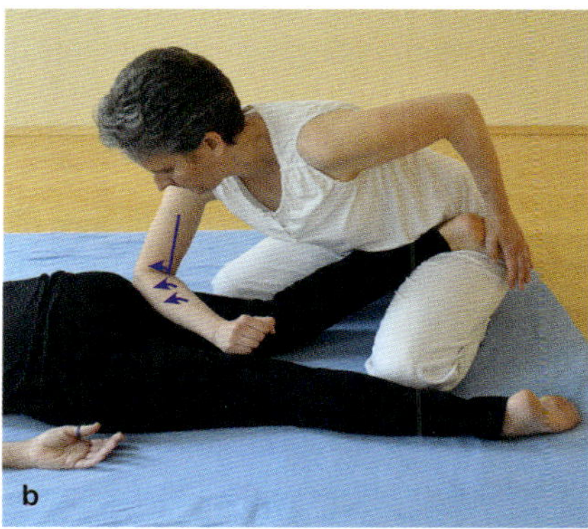

Abb. 2.117 Nudelwalker auf der Beinrückseite [K401]

Übung 98 Ferse zum Gesäß Mit einer Hand fixieren Sie das Becken gut (Handballen auf den großen Gesäßmuskel, Finger über das Kreuzbein), mit der anderen Hand heben Sie den Fuß an und winkeln das Bein Richtung Gesäß, möglicherweise bis die Ferse am Gesäß aufliegt (➤ Abb. 2.118a, b). Das darf auf mehrere Etappen gemacht werden. Nichts erzwingen! Bei sehr beweglichen Menschen kann man die Dehnung intensivieren, indem man bei der zweiten Etappe die Hand vom Gesäß löst und den Vorfuß flektiert. Noch kräftiger wird die Übung durch Druck auf den Vorfuß und Bearbeitung des vorderen Schienbeinmuskels mit der anderen Hand (➤ Abb. 2.118c).

- Intensive Dehnung des M. quadriceps und des M. iliopsoas, bei Druck auf Vorfuß auch Dehnung der Unterschenkelstrecker.
- Unterstützung der Darmtätigkeit.
- Faszien: Zugdehnung der oberflächlichen und tiefen Frontallinie.
- Sen: Anregung der 1. Beinlinie innen und außen, bei Intensivierung auch Anregung von Sen Khitchana/Nanthakrawat.
- Yoga: Vorbereitung auf die „liegende Heldenstellung“ oder die „Kindhaltung“ (➤ Abb. 3.13, ➤ Abb. 3.20).
- **Achtung:** Bei Problemen in der Lendenwirbelsäule langsam arbeiten, besonders sobald Spannung auftritt! Nicht bei Bandscheibenproblemen! Nicht in der Schwangerschaft!

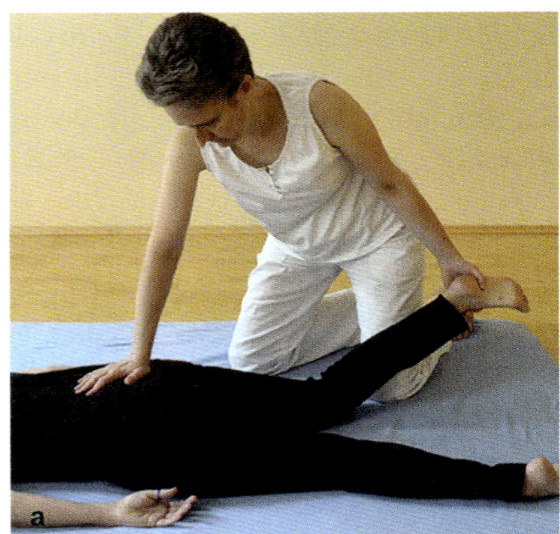

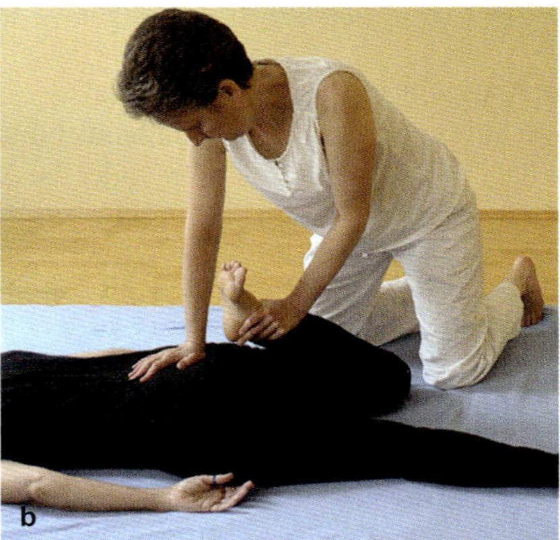

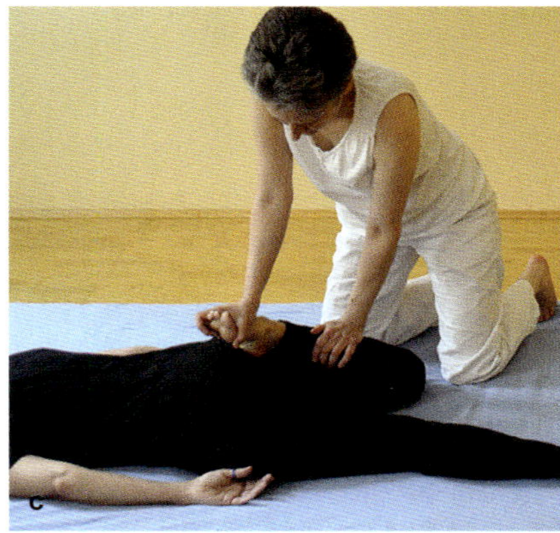

Abb. 2.118 Ferse zum Gesäß [K401]

Alternativ zu Übung 98 können Sie auch folgende Übung machen:

Übung 99 Thai-Sitting Im geöffneten Schneidersitz, einem Bein zugewendet, zwischen den Beinen sitzen, sodass Ihr distales Bein leicht aufgestellt ist und das proximale angewinkelt, ganz flach. Unterlegen Sie die Leiste mit einem Kissen. Ihre Klientin soll zur selben Seite schauen. Nun mit dem Nudelwalkergriff vom Knie auf dem Unter- und Oberschenkel im Wechsel auseinander Richtung Ferse und Gesäß und wieder zusammen rollen (➤ Abb. 2.119). Am Unterschenkel geben Sie weniger Druck, am Oberschenkel mehr, dann rollen Sie noch einmal über den Oberschenkel, das Gesäß und den Rücken bis zum Schulterblatt und retour zum Knie. Achten Sie darauf, auf Ihrer Seite der Wirbelsäule zu bleiben und nicht auf die Dornfortsätze zu drücken.

- Leichte Dehnung des M. quadriceps und M. iliopsoas, Druck auf Beuger, sämtliche Gesäßmuskeln und die Rückenstrecker, gut für den Rücken, besonders bei sitzenden Berufen.
- Faszien: Druck auf die oberflächliche Rückenlinie.
- Kann Blähungen lösen und die Verdauung anregen.
- Sen: stimuliert Sen Ittha/Pingkhala.
- Allgemein entspannend!
- Yoga: gut für alle Positionen mit Beindehnung wie die „sitzende Vorwärtsbeuge" oder die „Zange" (➤ Abb. 3.2, ➤ Abb. 3.7).
- **Achtung:** Nicht in der Schwangerschaft!

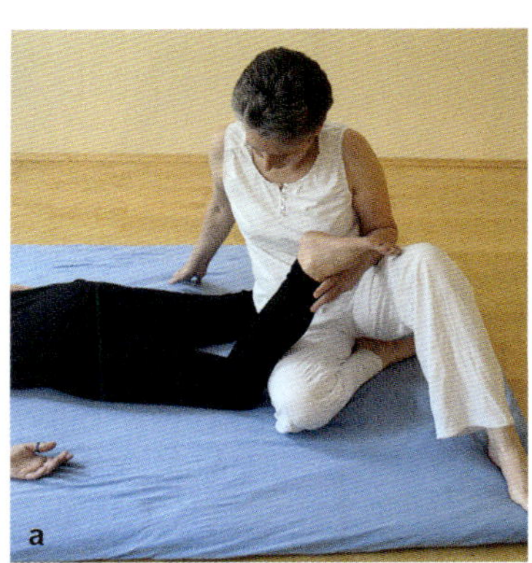

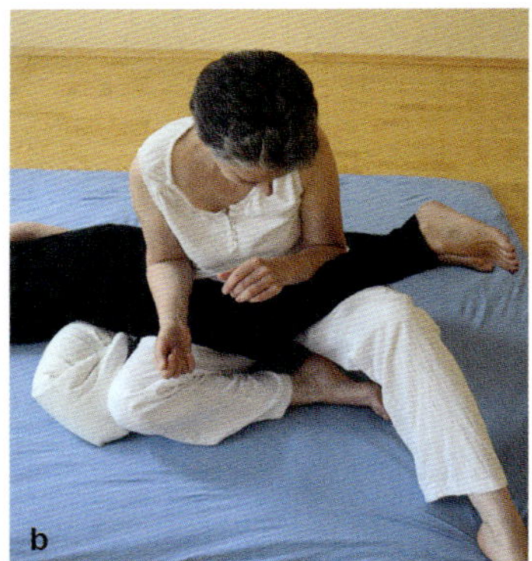

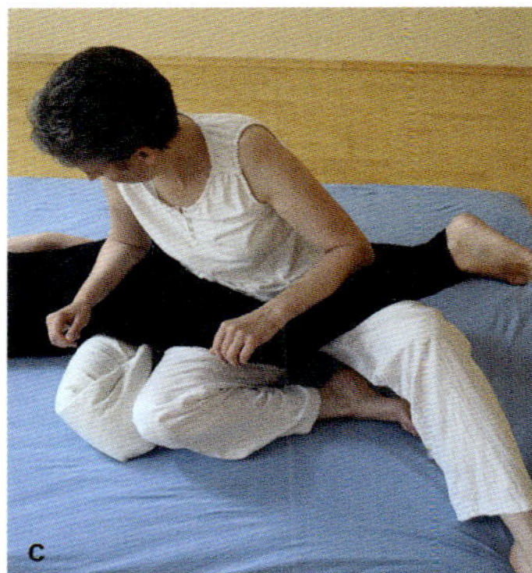

Abb. 2.119 Thai-Sitting [K401]

Rücken

Übung 100 Butterfly am Rücken Die Arme Ihrer Klientin liegen nun neben ihrem Rumpf, damit der Rücken möglichst flach ist. Gehen Sie links und rechts des Rückens in den Knie-Fuß-Stand und arbeiten Sie mit dem Butterflygriff, paravertebral vom Kreuz bis zum höchsten Punkt der Kyphose (➤ Abb. 2.120). Nicht weiter, da es sonst durch Ihre Position zu einem Schieben in den Nacken kommt. Die Handballen liegen auf den Facettengelenken, die Dornfortsätze bleiben frei, immer mit der Ausatmung Ihrer Klientin. Zwei- bis dreimal pro Position. Wechseln Sie gelegentlich Ihre Beine, um Anstrengung zu vermeiden.

- Entspannung der Rückenmuskeln.
- Faszien: Druck auf die oberflächliche Rückenlinie und die Spirallinie.
- Gut bei Schmerzen, die vom Rücken ausgehen, inkl. Spannungskopfschmerzen.
- Knacksen ist möglich.
- Lösen von Blockaden sämtlicher Wirbelsäulengelenke.
- Sen: Anregung von Sen Ittha/Pingkhala am Rücken.
- Yoga: gut für alle Yoga-Positionen.
- **Achtung:** Nicht bei Bandscheibenvorfall oder akuten Ischiasschmerzen (Verdacht: Nervenwurzelentzündung)! Nicht in der Schwangerschaft!

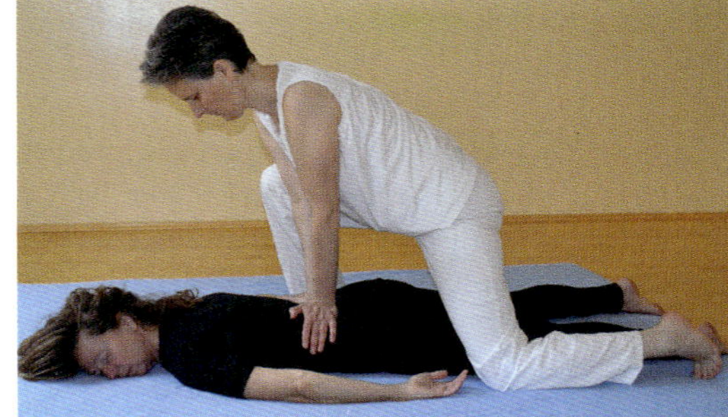

Abb. 2.120 Butterfly am Rücken [K401]

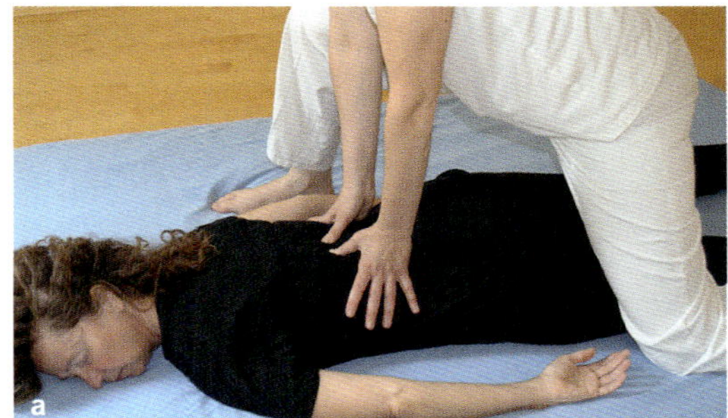

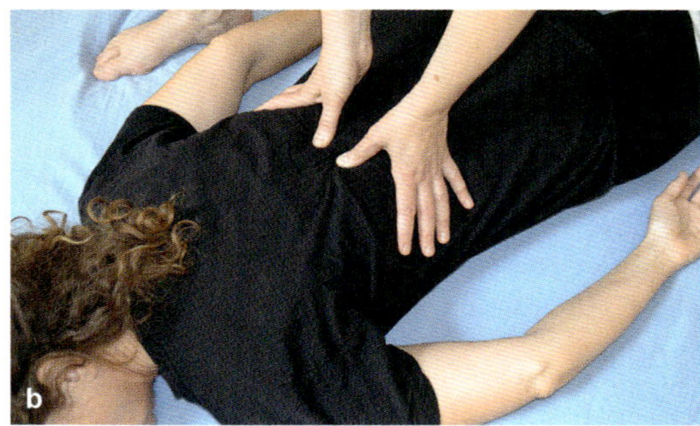

Abb. 2.121 Daumendruck am Rücken, innere Rückenlinie [K401]

Übung 101 Daumendruck am Rücken, innere Rückenlinie Nach dieser Vorbereitung geben Sie gleichzeitigen Daumendruck neben den Dornfortsätzen, wieder mit der Ausatmung, von L5 (kraniales Ende des Kreuzbeins) bis Mitte der Kyphose, eventuell drucklos bis C7 streichen, und zurück (➤ Abb. 2.121, ➤ Abb. 2.122). Der Druck geht jeweils in die Tiefe, dann nach kranial und lateral weg.

- Gut bei Spannungszuständen des Rückens.
- Unterstützt alle Bauch- und Brustorgane, bes. Bauch- und Oberbauchbereich.
- Faszien: Druck auf der oberflächlichen Rückenlinie und der Spirallinie.
- Sen: regt Sen Ittha/Pingkhala am Rücken an.
- Allgemein entspannend!
- Yoga: Gut für alle Yoga-Positionen.
- **Achtung:** Nicht bei Bandscheibenvorfall oder akuten Ischiasschmerzen (Verdacht: Nervenwurzelentzündung)! Nicht in der Schwangerschaft!

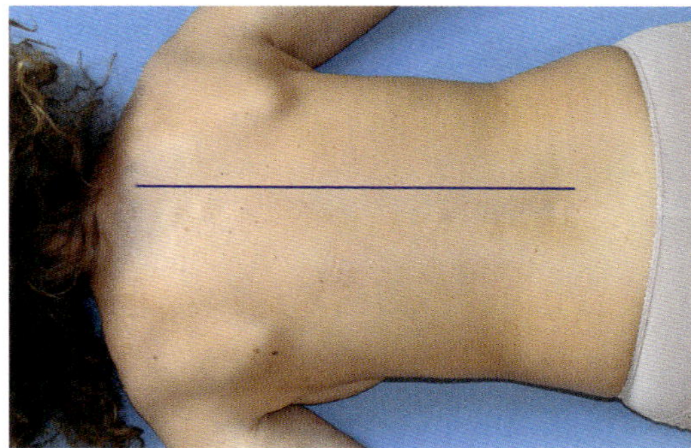

Abb. 2.122 Verlauf der inneren Rückenlinie [K401]

Übung 102 Daumendruck am Rücken, äußere Rückenlinie Daumendruck lateral der Rückenstrecker, diesmal geht der Druck schräg in Richtung der Wirbelsäule, nach kranial-lateral weg (➤ Abb. 2.123, ➤ Abb. 2.124).

- Wirkung wie bei Übung 101.
- **Achtung:** Nicht in der Schwangerschaft!

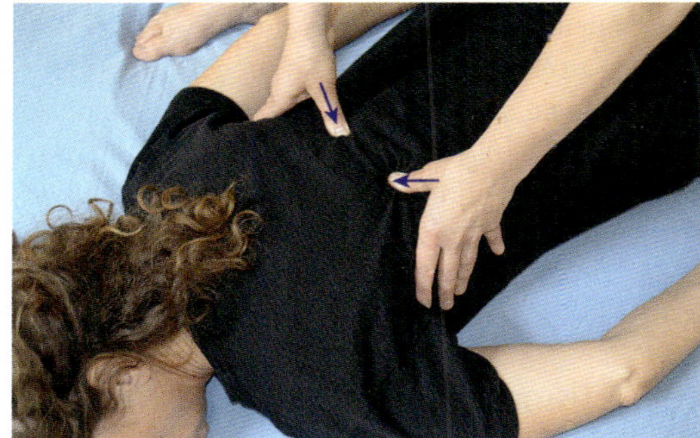

Abb. 2.123 Daumendruck am Rücken, äußere Rückenlinie [K401]

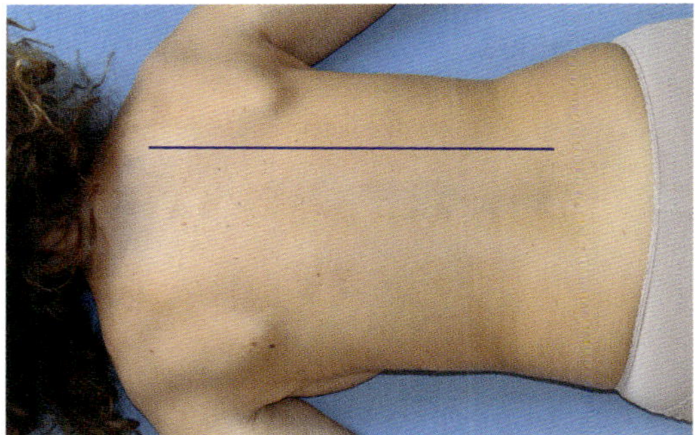

Abb. 2.124 Verlauf der äußeren Rückenlinie [K401]

Übung 103 Mit Handflächendruck nacharbeiten (➤ Abb. 2.125)

- **Achtung:** Nicht in der Schwangerschaft!

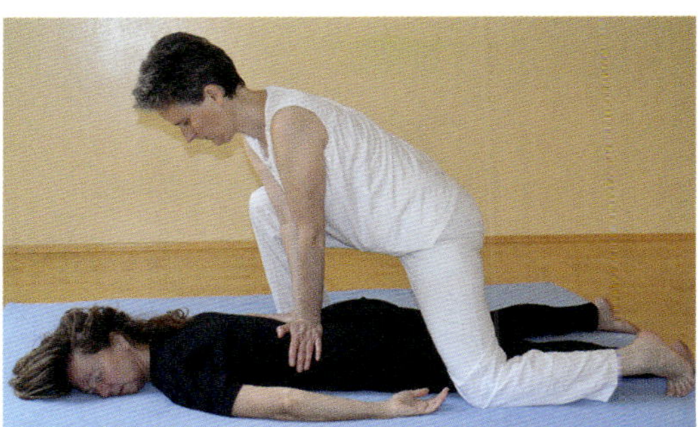

Abb. 2.125 Handflächendruck am Rücken [K401]

Sie können den Rücken auch kniend von einer Körperseite aus bearbeiten. Die Wirkungen und Kontraindikationen der Übungen 104 bis 108 sind fast identisch mit 100 bis 103. Der Unterschied ist, dass Sie in dieser Position bis zum Nacken arbeiten können und direkt am Muskelwulst des Rückenstreckers Druck geben. Des Weiteren ist bei dieser Arbeitsweise der Atemrhythmus nicht wesentlich.

Übung 104 Rücken von der Seite, 1 Geben Sie Handflächendruck („Katzenpfoten") auf den Rückenstreckern der gegenüberliegenden Seite vom Beckenrand bis Th1 und zurück (➤ Abb. 2.126). Mehrmals. Sie können auch mit Betonung Ihrer Handballen drücken und dabei den Rückenstecker tendenziell nach lateral schieben.

- **Achtung:** Nicht in der Schwangerschaft!

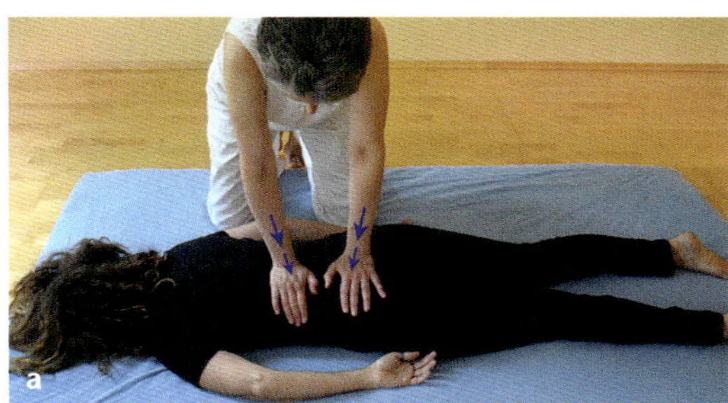

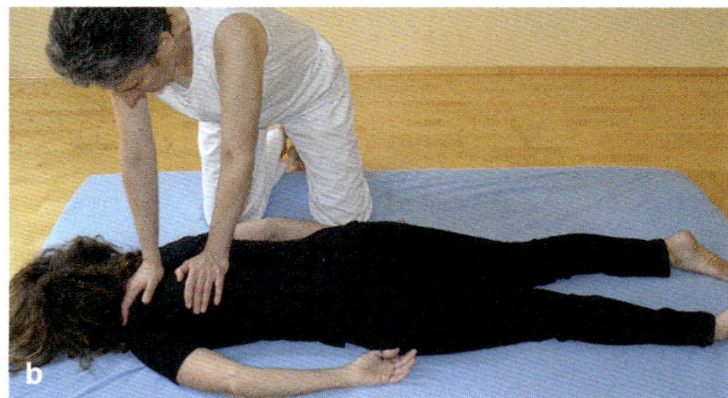

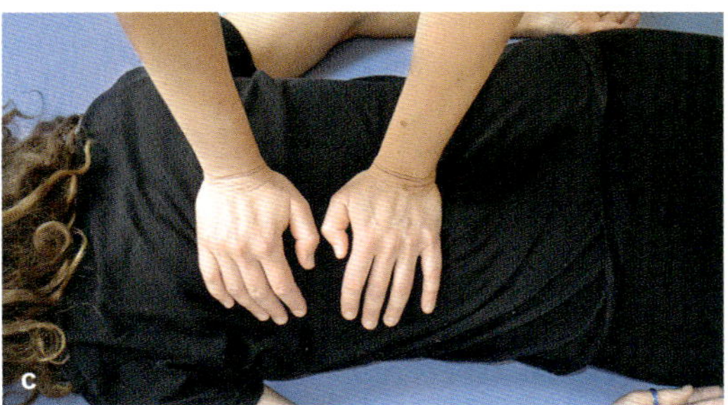

Abb. 2.126 Rücken von der Seite, 1 [K401]

Übung 105 Rücken von der Seite, 2 Innenlinie auf der gegenüberliegenden Seite mit abwechselndem und/oder gleichzeitigem Daumendruck, jeweils von L5 bis Th1 (➤ Abb. 2.127, ➤ Abb. 2.128). Drücken Sie in die Tiefe und weich nach lateral.

- **Achtung:** Nicht in der Schwangerschaft!

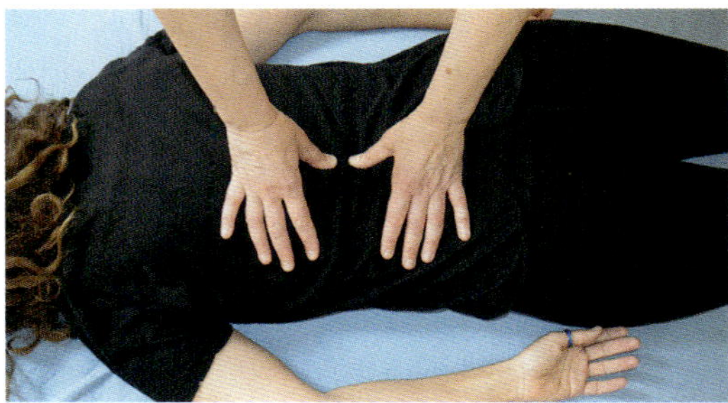

Abb. 2.127 Rücken von der Seite, 2 [K401]

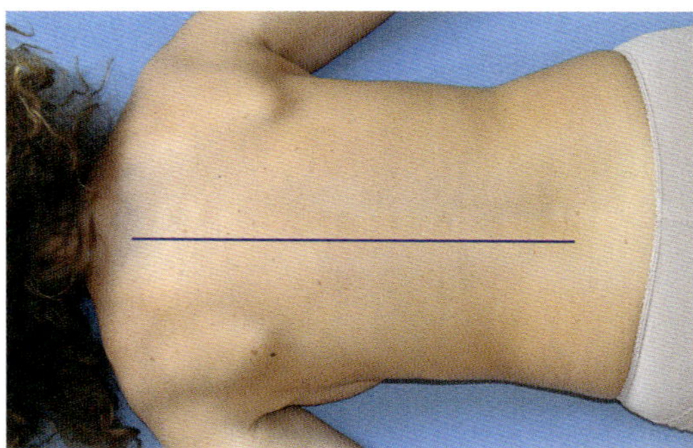

Abb. 2.128 Rückenlinie innen, gegenüberliegende Seite [K401]

Übung 106 Rücken von der Seite, 3 Nun arbeiten Sie auf der mittleren Rückenlinie – also auf dem Wulst des Rückenstreckers – der gegenüberliegenden Seite mit abwechselndem und/oder gleichzeitigem Daumendruck jeweils vom Beckenrand bis Th1 und zurück (➤ Abb. 2.129, ➤ Abb. 2.130). Der Druck geht diesmal in die Tiefe und leicht nach lateral.

- **Achtung:** Nicht in der Schwangerschaft!

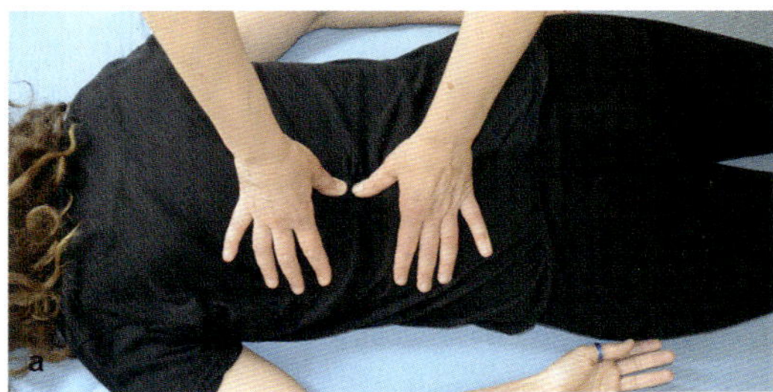

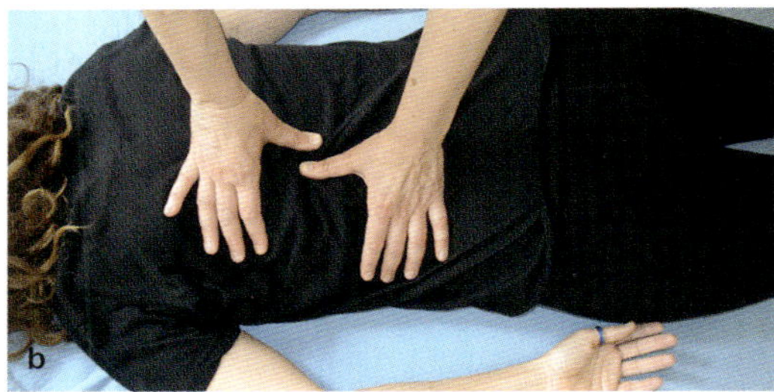

Abb. 2.129 Rücken von der Seite, 3 [K401]

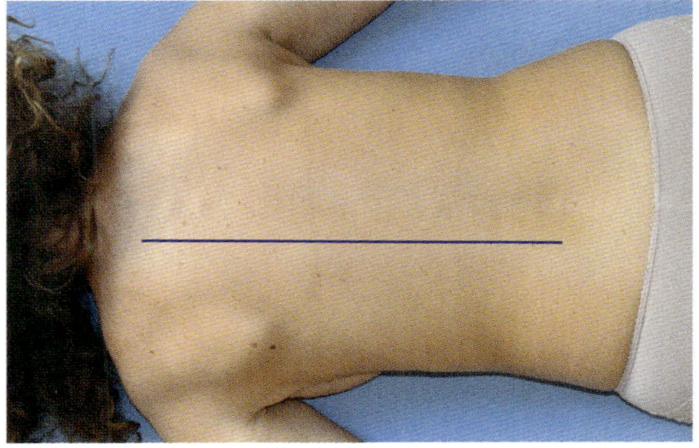

Abb. 2.130 Verlauf der mittleren Rückenlinie [K401]

Übung 107 Nudelwalker über den Rückenstrecker Sie verschränken Ihre Finger locker und setzen die Unterarme ellbogennah neben der Wirbelsäule der gegenüberliegenden Seite auf, beginnend beim Beckenrand. Nun rollen Sie mit beiden Armen in einem rhythmischen Wechsel Richtung Schulterblatt und zurück. Danach rollen Sie mit Druck des kaudalen Arms mehrmals über den Gesäßmuskel, lassen ihn dann dort locker liegen und bearbeiten mit dem kranialen Arm den Bereich zwischen Schulterblatt und Wirbelsäule (➤ Abb. 2.131).

- **Achtung:** Nicht in der Schwangerschaft!

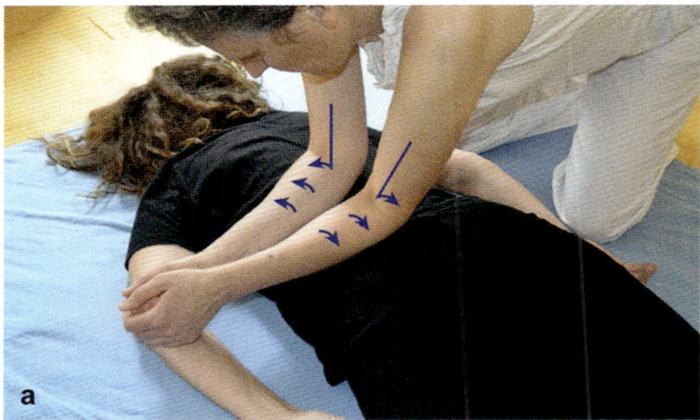

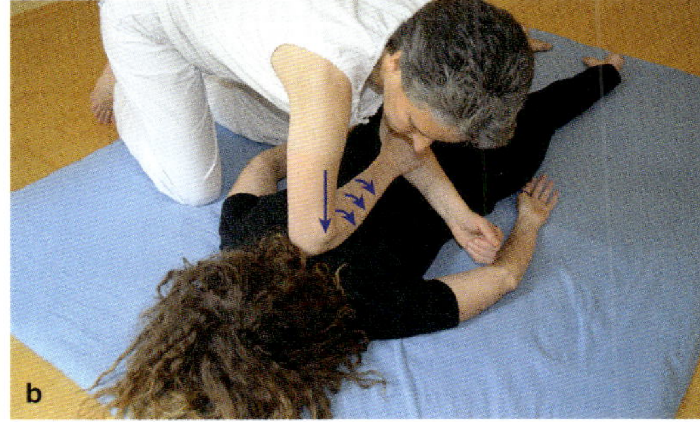

Abb. 2.131 Nudelwalker über den Rückenstrecker [K401]

2

Übung 108 Rücken von der Seite, 1 – Wiederholung Zum Abschluss geben Sie noch einmal Handflächendruck, diesmal bleibt eine Hand am Kreuzbein liegen, während die andere auf den Rückenstreckern von der Lende bis Th1 und zurück wandert (➤ Abb. 2.132). Sie können aber auch wie bei Übung 104 mit Katzenpfoten arbeiten.

- **Achtung:** Nicht in der Schwangerschaft!

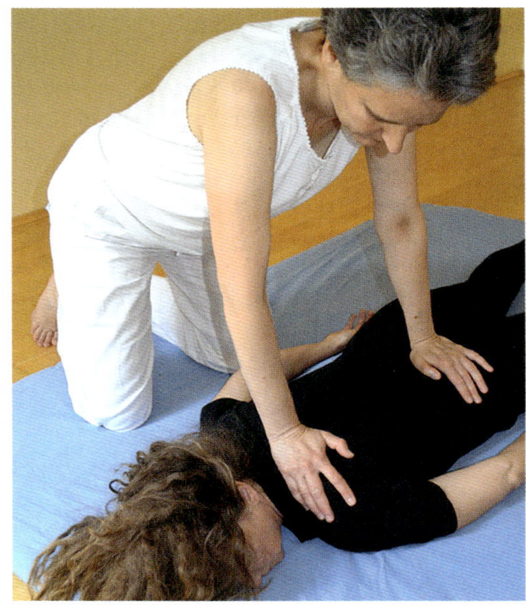

Abb. 2.132 Rücken von der Seite, 1 – Wiederholung [K401]

Übung 109 Zwischen Schulterblatt und Wirbelsäule Geben Sie Daumendruck medial des Schulterblattes, zuerst ganz nahe am Schulterblatt, dann am gesamten Bereich zwischen Schulterblatt und Wirbelsäule (➤ Abb. 2.133). Mit beiden Daumen gleichzeitig.

- Verbessert die Durchblutung der M. rhomboidei, des M. trapezius (Pars transversus) sowie des M. levator scapulae.
- Detonisiert und entspannt.
- Faszien: Druckdehnung der Spirallinie, der oberflächlichen Rückenlinie sowie der rückwärtigen Armlinien.
- Yoga: unterstützt Positionen wie den „Drehsitz" (➤ Abb. 3.10) durch die Bearbeitung des oberen Brustkorbs.
- **Achtung:** Nicht in der Schwangerschaft!

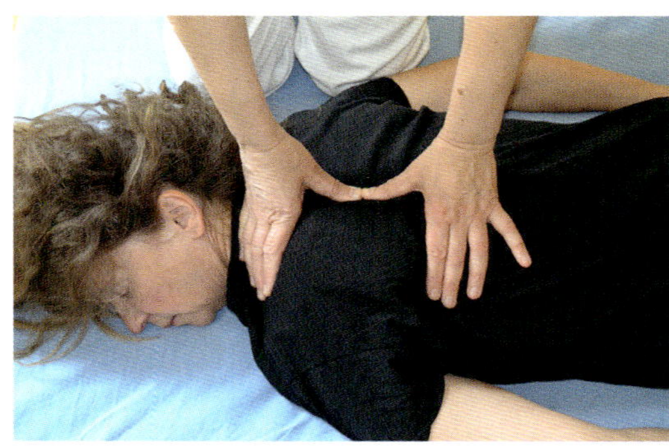

Abb. 2.133 Zwischen Schulterblatt und Wirbelsäule [K401]

Nun wiederholen Sie die Übungen 104 bis 109 auf der anderen Seite.

Übung 110 Schultergürtel vom Kopf aus Arbeiten Sie vom Kopf aus und geben Sie zuerst Handflächen- und dann Daumendruck am kranialen Rand des Schulterblattes von medial nach lateral und retour (➤ Abb. 2.134). Sie können auch mit beiden Daumen parallelen Druck neben den Dornfortsätzen anwenden. Ebenso ist es wohltuend, mit sanften Ellenbogenrollungen am M. trapezius zu arbeiten.

- Detonisiert den M. trapezius (Pars descendens), den M. supraspinatus sowie den M. levator scapulae.
- Faszien: Druckdehnung der Spirallinie, der oberflächlichen Rückenlinie sowie der rückwärtigen Armlinien.
- Yoga: gute Vorbereitung für Positionen, die den Nacken dehnen, z. B. „Pflug", „Schulterstand" oder „Schulterbrücke" (➤ Abb. 3.22, ➤ Abb. 3.21, ➤ Abb. 3.19).
- **Achtung:** Nicht in der Schwangerschaft!

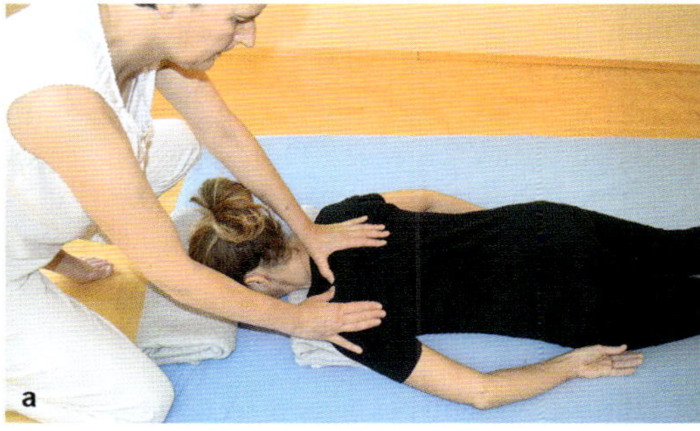

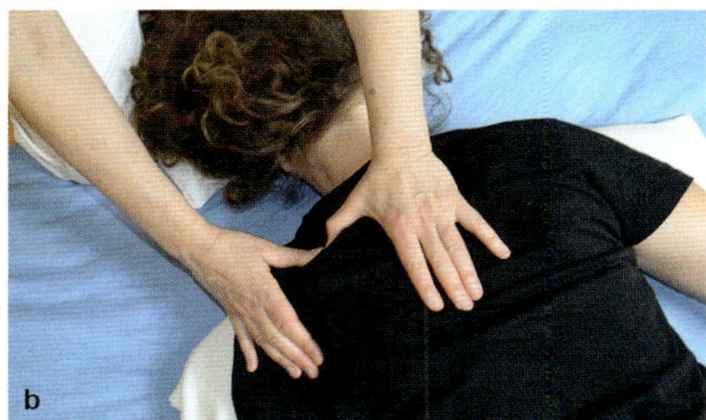

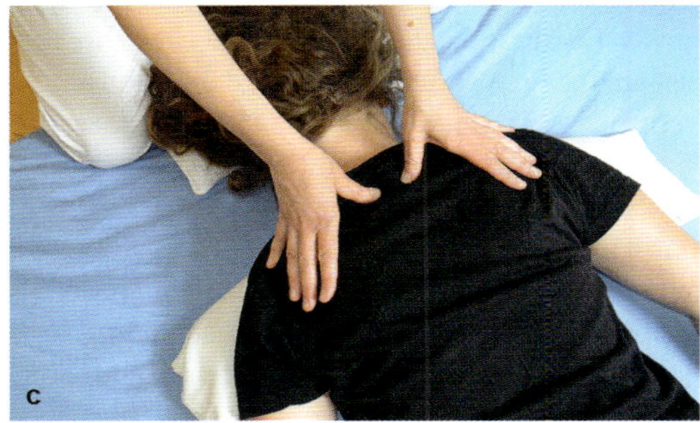

Abb. 2.134 Schultergürtel vom Kopf aus [K401]

Übung 111 Rücken mit dem Ellenbogen Legen Sie Ihrer Klientin je ein Kissen unter den Brustkorb und unter die Stirn, damit der Nacken gerade liegen kann. Dann knien Sie nahe des Kopfes mit Blick zu Ihrer Klientin und geben Unterarm- und Ellenbogendruck am Rücken, vom Nacken-/Schulterbereich aus (➤ Abb. 2.135). Dafür legen Sie Ihre Unterarme auf und winkeln mit Druck die Arme an, bis nur noch der Ellenbogen aufliegt, beide Seiten (1. Linie) gleichzeitig. Arbeiten Sie soweit wie möglich nach kaudal und zurück.

- Intensive Bearbeitung der oberen Rückenstrecker, des M. trapezius und der Mm. rhomboidei.
- Faszien: Druckdehnung der Spirallinie, der oberflächlichen Rückenlinie sowie der rückwärtigen Armlinien.
- Sen: Anregung von Sen Ittha/Pingkhala.
- Yoga: gute Vorbereitung für Positionen wie „Pflug" (➤ 3.22) oder „Schulterstand" (➤ 3.21).
- **Achtung:** Nicht in der Schwangerschaft!

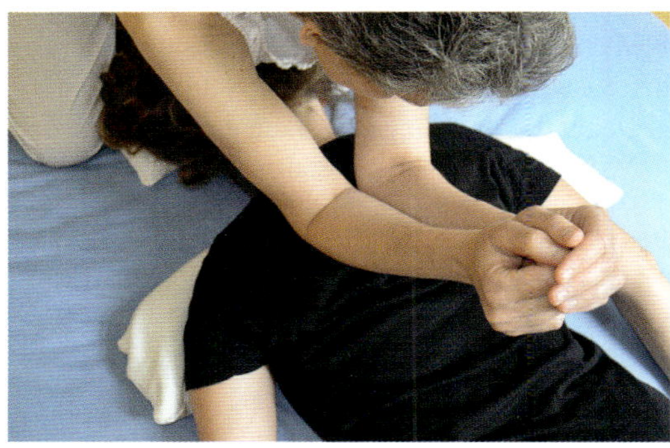

Abb. 2.135 Rücken mit dem Ellenbogen [K401]

Übung 112 Handflächendruck vom Kopf aus Zum Abschluss geben Sie Handflächendruck auf den Rücken von Th1 bis L5 (bzw. soweit Sie gut kommen) und zurück (➤ Abb. 2.136).

- Leichte Dehnung sämtlicher Strukturen.
- Faszien: Druckdehnung der Spirallinie, der oberflächlichen Rückenlinie sowie der rückwärtigen Armlinien.
- Sehr entspannend!
- **Achtung:** Nicht in der Schwangerschaft!

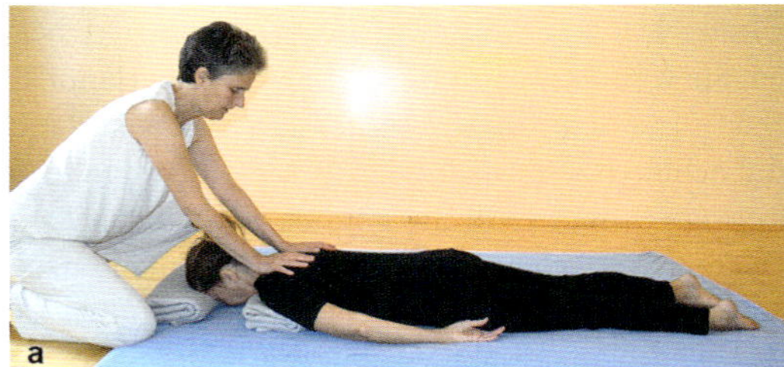

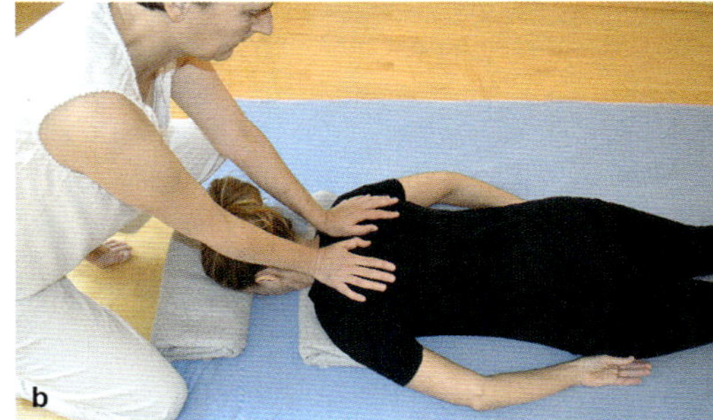

Abb. 2.136 Handflächendruck vom Kopf aus [K401]

Übung 113 Kobra Hocken Sie sich zwischen die Oberschenkel Ihrer Klientin und legen Sie Ihre Knie an den Gesäßrand nahe der Sitzbeinhöcker. Ihre Fersen sind aufgestellt und Sie sitzen darauf – dadurch vermeiden Sie starken Druck auf den Ischiasnerv. Nun nehmen Sie die Arme Ihrer Klientin jeweils am Unterarm, sie soll auch festhalten (Turnerinnengriff). Beobachten Sie die Atmung Ihrer Klientin und lehnen sich mit der Ausatmung nach hinten, sodass Sie den Oberkörper Ihrer Klientin nach dorsal beugen. Der Kopf darf leicht nach hinten geführt werden, der Rumpf soll entspannt bleiben. Wenn Sie merken, dass Ihre Klientin ihre Rücken- oder Gesäßmuskeln aktiviert, laden Sie sie ein, locker zu lassen. Bleiben Sie einige Atemzüge in der Position oder ziehen Sie weiter nach dorsal (➤ Abb. 2.137).

- Dehnt die Ursprünge der Bauchmuskeln und des M. iliopsoas, die Interkostalmuskulatur an der Vorderseite sowie die Mm. pectorales.
- Anregung der Verdauung, gut gegen Blähungen, verstärkte Durchblutung des Urogenitalbereichs.
- Faszien: Zugdehnung der oberflächlichen und tiefen Frontallinie sowie an den vorderen Armlinien.
- Sen: Stimulation aller Sen.
- Yoga: Vorbereitung zur „Kobra“ (➤ 3.16).
- **Achtung:** Nicht während der Menstruation (Blutung kann stärker werden)! Nicht bei Bandscheibenproblemen! Nicht in der Schwangerschaft! Nicht bei Leistenbruch!

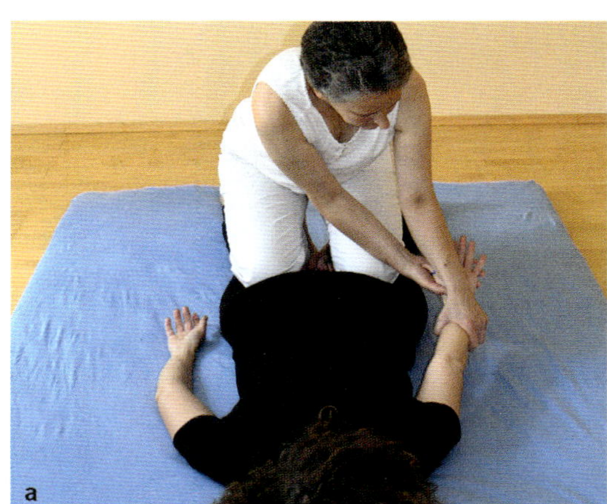

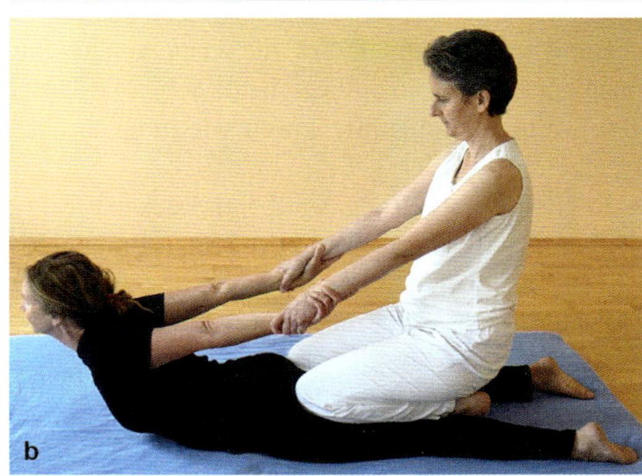

Abb. 2.137 Kobra [K401]

2.3.4 Zweite Rückenlage

Beide Beine

Übung 114 Verkehrter Vierer 1 Heben Sie beide Beine Ihrer Klientin an, winkeln Sie eines ab und legen Sie es auf den Oberschenkel nahe dem Knie des anderen Beins. Fixieren Sie das abgewinkelte Bein mit den eigenen Beinen. Es soll nicht wegrutschen und das gestreckte Bein soll nicht einknicken. Dann das gestreckte Bein an der Ferse halten (nicht die Achillessehne!), zum Körper bewegen und den Vorfuß hinunter drücken (➤ Abb. 2.138). Mehrmals, dabei das Bein weiter zum Körper führen. Maximal bis zur Senkrechten. Das Becken bleibt liegen. Blickkontakt!

- Hervorragende Dehnung der ischiokruralen Muskulatur und der Achillessehne!
- Streckung der Wirbelsäule, Ausgleichen der Lendenlordose.
- Faszien: Zugdehnung an der oberflächlichen Rückenlinie und der Spirallinie.
- Entstaut Krampfadern.
- Hilft bei Hypotonie.
- Sen: Anregung von Sen Ittha/Pingkhala.
- Yoga: gute Vorbereitung für die „Zange" (➤ Abb. 3.2), die „liegende Streckung" (➤ Abb. 3.12) und andere Positionen mit Dehnung der Beinrückseite.
- **Achtung:** Nicht bei Thrombosen, Hypertonie (auch wenn medikamentös eingestellt), Herzerkrankungen!

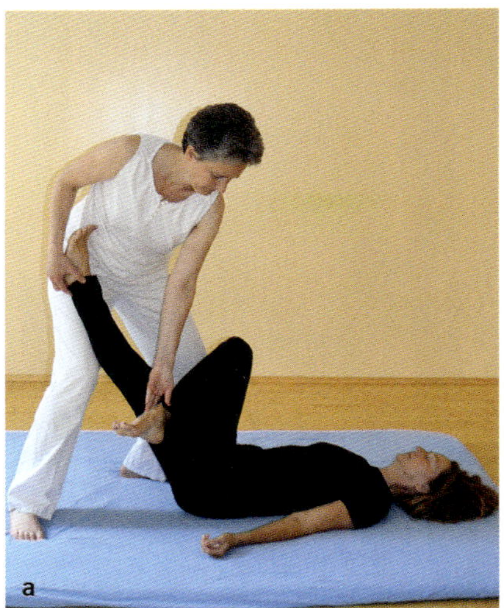

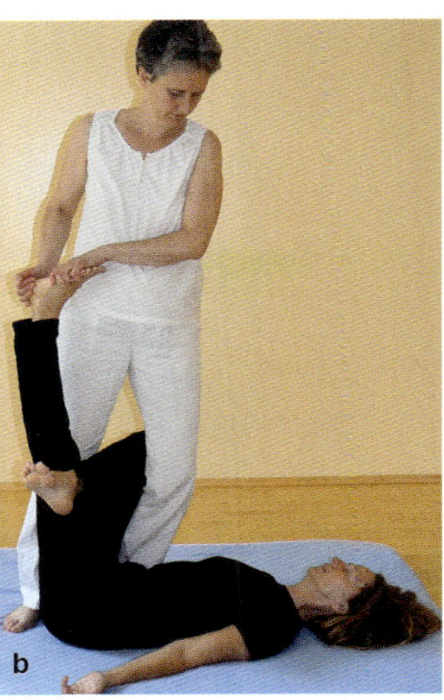

Abb. 2.138 Verkehrter Vierer 1 [K401]

2

Übung 115 Verkehrter Vierer 2 Nehmen Sie die gleiche Grundhaltung wie bei Übung 114 ein; eventuell müssen Sie das gestreckte Bein stabilisieren (kommt auf die Schwere des Beins und die Größenverhältnisse an). Umfassen Sie nun mit Ihrer kopfseitigen Hand die Ferse von proximal so, dass der Fußrücken auf Ihrem Unterarm aufliegt. Mit der anderen Hand geben Sie achtsam Ellenbogendruck auf die Fußsohle, anschließend „Nudelwalker" (➤ Abb. 2.139).

- Ebenso Dehnung der ischiokruralen Muskulatur und der Achillessehne.
- Fördert die Durchblutung der Fußsohle.
- Faszien: Druck und Zug an der oberflächlichen Rückenlinie, der Plantaraponeurose und der Spirallinie.
- Hilft bei Hypotonie.
- Unspezifische Anregung der Reflexzonen.
- Yoga: gute Vorbereitung für die „Zange" (➤ Abb. 3.2), die „liegende Streckung" (➤ Abb. 3.12) und andere Positionen mit Dehnung der Beinrückseite.
- **Achtung:** Nicht bei Hypertonie (siehe oben)!

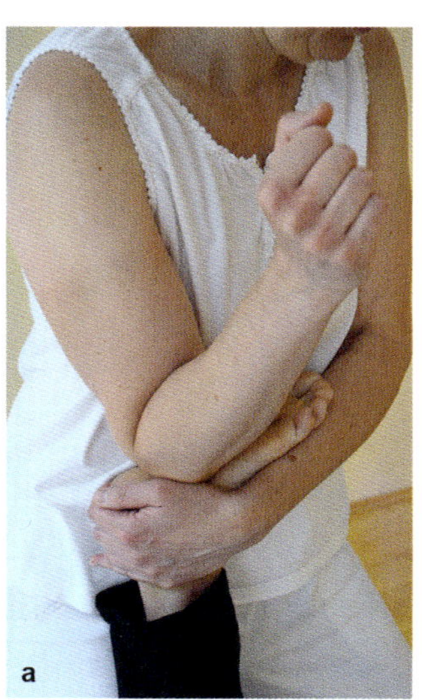
a

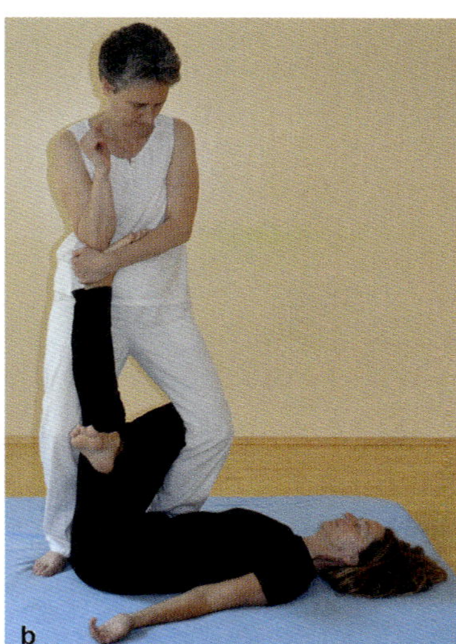
b

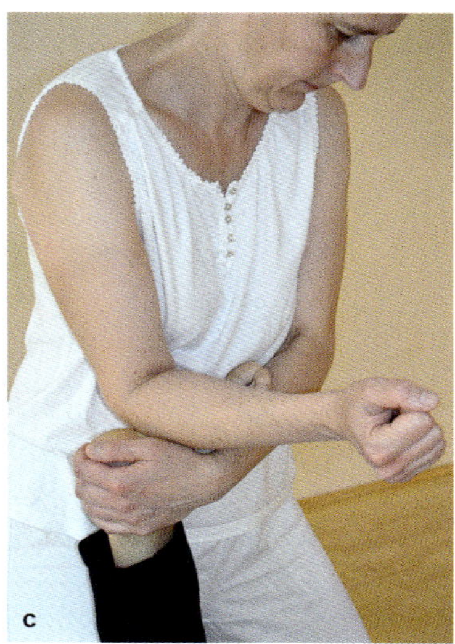
c

Abb. 2.139 Verkehrter Vierer 2 [K401]

Übung 116 Verkehrter Vierer 3 Gleiche Grundhaltung Ihrer Klientin wie Übung 114. Gehen Sie in Knie-Fuß-Stand, lehnen Sie das gestreckte Bein an Ihrer gleichseitigen Schulter an, abgewinkeltes Bein am Knöchel haltend, mit der anderen Hand geben Sie Druck auf die Oberschenkelbeuger vom Knie zum Becken und zurück (➤ Abb. 2.140).

- Dehnung der ischiokruralen Muskulatur des gestreckten Beines, Dehnung des M. gluteus maximus des abgewinkelten Beins.
- Faszien: Druckdehnung (am abgewinkelten Bein) und Zugdehnung (beide Beine) an der oberflächlichen Rückenlinie und der Spirallinie.
- Förderung der Verdauung.
- Hilft bei Hypotonie.
- Sen: Stimulation von Sen Ittha/Pingkhala.
- Yoga: gute Vorbereitung für die „Zange“ (➤ Abb. 3.2), die „liegende Streckung“ (➤ Abb. 3.12) und andere Positionen mit Dehnung der Beinrückseite sowie „Knie-zur-Brust“ (➤ Abb. 3.11) über die Beweglichkeit in Hüfte und Knie.
- **Achtung:** Nicht in der Schwangerschaft!

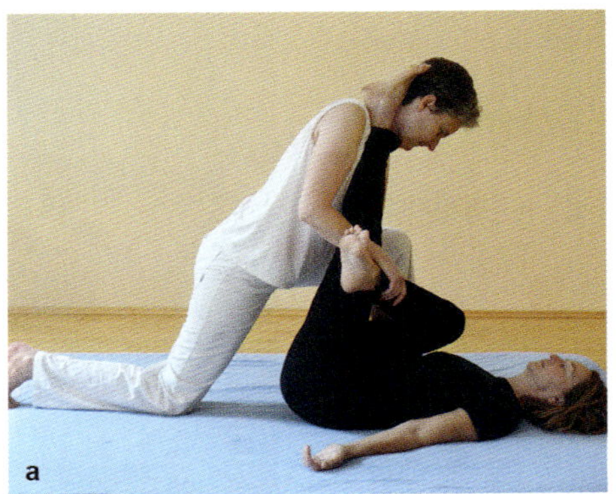
a

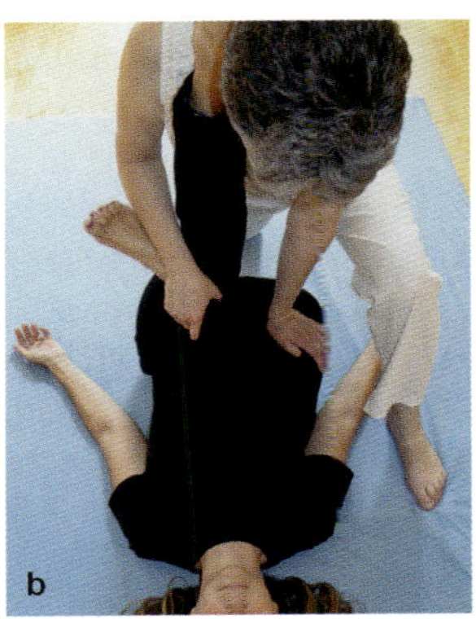
b

Abb. 2.140 Verkehrter Vierer 3 [K401]

Übung 117 Twist in Rückenlage Legen Sie ein Bein in Baumstellung, wenn nötig mit Unterpolsterung. Dann fixieren Sie das Knie dieses Beins mit einem Fuß und holen sich den gegenüberliegenden Arm durch Nachgreifen. Nun umfassen Sie die Schulter und üben mit der zweiten Hand Zug/Druck am Rücken aus (➢ Abb. 2.141).

- Wirbelsäule wird rotiert und flektiert.
- Es darf knacksen!
- Dehnung des M. latissimus (Ursprung), des M. trapezius und der Mm. rhomboidei. Am Bein eine gute Dehnung des M. iliopsoas. Auch die Adduktoren und die Innenrotatoren (M. tensor fasciae latae und Mm. glutei med. et min.) werden bei dieser Übung gedehnt.
- Faszien: Zugdehnung an der Spirallinie und der Laterallinie.
- Sen: stimuliert Sen Ittha/Pingkhala, aber auch Sen Lawusang/Ulankga.
- Yoga: Vorbereitung für das „Krokodil" (➢ Abb. 3.24) und den „Drehsitz" (➢ Abb. 3.10) durch die Verbesserung der Rotation.
- **Achtung:** Nicht in der Schwangerschaft!

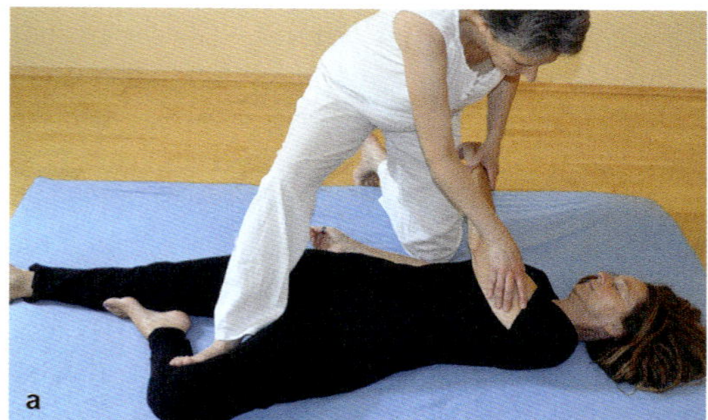

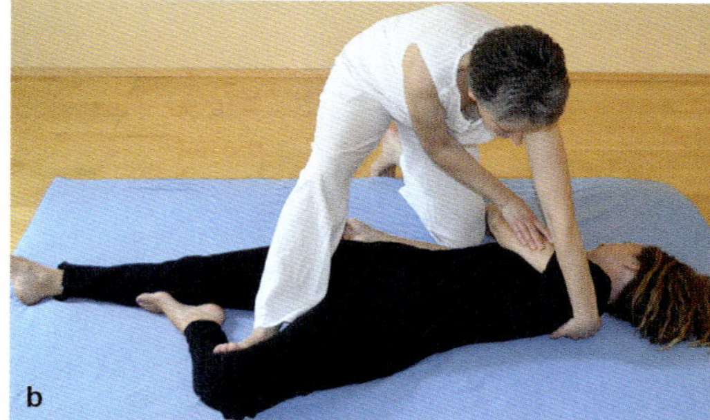

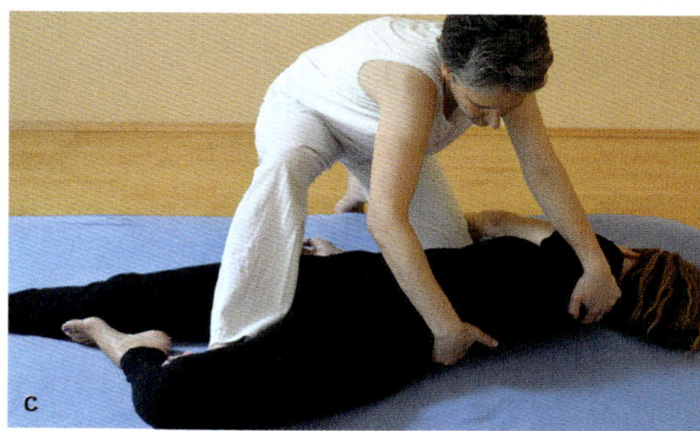

Abb. 2.141 Twist in Rückenlage [K401]

Umkehrübungen

Übung 118 Schulterstand Heben Sie beide Beine gestreckt an, bis sie etwa senkrecht sind. Dann legt Ihre Klientin die Hände mit gestreckten Armen auf die Oberschenkel nahe der Knie. Nun bewegen Sie die Beine unter Zug Richtung Kopf, bis die Arme senkrecht zum Boden sind, da sonst der Nacken überdehnt wird (➤ Abb. 2.142a, b). Sichern Sie das Gesäß Ihrer Klientin mit Ihren Beinen vor seitlichem Wegdrehen oder -kippen.

Alternativ können Sie die Beine, das Gesäß und den unteren Rücken auch ohne Unterstützung durch die Hände der Klientin senkrecht anheben und bei sich anlehnen (➤ Abb. 2.142c), dafür sollten Ihre Knie nach außen gerichtet sein. Einige Atemzüge halten. Beim Zurücklegen der Beine laden Sie Ihre Klientin ein, die Bauchmuskeln locker zu lassen und möglichst nicht mitzuhelfen!

- Dehnung des Bandapparates der Wirbelsäule und der autochthonen Rückenmuskulatur, Entlastung der Bandscheiben im dorsalen Bereich.
- Gut bei Hypotonie und Neigung zu Krampfadern.
- Faszien: Zugdehnung an der oberflächlichen Rückenlinie und der Spirallinie.
- Sen: Anregung von Sen Ittha/Pingkhala.
- Yoga: Vorbereitung für den „Schulterstand" (➤ Abb. 3.21).
- **Achtung:** Nicht bei Bandscheibenvorfall! Nicht bei Hypertonie oder Herzerkrankungen! Nicht bei starker Menstruation! Nicht in der Schwangerschaft!

2

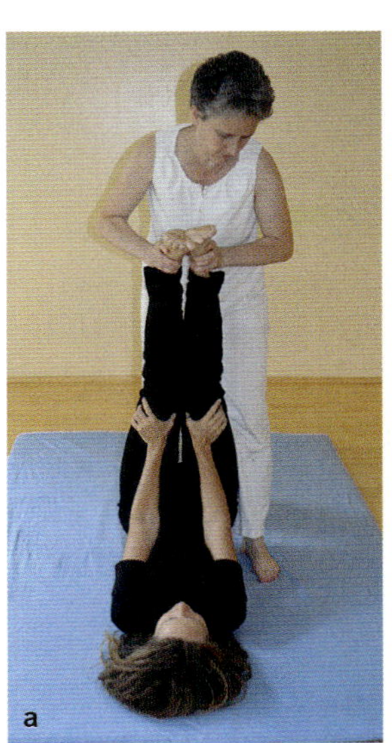
a

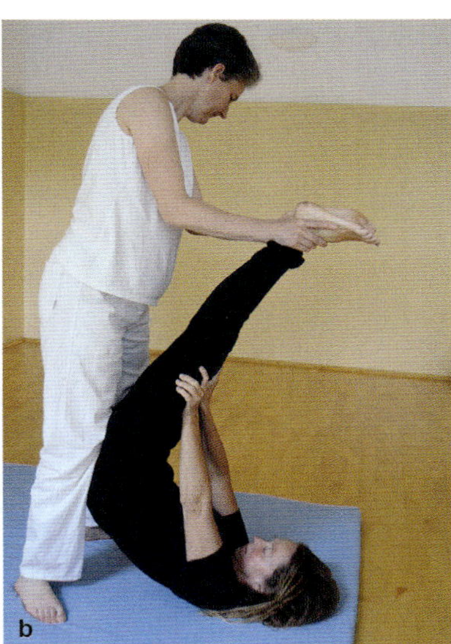
b

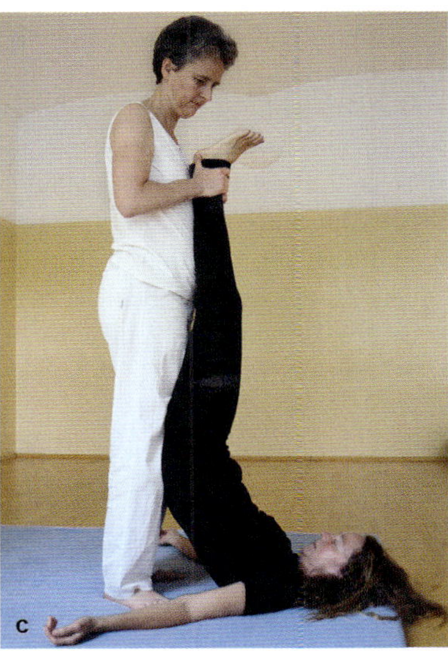
c

Abb. 2.142 Schulterstand [K401]

Übung 119 Pflug Heben Sie die Beine Ihrer Klientin gestreckt an und gehen Sie an einer Seite in Schrittstellung. Dann greifen Sie um, halten mit einer Hand die Fußknöchel und stabilisieren mit der anderen Hand die beiden Knie am Oberschenkel möglichst in Streckung. Vergrößern Sie die Schrittstellung – entsprechend der Beweglichkeit Ihrer Klientin – und versuchen Sie, mit etwas Zug an den Beinen die Füße hinter den Kopf der Klientin zu bringen. Nicht zu viel „wollen"! Einige Atemzüge halten oder mit der Ausatmung steigern. In der Maximalposition liegt die Klientin nur noch mit dem Schultergürtel, dem Kopf, den Zehenspitzen und den Armen auf (➤ Abb. 2.143).

- Dehnung des Bandapparates der Wirbelsäule und der autochthonen Rückenmuskulatur, intensive Nackenmuskeldehnung.
- Entlastung der Bandscheiben im dorsalen Bereich.
- Gut bei Hypotonie.
- Gut bei Neigung zu Krampfadern.
- Faszien: Zugdehnung an der oberflächlichen Rückenlinie und der Spirallinie.
- Sen: Anregung des Sen Ittha/Pingkhala, aber auch Sen Lawusang/Ulangka.
- Yoga: Vorbereitung für den „Pflug" (➤ Abb. 3.22).
- **Achtung:** Die Klientin soll den Kopf nicht drehen! Zurücklegen der Beine auch passiv! Nicht bei Bandscheibenproblemen! Nicht in der Schwangerschaft!

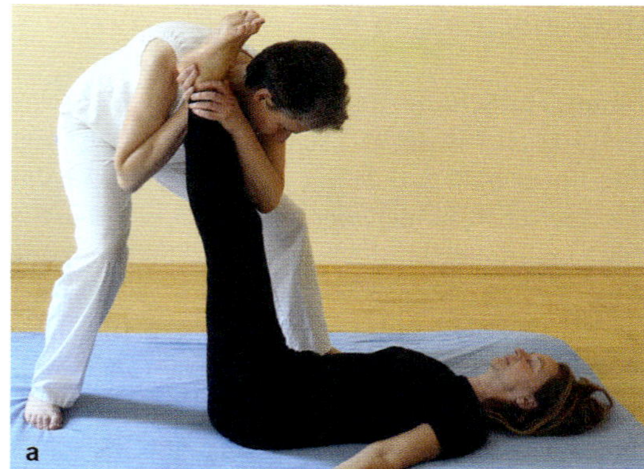
a

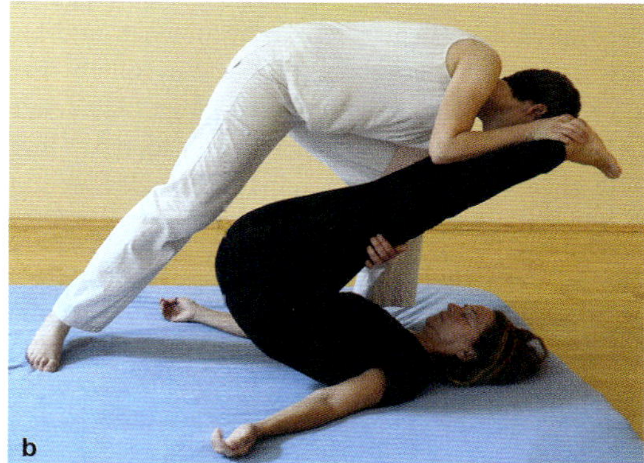
b

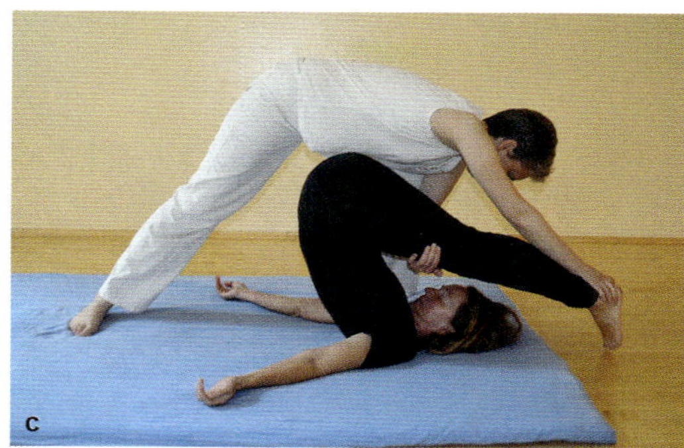
c

Abb. 2.143 Pflug [K401]

Übung 120 Gummimensch 1 Heben Sie wieder beide Beine an, winkeln Sie diese in den Knien und Hüftgelenken an, abspreizen, steigen Sie zwischen den Beinen durch und stellen Sie Ihre Füße links und rechts unter die Schultern. Die Oberarme der Klientin sollen zumindest auf Ohrhöhe liegen oder sogar hinter den Kopf zeigen. Dann versuchen Sie, die Fußsohlen Ihrer Klientin vor dem Körper zusammenbringen und die Fußspitzen hinter dem Kopf zum Boden zu führen (➤ Abb. 2.144).

- Maximale Beugung der Wirbelsäule, dehnt Bänder zwischen den Dornfortsätzen. Starke Dehnung der Rückenstrecker.
- Dehnung der Gesäßmuskulatur, erfordert und fördert Beweglichkeit der Hüft- und Kniegelenke.
- Unterstützt die Verdauung, kann Blähungen lösen.
- Faszien: Zugdehnung an der oberflächlichen Rückenlinie und der Spirallinie
- Sen: stimuliert Sen Ittha/Pingkhala, aber auch Sen Lawusang/Ulangka.
- Yoga: Vorbereitung für den „Schulterstand" und den „Pflug" durch Dehnung der HWS und oberen BWS (➤ Abb. 3.21, ➤ Abb. 3.22).
- **Achtung:** Zurücklegen der Beine idealerweise auch passiv! Nicht bei Bandscheibenvorfall oder Gleitwirbel (HWS, LWS)! Nicht bei Hypertonie! Nicht in der Schwangerschaft! Nicht während der Menstruation!

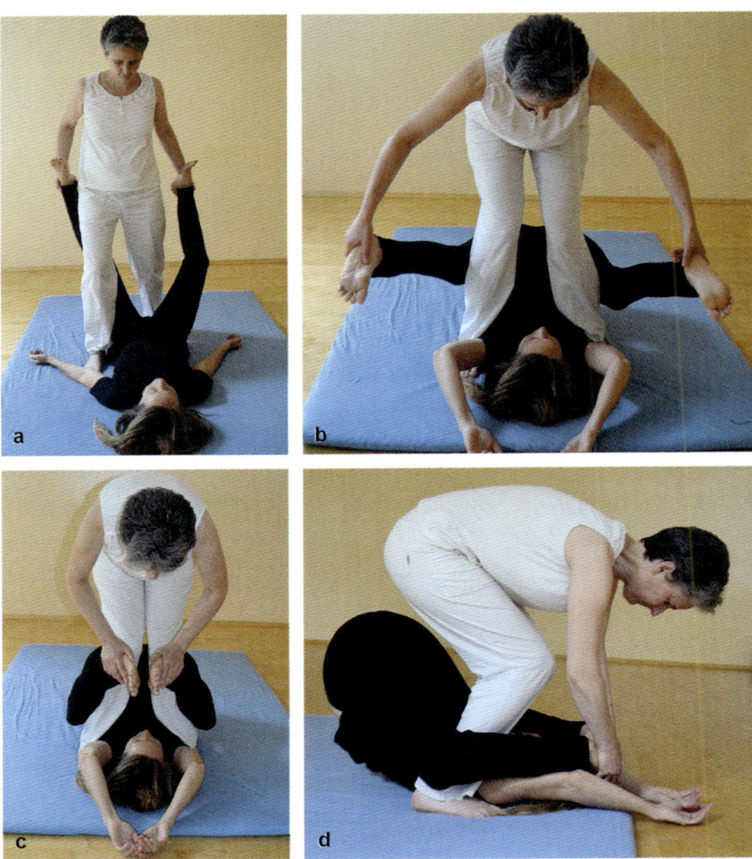

Abb. 2.144 Gummimensch 1 [K401]

2

Übung 121 Gummimensch 2 Nehmen Sie eine ähnliche Grundhaltung wie bei Übung 120 ein, diesmal stehen Ihre Füße auf Höhe der Flanken mit etwas Abstand zum Rumpf, damit die Atmung nicht beeinträchtigt wird. Nun führen Sie wieder die Füße vor dem Körper zusammen und bringen die Fußspitzen Richtung Nase (➤ Abb. 2.145). Bei den meisten Menschen gibt es wenig Bewegungsspielraum.

- Wirkung ähnlich wie Gummimensch 1, aber intensiver, besonders im Bereich des unteren Rückens.
- Spürbar meist an der Oberschenkelrückseite.
- **Achtung:** Zurücklegen der Beine idealerweise auch passiv! Nicht bei Bandscheibenvorfall oder Gleitwirbel (HWS, LWS)! Nicht bei Hypertonie! Nicht in der Schwangerschaft! Nicht während der Menstruation!

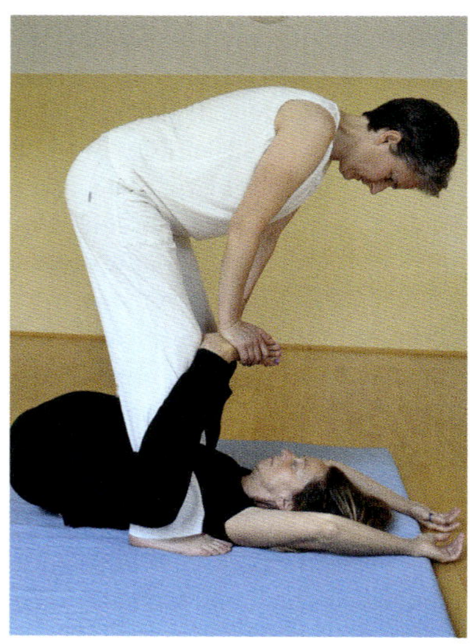

Abb. 2.145 Gummimensch 2 [K401]

Übung 122 Beine zusammenklappen Winkeln Sie beide Beine zum Körper, legen Sie die Fußsohlen an Ihren Knien an und geben Sie Handballendruck auf der ersten Außenlinie auf den Unterschenkeln. Gleichzeitig mit dem Druck der Hände schieben Sie die Beine mit Ihren Knien leicht zum Körper (➤ Abb. 2.146). Den Druck gut dosieren, kann auch zu viel sein!

- Gut gegen Hohlkreuz, kann Blockaden im ISG lösen.
- Hilft, Blähungen zu lösen.
- Sen: Anregung der 1. Beinaußenlinie.
- Yoga: Übungen wie „Knie-zur-Brust" (➤ Abb. 3.11).
- **Achtung:** Nicht in der Schwangerschaft!

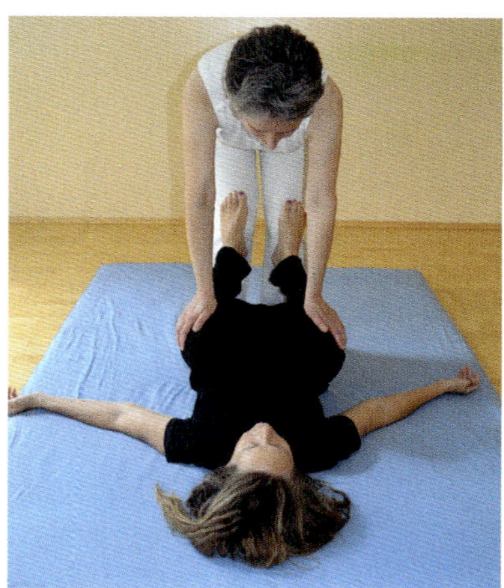

Abb. 2.146 Beine zusammenklappen [K401]

Übung 123 Becken entspannen Sie können nach der vorigen Übung einfach die Beine, in den Knien ganz angewinkelt, schräg vor Ihren Unterschenkeln hängen lassen. Achten Sie darauf, dass die Oberschenkel Ihrer Klientin etwa senkrecht zum Boden zeigen, damit die folgende Bewegung das Kreuzbein „umrahmt“. Bleiben Sie aufrecht stehen und rotieren Sie mit Ihren Fußsohlen nach links/vorne/rechts/hinten und umgekehrt – und damit den Kreuzbereich Ihrer Klientin (➤ Abb. 2.147).

- Kann Blockaden im ISG lösen.
- Fördert die Verdauung.
- Hilft bei Menstruationsschmerzen.
- Hilft zu entspannen.

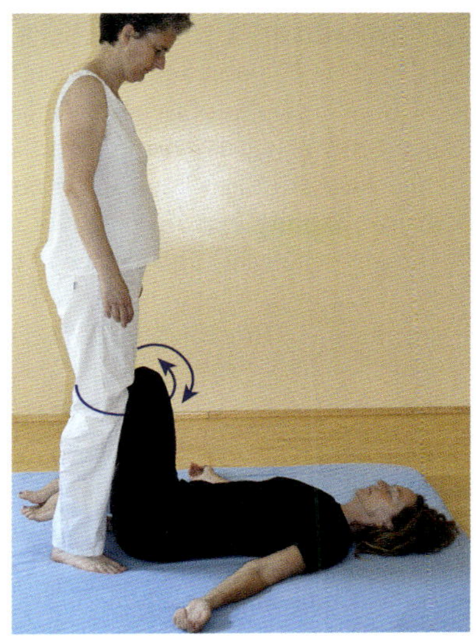

Abb. 2.147 Becken entspannen [K401]

Übung 124 Bambus im Wind Legen Sie Ihre beiden Handballen auf die Knie im Bereich der Kondylen des Oberschenkels und geben Sie leichten Handflächendruck auf beide Knie, abwechselnd und leicht, „wie ein Bambus im Wind“ (➤ Abb. 2.148).

- Kann Blockaden im ISG und Lendenbereich lösen.
- Fördert die Verdauung.
- Hilft bei Menstruationsschmerzen.
- Sehr entspannend!

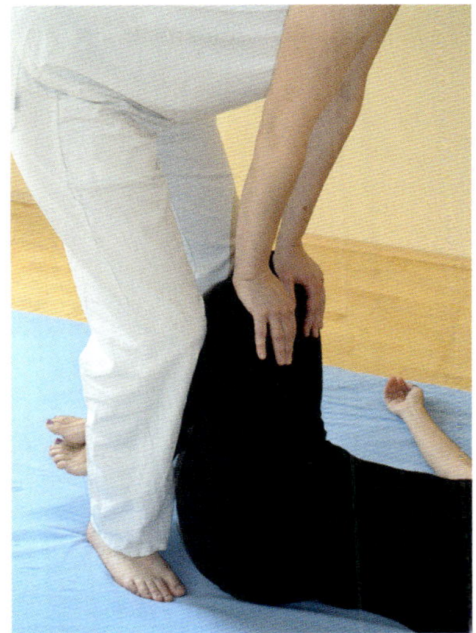

Abb. 2.148 Bambus im Wind [K401]

Übung 125 Zugbrücke X-beinig stehend legen Sie die Fußsohlen Ihrer Klientin auf Ihre Knie, umfassen Sie die Oberschenkel mit Ihren Armen oder halten Sie sie gut mit verschränkten Fingern. „Anlauf nehmen", das heißt mit Druck aus den Knien zum Rumpf drücken. Dann gehen Sie zuerst in eine Art Skihocke (relativ waagrecht) und danach in die tiefe Hocke (➢ Abb. 2.149). Wenn nötig und für Sie möglich, ermutigen Sie Ihre Klientin, das Becken fallen zu lassen!

- Dehnt die Wirbelsäule.
- Faszien: Zugdehnung an der oberflächlichen und tiefen Frontallinie.
- Sen: Anregung aller Sen auf der Körpervorderseite.
- Wichtige Loslassübung.
- Yoga: Vorbereitung für die „Schulterbrücke" (➢ Abb. 3.19).
- **Achtung:** Nicht in der Schwangerschaft! Nicht bei Knieproblemen! Nicht bei akuten oder chronischen Wirbelsäulenproblemen!

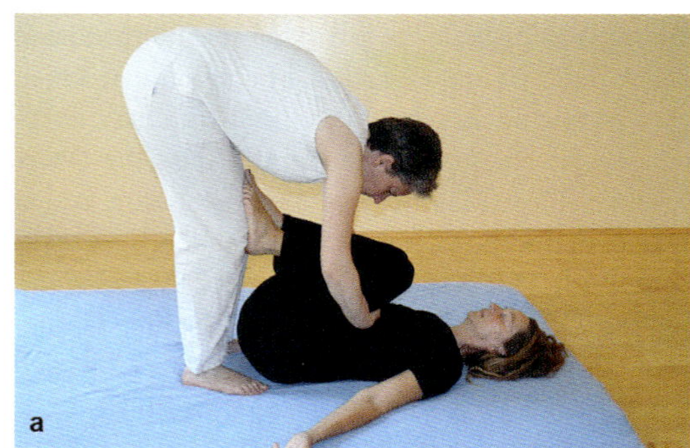

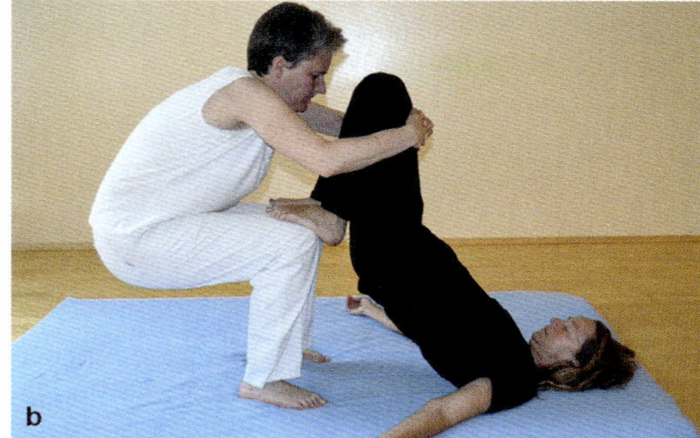

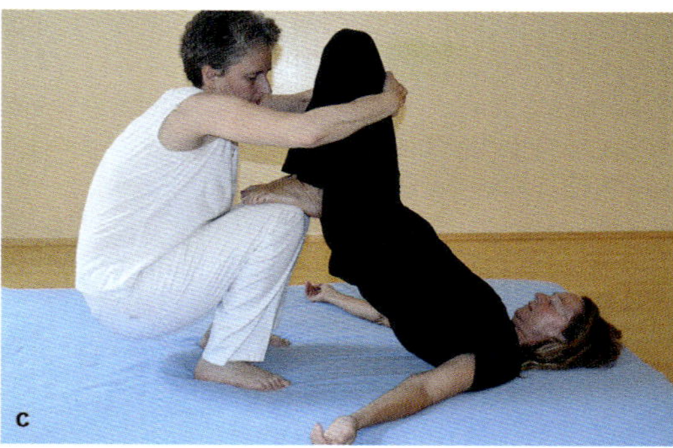

Abb. 2.149 Zugbrücke [K401]

Übung 126 Kopf zu Knie Heben Sie die Beine und legen Sie die Füße Ihrer Klientin in Ihrer Leiste an, nehmen Sie die Arme Ihrer Klientin im Turnerinnengriff (Ihre Handflächen sind bei dieser Übung bitte supiniert, die Hände Ihrer Klientin proniert, gegenseitig halten), mit Ausatmung hochziehen (➤ Abb. 2.150a–c). Wenn Ihre Klientin weniger beweglich ist, können Sie die Füße auch lateral der Leiste „vorbeischauen" lassen, dann ist die Dehnung der Beine geringer (➤ Abb. 2.150d).

- Dehnung der ischiokruralen Muskulatur, des M. latissimus, der Mm. teres major und minor, des M. pectoralis major, des M. rhomboideus major und des M. levator scapulae.
- Faszien: Zugdehnung an der oberflächlichen Rückenlinie und der Spirallinie.
- Sen: aktiviert Sen Ittha/Pingkhala.
- Yoga: Vorbereitung zur „Kopf-zu-Knie-Stellung", „sitzende Vorwärtsbeuge" und „stehende Vorwärtsbeuge/Zange" (➤ Abb. 3.8, ➤ Abb. 3.7, ➤ Abb. 3.2).

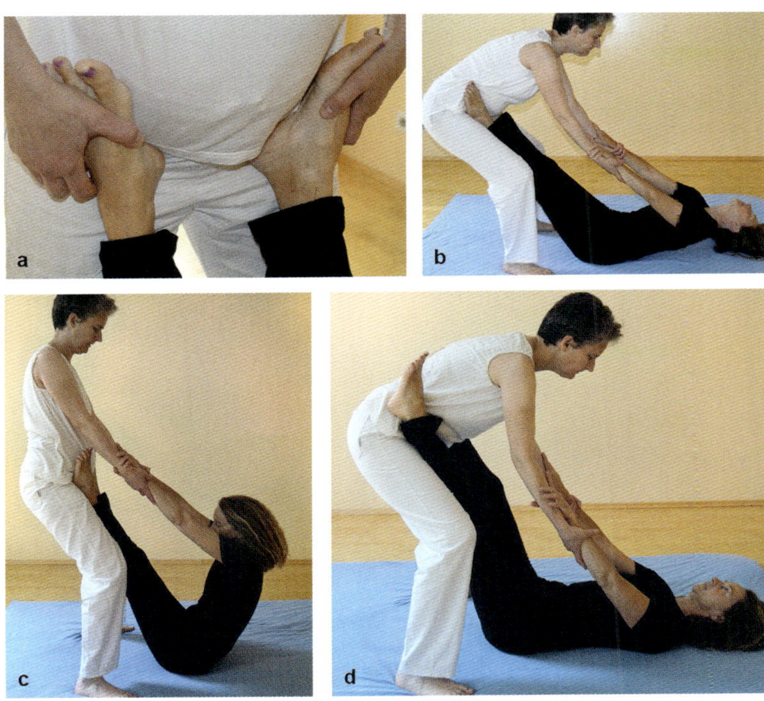

Abb. 2.150 Kopf zu Knie [K401]

Übung 127 Brezerl Die Beine anheben und Knie anwinkeln, Unterschenkel überkreuzen und gegen die eigenen Unterschenkel lehnen, die Arme im Turnerinnengriff (siehe Übung 126) halten. Lehnen Sie sich leicht nach vorne, Ihr Rücken gestreckt, Ihre Knie etwas gebeugt. Dann lehnen Sie sich nach hinten, strecken die Knie durch, bringen Ihr Becken nach vorne und stehen somit ziemlich „schief" da – gehalten durch Ihre Klientin. Bleiben Sie kurz so stehen. Dann ein, zwei Schritte nach hinten gehen, sodass die Klientin ins Sitzen kommt; dann noch weiter ziehen und Rücken lang machen. Schließlich den Oberkörper zurück ins Lot bringen. Achten Sie darauf, dass Sie selbst gestreckt bleiben, Ihre Schultern hängen und Ihre Arme entspannt sind – somit ist die Übung für Sie selbst auch gut!

- Hilft bei Verspannungen im unteren Rücken, aber auch leichte Dehnung von M. latissimus und M. trapezius (Pars ascendens).
- Faszien: Zugdehnung an der oberflächlichen Rückenlinie und der Spirallinie.
- Sen: Aktiviert Sen Ittha/Pingkhala.
- Gute Los-Lass-Übung!
- Yoga: Unterstützt „Lotus-Variationen".
- **Achtung:** Nicht in der Schwangerschaft!

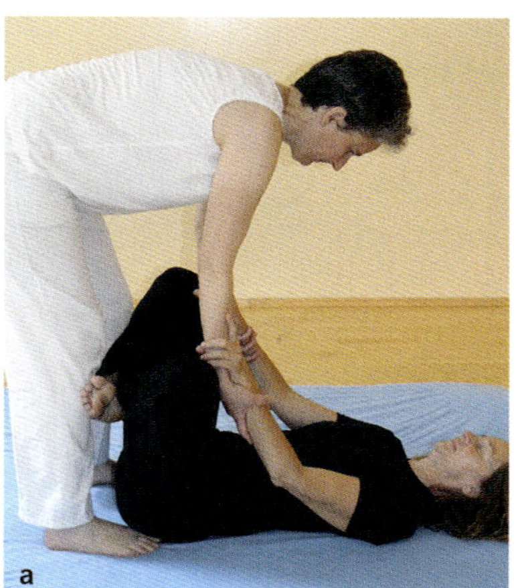
a

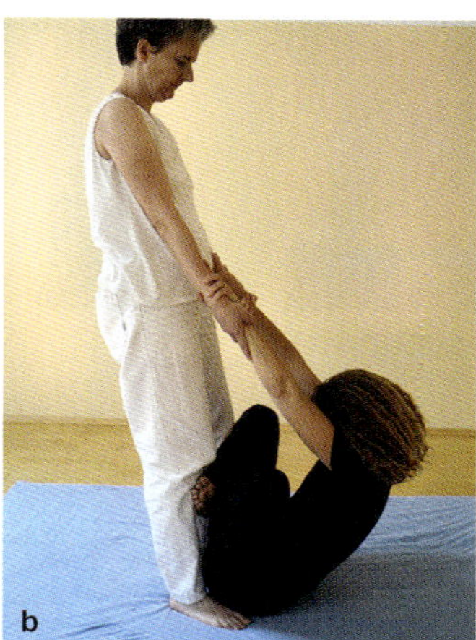
b

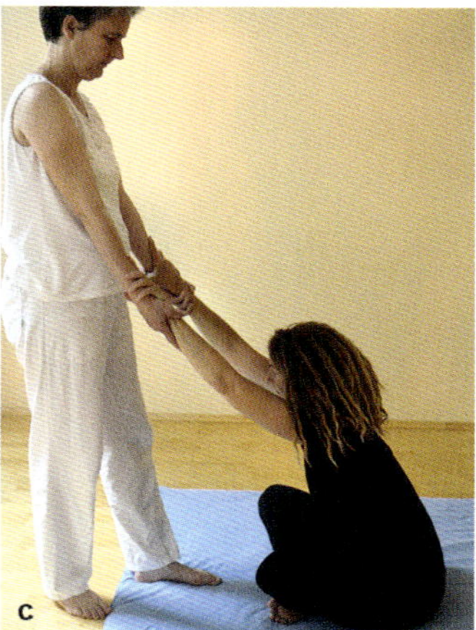
c

Abb. 2.151 Brezerl [K401]

2.3.5 Sitzen

Rücken

Übung 128 Rücken im Sitzen 1 Ihre Klientin sitzt im Schneidersitz, ihre Hände sind vorne abgestützt (➤ Abb. 2.152). Falls das unangenehm ist, legen Sie ein großes Kissen auf die Oberschenkel, sodass Ihre Klientin sich drauflegen kann. Nun geben Sie mit „Butterfly" Druck am Rücken, vom Schultergürtel bis zur Lende und zurück, im Atemrhythmus. Wenn Sie ohne Kissen arbeiten und die Arme gestreckt sind, dürfen Rücken und Kopf mit dem Druck leicht in eine Rückbeuge mitgehen. Es lässt sich auch nur der Bereich des Oberkörpers zwischen Nacken und kaudalem Schulterblattende bearbeiten, da diese Region oft besonders verspannt ist.

Sehr bewegliche Klientinnen können die Stirne und die Unterarme auf den Boden legen – dann behandeln Sie den gesamten Rücken in der für Sie geeigneten Standposition (➤ Abb. 2.153c).

- Dynamisches Bearbeiten des Rückens, gut für die Beweglichkeit der einzelnen Segmente.
- Dehnt den Rücken, die Schultern, das Becken.
- Öffnet die Hüftgelenke, dehnt die Kniegelenkkapsel sowie die Außenbänder der Knöchelgelenke.
- Faszien: Druckdehnung an der oberflächlichen Rückenlinie.
- Sen: Aktivierung von Sen Ittha/Pingkhala.
- Yoga: Vorbereitung für Positionen wie die „Sitzende Vorwärtsbeuge/Zange" (➤ Abb. 3.7), „Kindhaltung" (➤ Abb. 3.20)

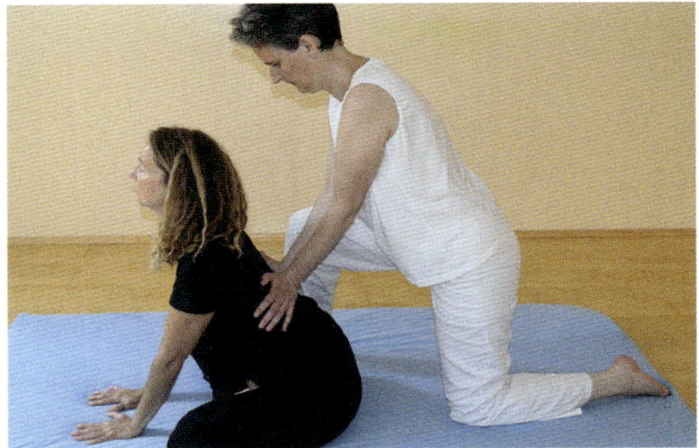

Abb. 2.152 Rücken im Sitzen 1 [K401]

Übung 129 Rücken im Sitzen 2 Mit parallelem Daumendruck in die Tiefe und leicht nach dorsal und lateral von Th1 bis Th12 oder maximal L5 auf der 1. Rückenlinie (➤ Abb. 2.153). Der wichtige Bereich ist der obere Rücken bis zum kaudalen Schulterblattende. Ebenso zurück. Drücken Sie mit dem Ausatmen Ihrer Klientin! Auf der 2. Rückenlinie soll der Druck schräg Richtung Wirbelsäule gehen. Von der Lende zurück können Sie eventuell auch mit abwechselndem Daumendruck arbeiten.

- Unterstützt die Durchblutung und Aktivität der Rückenmuskeln.
- Faszien: Druck an der oberflächlichen Rückenlinie.

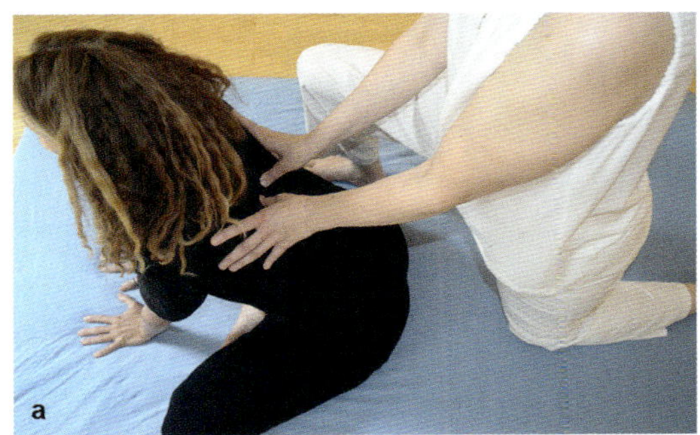

a

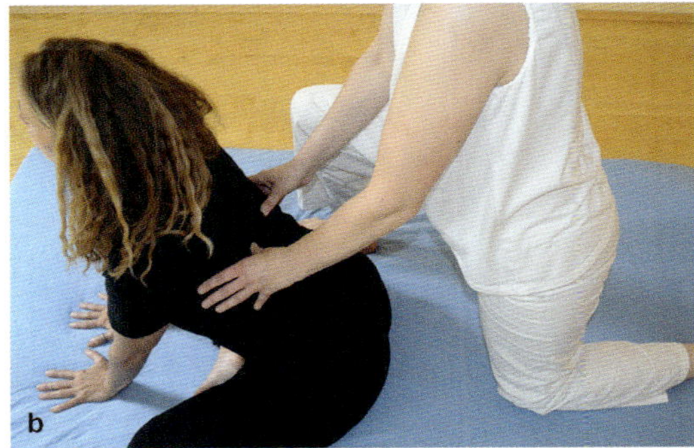

b

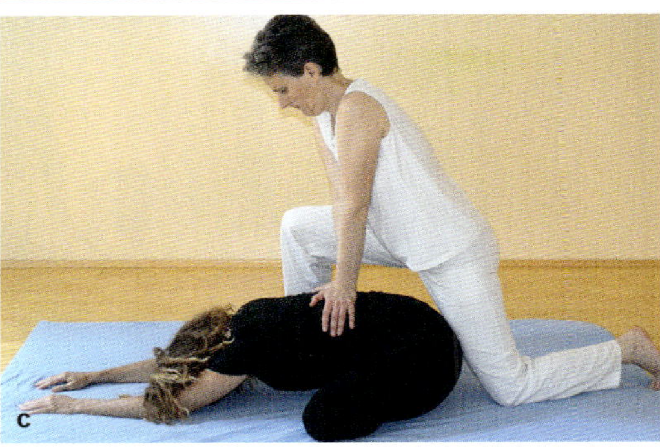

c

Abb. 2.153 Rücken im Sitzen 2 [K401]

- Sen: Anregung für Sen Ittha/Pingkhala.
- Besonders geeignet für Hypotoniker.
- Auch einsetzbar für Schwangere und zur Rückenbehandlung bei kurzen Nuad-Sitzungen.
- Yoga: Vorbereitung für Positionen wie die „Sitzende Vorwärtsbeuge/Zange" (➤ Abb. 3.7).

2

Übung 130 Rücken im Sitzen 3 Dann mit flachen Händen nacharbeiten (➤ Abb. 2.154), wie Übung 128. Wenn Sie nur abwechselnden Handflächendruck geben, ist die Übung weicher und kürzer.

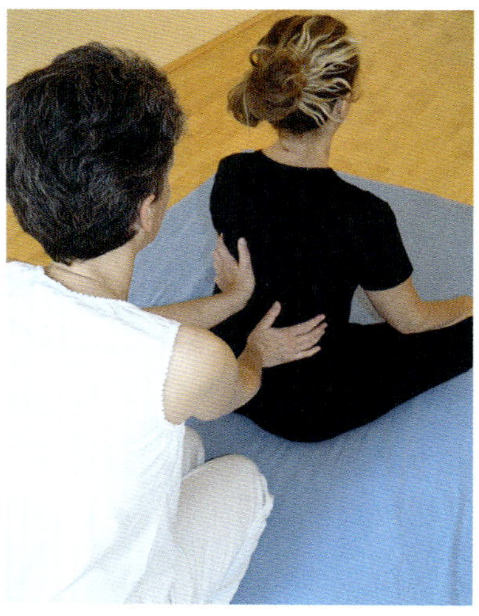

Abb. 2.154 Nacharbeiten mit flachen Händen [K401]

Schultern und Nacken

Übung 131 Schulterdruck Stabilisieren Sie den Rücken Ihrer Klientin mit den eigenen Beinen im Lot, wobei Ihre Knie nach außen gerichtet sind (➤ Abb. 2.155). Paralleler Handflächendruck auf beiden Schultern (M. trapezius), vom Nacken nach außen und zurück, auch mehrmals oder öfter pro Position, immer mit dem Ausatmen der Klientin.

- Hilfreich bei Verspannungen im Schultergürtel (M. trapezius, M. supraspinatus, Mm. scaleni, M. levator scapulae) und Folgeproblemen, wie Spannungskopfschmerzen, Schluckproblemen, Kloßgefühl.
- Faszien: Druck auf den rückwärtigen Armlinien.
- Sen: Anregung für Sen Lawusang/Ulangka.
- Kann emotionale Blockaden lösen, die sich in den Schultern manifestieren.
- Yoga: Die meisten Positionen brauchen freie, bewegliche Schultern, insofern ist diese Übung für alle hilfreich.

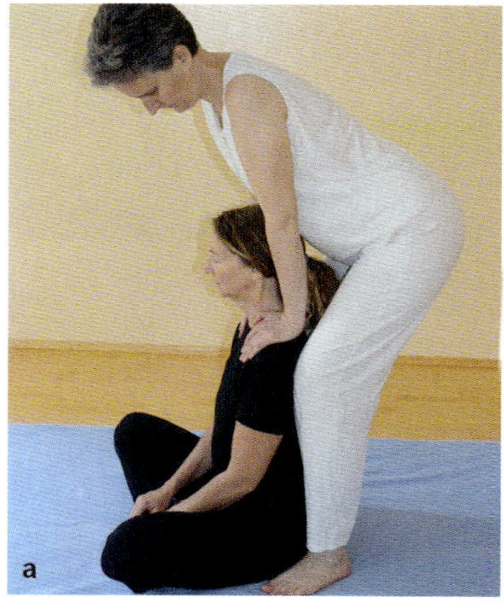

a

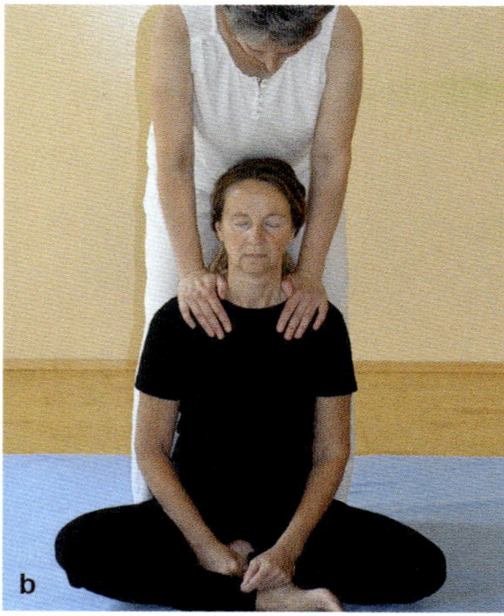

b

Abb. 2.155 Schulterdruck [K401]

Übung 132 Schulterlinien Paralleler Daumendruck auf beiden Schultern (M. trapezius pars descendens, pars transversa) vom Nacken zur Schulter und zurück auf zwei Linien (➤ Abb. 2.156). Zuerst auf der höchsten Linie des M. trapezius bis zum Ansatz am Schlüsselbein, dann vom ersten Brustwirbel bis zum Akromion. Achten Sie auf langsamen Druckaufbau, weil die Schultern meist empfindlich sind. Danach eventuell wieder Handflächendruck.

- Wirkung wie Handflächendruck, aber intensiver.
- Falls die Punkte sehr schmerzhaft sind, behalten Sie den Druck nur bei, wenn die Schmerzen rasch nachlassen. Schmerzen sollen nicht stärker werden oder sich ausbreiten.
- Yoga: Die meisten Positionen brauchen freie, bewegliche Schultern, insofern ist diese Übung für alle hilfreich.

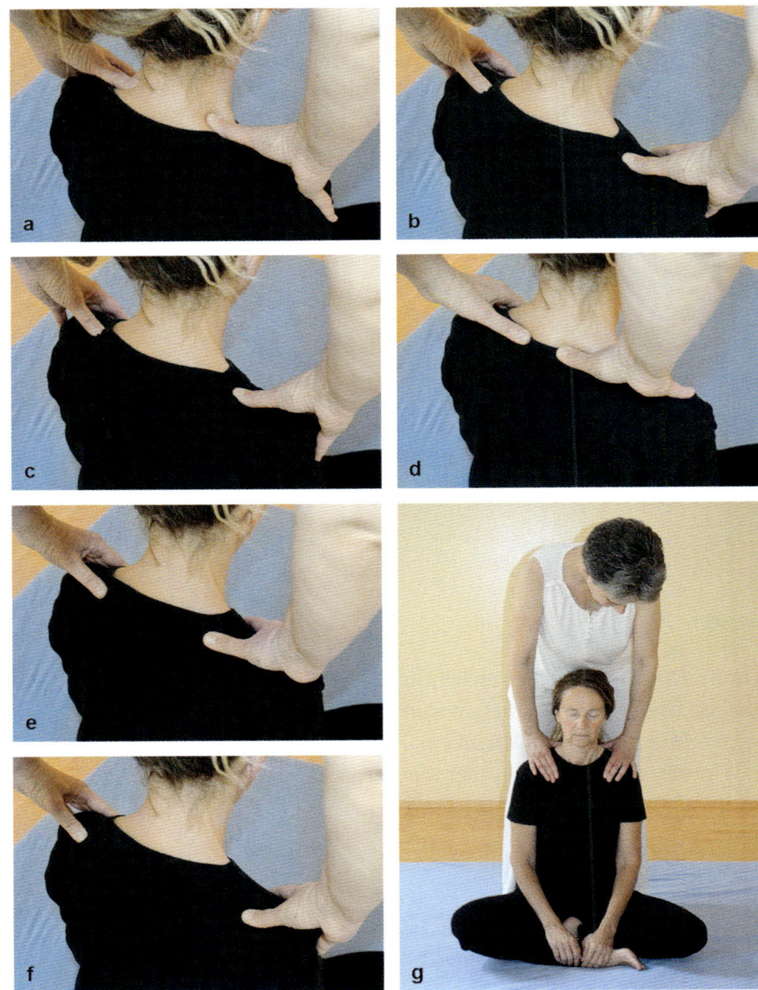

Abb. 2.156 Schulterlinien [K401]

Übung 133 Ellenbogendruck auf Schulter Sie arbeiten im Knie-Fuß-Stand, Ihre Klientin kann sich an Ihrem aufgestellten Bein anlehnen (➤ Abb. 2.157). Dann geben Sie Ellenbogendruck auf der Schulter vom Nacken zum Akromion und zurück. Mehrmals.

- Effiziente Schulterbehandlung, besonders für Menschen, die mehr Druck brauchen oder sogar einfordern.
- Druck auf M. trapezius, M. levator scapulae.
- Wirkung wie mit Daumendruck, aber intensiver.
- Yoga: Die meisten Positionen brauchen freie, bewegliche Schultern, insofern ist diese Übung für alle hilfreich.

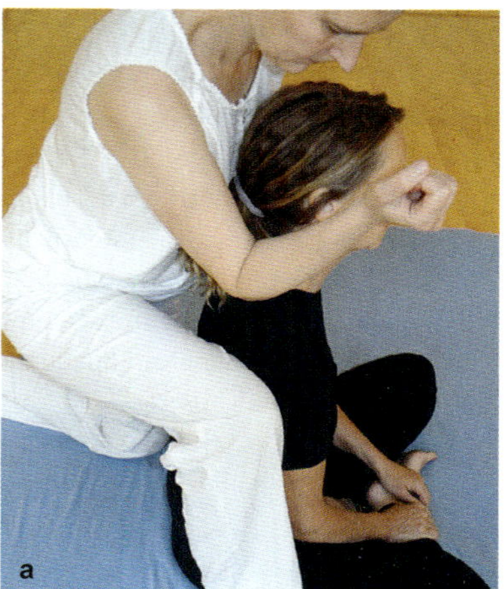

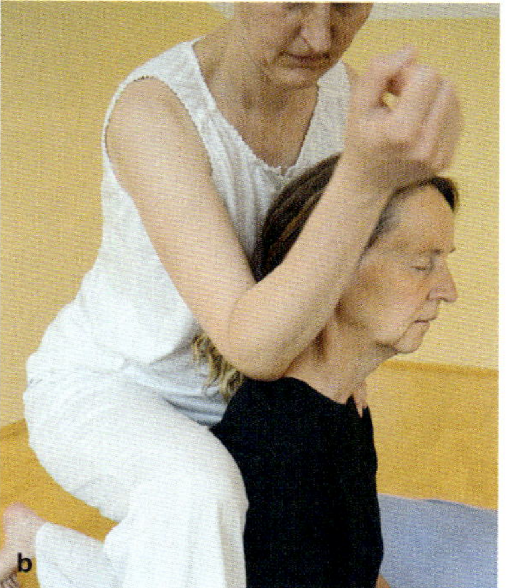

Abb. 2.157 Ellenbogendruck auf Schulter [K401]

Übung 134 Nudelwalker auf Schulter Selbe Position wie Übung 133. Diesmal wenden Sie den Nudelwalker-Griff auf der Schulter an (➤ Abb. 2.158).

- Wirkung wie Übung 133, aber weicher.

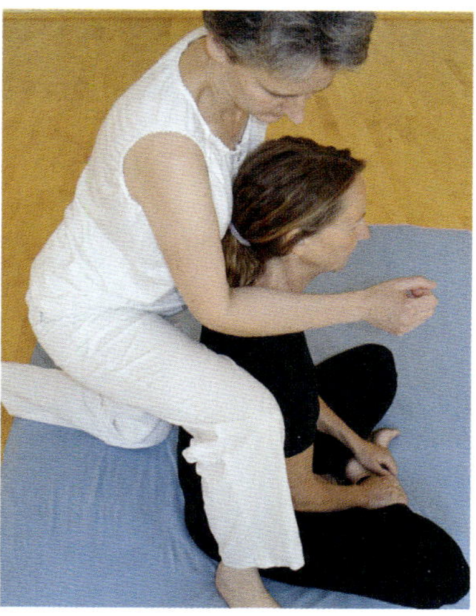

Abb. 2.158 Nudelwalker auf Schulter [K401]

Übung 135 Nussknacker am Nacken Begleiten Sie den Kopf Ihrer Klientin nach vorne, indem Sie ihn an den beiden Seiten halten und kippen. Dann verschränken Sie Ihre Hände und setzen mit den Handballen seitlich der Nackenstrecker an, leicht zusammendrücken und Muskeln abheben ohne zu rutschen, von C6/7 bis Hinterhaupt (zwei bis drei weitere Positionen) und retour. Mehrmals. Wenn Sie die nächste Übung nicht anschließen, holen Sie den Kopf wieder mit Ihren beiden Händen zurück.

- Entspannt die Nackenmuskeln.
- Faszien: Druckdehnung der oberflächlichen Rückenlinie.
- Kann Engegefühl im Hals auflösen.
- Hilft bei chronischen Halsschmerzen, wenn sie mit Verspannungen im Nacken einhergehen.
- Sen: Anregung für Sen Ittha/Pingkhala und Sen Lawusang/Ulangka.
- Yoga: gut bei Positionen wie dem „Pflug" (➤ Abb. 3.22), dem „Schulterstand" (➤ Abb. 3.21) oder der „Schulterbrücke" (➤ Abb. 3.19).
- **Achtung:** Nicht bei vergrößerter Schilddrüse (egal ob Hypo- oder Hyperthyreose) oder Wucherungen! Nicht bei Bandscheibenvorfall an der HWS!

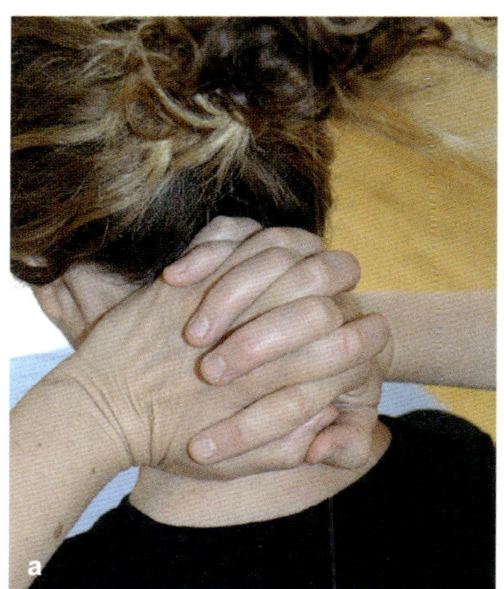

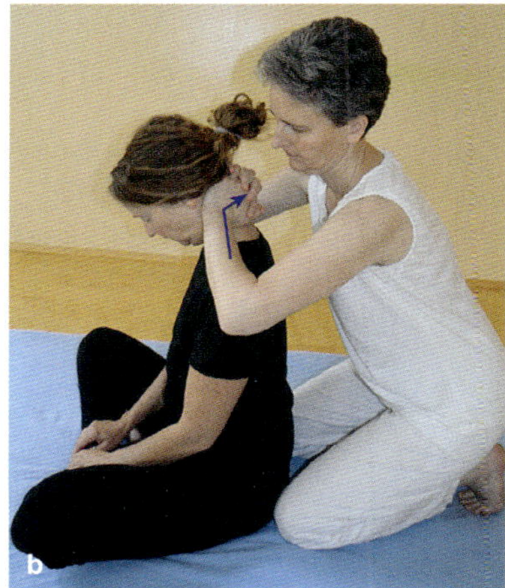

Abb. 2.159 Nussknacker am Nacken [K401]

Übung 136 Eiszange am Nacken Sie verschränken Ihre Finger und drehen die Hände so um, dass die Daumen nach unten zeigt. Dann mit den Daumen seitlich der Nackenstrecker ansetzen, etwas zusammendrücken und abheben (➤ Abb. 2.160). Von C7 bis C2 und wieder zu C7. Mehrmals.

- Durchblutung und leichte Dehnung der Nackenmuskeln.
- Wirkung wie mit Handballen (Übung 135).
- Yoga: gut bei Positionen wie dem „Pflug" (➤ Abb. 3.22), dem „Schulterstand" (➤ Abb. 3.21) oder der „Schulterbrücke" (➤ Abb. 3.19).
- **Achtung:** Nicht rutschen! Nicht bei Bandscheibenvorfall an der HWS! Das gilt für alle Nackenübungen!

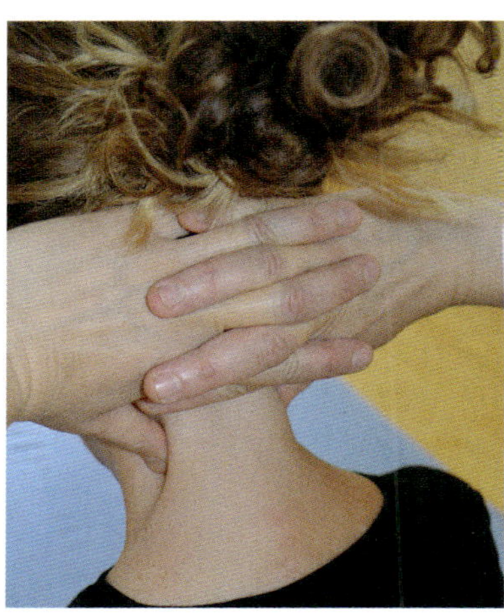

Abb. 2.160 Eiszange am Nacken [K401]

Übung 137 Noch einmal mit dem **Nussknacker** nacharbeiten. Dann nehmen Sie den Kopf und bringen ihn wieder in die Aufrechte.

Übung 138 Nudelwalker auf Nacken und Schulter
Nun bearbeiten Sie Nacken und Schulter mit dem Nudelwalker parallel mit beiden Armen (➤ Abb. 2.161). Der Kopf soll leicht zu Seite geneigt sein. Ein Unterarm liegt und rollt nun über die Schulter, der andere über den Nacken bis zum Ohr und retour. Dabei den Kopf nach lateral dehnen. Holen Sie den Kopf wieder zurück zur Mitte bzw. leicht zur anderen Seite.

- Seitdehnung der Nackenmuskeln, besonders der Mm. scaleni und des M. sternocleidomastoideus.
- Gut bei steifem Nacken, Kopfschmerzen, hochstehender erster Rippe.
- Faszien: Zugdehnung an der Spirallinie und an den rückwärtigen Armlinien.
- Sen: Anregung von Sen Lawusang/Ulangka.
- Yoga: gut bei Positionen wie dem „Pflug" (➤ Abb. 3.22), dem „Schulterstand" (➤ Abb. 3.21) oder der „Schulterbrücke" (➤ Abb. 3.19).
- **Achtung:** Nicht bei Bandscheibenvorfall in der HWS!

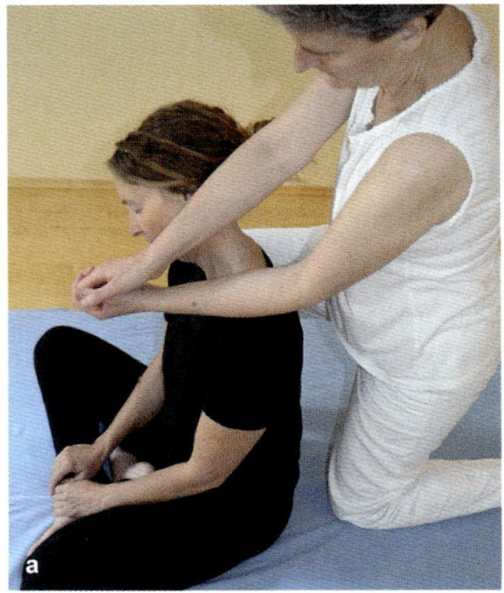

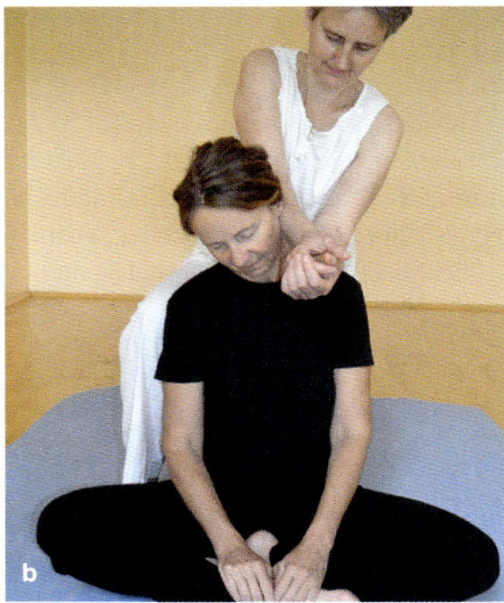

Abb. 2.161 Nudelwalker auf Nacken und Schulter [K401]

Übung 139 Schulter-Vierer 1 Gehen Sie in die Hocke und stützen Sie den Rücken Ihrer Klientin mit Ihren Knien nahe dem Becken ohne Druck ab (➢ Abb. 2.162). Dann nehmen Sie einen Arm mit der gleichseitigen Hand, greifen um, sodass Ihr Daumen zu Ihnen schaut (Gabelgriff). Mit der anderen Hand können Sie den Rücken noch stabilisieren oder einfach in Kontakt bleiben. Nun stellen Sie Ihren Ellenbogen auf die Schulter (M. trapezius) und ziehen am Arm bei gleichzeitigem Ellenbogendruck auf der Schulter. Wandern Sie nun mit dem Ellenbogen auch weiter nach innen und über den Rücken zwischen Skapula und Dornfortsätzen, immer kombiniert mit Zug.

- Öffnet Schultergelenk, dehnt Mm. pectorales major und minor, M. latissimus dorsi, Mm. intercostales, M. triceps, M. trapezius, M. deltoideus pars clavicularis und pars scapularis, M. rhomboideus major, Mm. teres major und minor, M. infraspinatus.
- Unterstützt tiefere Atmung und Aufrichtung der BWS.
- Faszien: Zugdehnung an der oberflächlichen rückwärtigen und der tiefen rückwärtigen Armlinie, aber auch an den beiden vorderen Armlinien im Bereich der Mm. pectorales major und minor.
- Yoga: Vorbereitung für das „Kuhgesicht" (➢ Abb. 3.15).
- **Achtung:** Nicht bei Neigung zur Schultergelenkluxation!

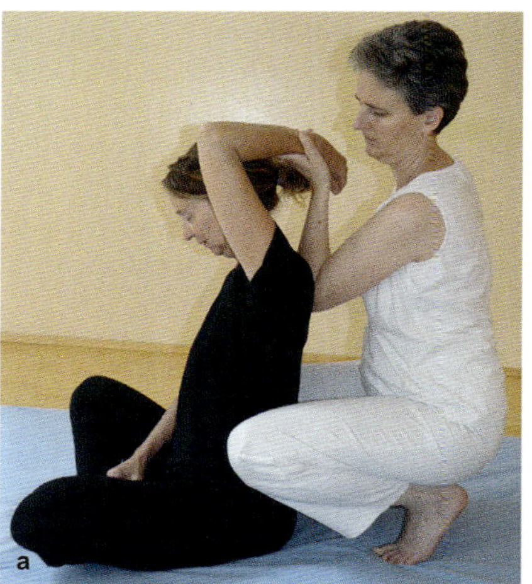

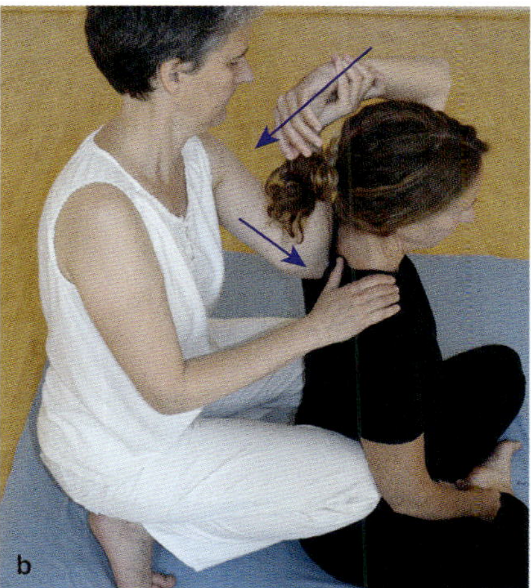

Abb. 2.162 Schulter-Vierer 1 [K401]

Übung 140 Schulter-Vierer 2 – Harfe spielen
Gleiche Grundhaltung wie in Übung 139. Greifen Sie nun um, umfassen Sie mit der anderen Hand den Ellenbogen und legen Ihren Arm als Drehpunkt am oberen Rücken ab (➤ Abb. 2.163). Während Sie den Arm nun schräg nach hinten führen, ziehen Sie mit den Fingern der gleichseitigen Hand am M. triceps und entlang der Skapula.

- Ebenfalls eine intensive Schultergelenköffnung, dehnt dieselben Muskeln wie Übung 139.
- Faszienlinien wie Übung 139.
- Eventuelle Parästhesien (z. B. Taubheit, Kribbeln) in den Fingern vergehen nach Absetzen der Übung wieder.
- Yoga: Vorbereitung für das „Kuhgesicht" (➤ Abb. 3.15).

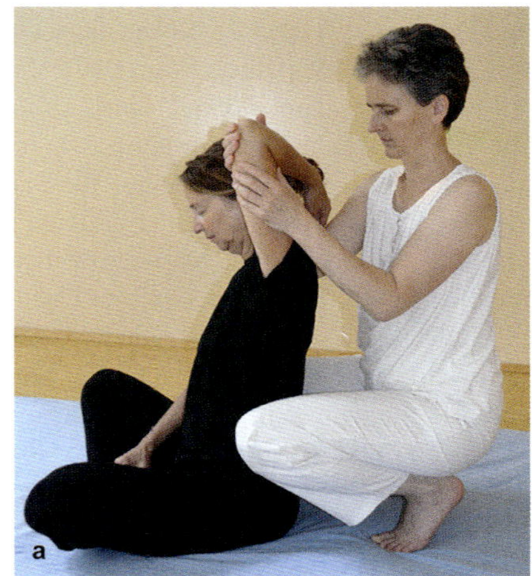

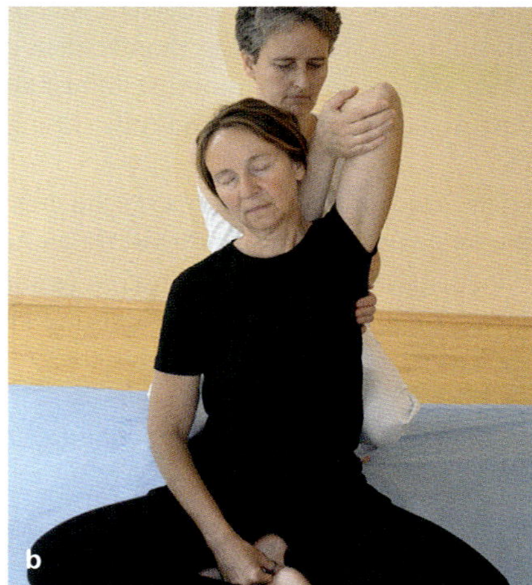

Abb. 2.163 Schulter-Vierer 2 – Harfe spielen [K401]

Übung 141 Schulter-Vierer 3 – Flügerl putzen Gleiche Grundhaltung. Diesmal den Arm nach hinten führen, Handrücken am Rücken anlegen und mit einem Knie fixieren (➤ Abb. 2.164). Mit der gleichseitigen Hand umfassen Sie die Schulter und ziehen sie etwas nach hinten, während mit der anderen Hand die Skapula „abgehoben" wird (Finger darunter schieben), beginnend an der Spitze der Skapula, zwei weitere Positionen entlang des medialen Skapularandes und wieder zurück.

- Dehnt die Schultergelenkkapsel, den langen Bizepskopf, M. deltoideus pars clavicularis, die Mm. rhomboideus major und minor, M. trapezius sowie den M. serratus anterior.
- Faszien: Zugdehnung an allen Armlinien.
- Yoga: Vorbereitung für das „Kuhgesicht" (➤ Abb. 3.15).
- **Achtung:** Nicht auf den Dornfortsätzen fixieren! Nicht bei Neigung zu Schultergelenkluxation!

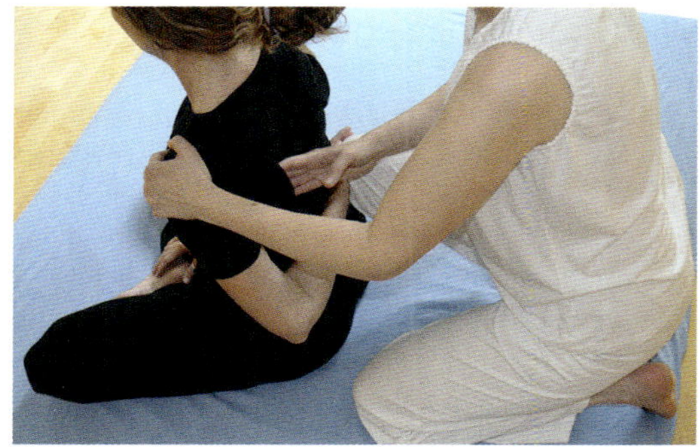

Abb. 2.164 Schulter-Vierer 3 – Flügerl putzen [K401]

Übung 142 Schulter-Vierer 4 – V Legen Sie den Arm Ihrer Klientin wie ein „V" vor ihre Brust und die Hand Ihrer Klientin auf die andere Schulter. Halten Sie die Hand bzw. den Unterarm und rotieren Sie damit den Oberkörper (➤ Abb. 2.165). Nun legen Sie Ihren Ellenbogen bzw. Unterarm auf die Zone zwischen Schulterblatt und Wirbelsäule der vorgedehnten Seite. Während Sie mit dem Ellenbogen/Unterarm rollend drücken, verstärken Sie die Rotation.

- Rotation der Wirbelsäule, Dehnung der Rotatoren.
- Fördert die Durchblutung der Organe des Rumpfes.
- Faszien: Zug- und Druckdehnung an der Spirallinie sowie an den rückwärtigen Armlinien.
- Yoga: unterstützt Positionen wie den „Drehsitz" (➤ Abb. 3.10) oder die „Variante vom seitlichen Winkel" (➤ Abb. 3.4).
- **Achtung:** Nicht in der Schwangerschaft! Nicht bei Bandscheibenproblemen!

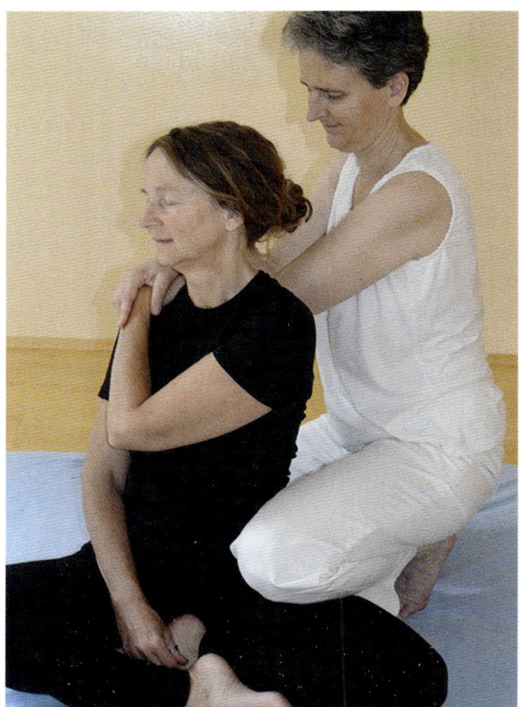

Abb. 2.165 Schulter-Vierer 4 – V [K401]

Wirbelsäulenbewegungen

Übung 143 Einkaufssackerl Sie stehen hinter dem Rücken Ihrer Klientin, heben deren Arme über ihren Kopf und verschränken deren Finger. Dann drehen Sie sich zu einer Seite, stellen Ihre Beinaußenseite an den Rücken der Klientin, gehen in eine weite Schrittstellung seitwärts und legen die verschränkten Hände auf Ihren Unterarm. Nun drücken Sie mit Ihrem Bein den Brustkorb nach vorne, während Sie an den Armen nach oben hinten ziehen (➤ Abb. 2.166).

- Dehnt den gesamten Rücken inkl. M. latissimus sowie Mm. teres major und minor, M. triceps, Mm. pectoralis major und minor, M. biceps.
- Hilft, starke Kyphosierung auszugleichen.
- Faszien: Zugdehnung an der oberflächlichen Frontallinie, der Spirallinie sowie an allen Armlinien.
- Sen: Anregung für Sen Kalathari, Sen Sumana und Sen Lawusang/Ulangka.
- Yoga: fördert Positionen wie die „liegende Heldenstellung“ (➤ Abb. 3.13).

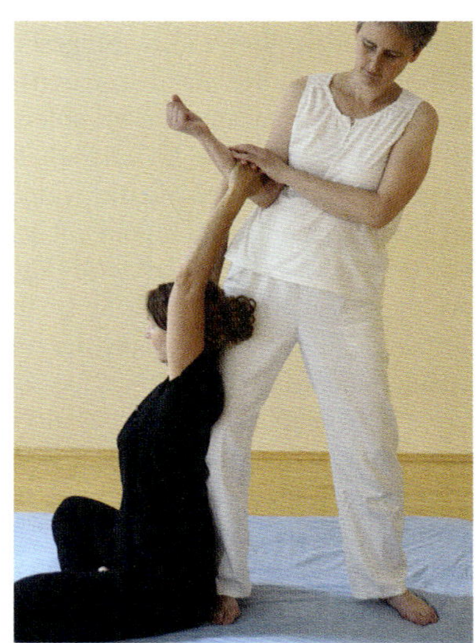

Abb. 2.166 Einkaufssackerl [K401]

Übung 144 Vorbeuge mit im Nacken verschränkten Armen Bitten Sie Ihre Klientin, die Hände hinter dem Nacken zu verschränken. Greifen Sie unter den Oberarmen durch und halten Sie leicht an den Unterarmen. Im Knie-Fuß-Stand mit Fuß vor dem Knie der Klientin den Oberkörper nach vorne unten führen und ein paar Atemzüge halten (➤ Abb. 2.167). Stellen Sie sicher, dass Sie keinen Druck auf die Hände und damit den Nacken Ihrer Klientin ausüben. Halten Sie deren Oberkörper mittels Ihrer Unterarme. Dann wieder aufrichten.

- Fördert Beweglichkeit des Rückens, auch des unteren Anteils.
- Dehnt die Adduktoren.
- Faszien: Zugdehnung an der oberflächlichen Rückenlinie sowie der Spirallinie.
- Sen: Anregung von Sen Ittha/Pingkhala.
- Yoga: unterstützt Positionen wie die „sitzende Vorwärtsbeuge/Zange“ (➤ Abb. 3.7) oder die „Kindhaltung“ (➤ Abb. 3.20).
- **Achtung:** Den Kopf nicht hinunterdrücken, sondern stabilisieren; nur führen und die Schwerkraft ausgleichen!

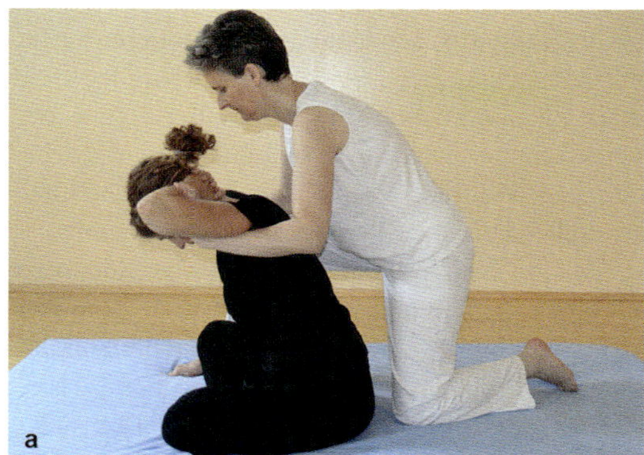

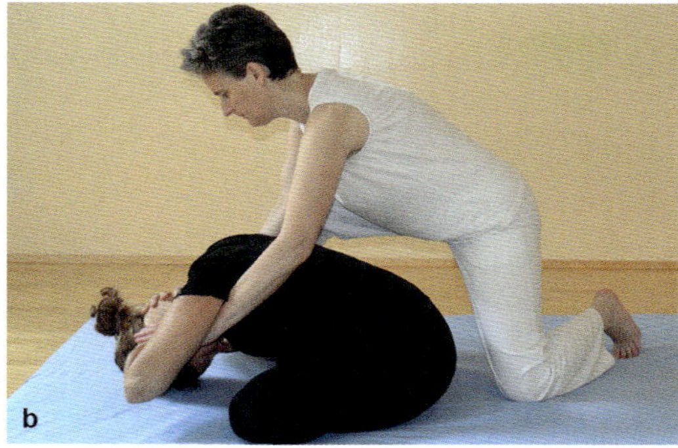

Abb. 2.167 Vorbeuge mit im Nacken verschränkten Armen [K401]

Übung 145 Hängender Twist im Sitzen Auf den Fersen schräg seitlich der Klientin hocken und mit einem Schienbein den Oberschenkel leicht fixieren, das andere Knie ist am Boden. Die Armhaltung Ihrer Klientin ist wie bei Übung 144. Halten Sie mit Ihren Unterarmen die Oberarme, Ihre Klientin darf den Oberkörper hängen lassen, den Sie dann zur Gegenseite drehen (➢ Abb. 2.168).

- Rotation und Seitwärtsneigung der Wirbelsäule mit Fixierung des Beckens.
- Dehnung der schrägen Bauchmuskeln und des M. latissimus.
- Faszien: Zugdehnung an der Spirallinie.
- Yoga: Vorbereitung für den „Drehsitz" (➢ Abb. 3.10) und die „Variante vom seitlichen Winkel" (➢ Abb. 3.4).
- **Achtung:** Nicht in der Schwangerschaft! Nicht bei Entzündungen im Rumpf, wie z. B. Gastritis! Nicht bei Bandscheibenproblemen!

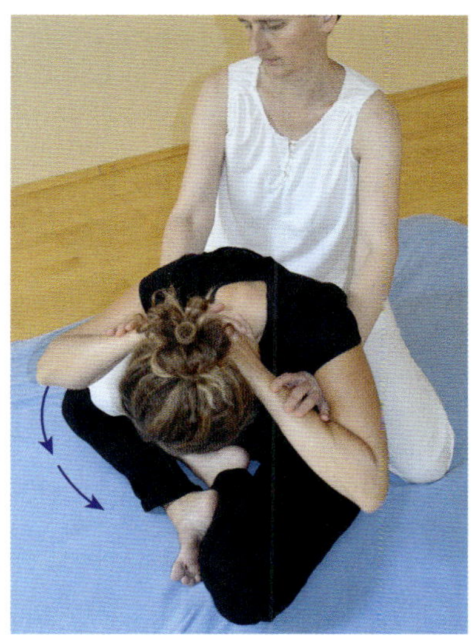

Abb. 2.168 Hängender Twist im Sitzen [K401]

Übung 146 Aufrechter Twist im Sitzen Ähnliche Übung wie 145 – diesmal mit aufgerichtetem, bei Ihnen angelehntem Oberkörper (➢ Abb. 2.169).

- Rotation der Wirbelsäule.
- Dehnung der Mm. pectorales.
- Weitere Wirkungen und Kontraindikationen wie Übung 145.

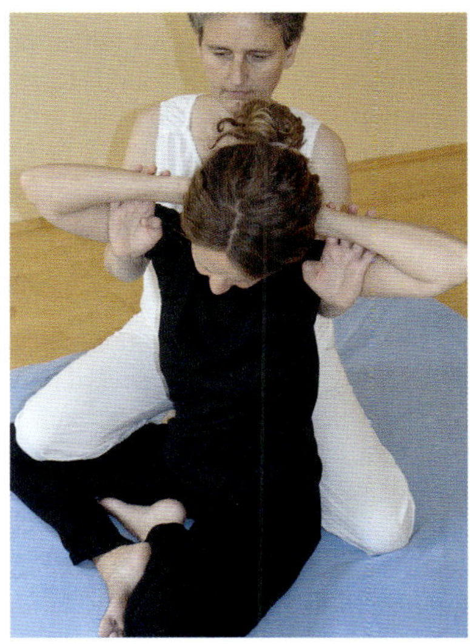

Abb. 2.169 Aufrechter Twist im Sitzen [K401]

2

Übung 147 Rücken mit den Knien 1 Sie hocken hinter dem Rücken Ihrer Klientin und halten die hängenden Oberarme nahe den Schultern, dann mit Ihren Knien sanft gegen den Rücken entlang der Rückenstrecker drücken und den Rücken leicht gegen Ihre Knie ziehen, von oben nach unten und wieder hinauf (➤ Abb. 2.170).

- Unterstützt die Beweglichkeit des Rückens.
- Faszien: Druckdehnung an der oberflächlichen Rückenlinie und der Spirallinie.
- Sen: Anregung von Sen Sumana.
- Sanft-schaukelnde Bewegung!
- Yoga: unterstützt sämtliche Loslassübungen wie die „Totenstellung" (➤ Abb. 3.25), aber auch Positionen wie die „Kobra" (➤ Abb. 3.16) oder die „liegende Heldenstellung" (➤ Abb. 3.13).
- **Achtung:** Nicht auf Knochen drücken!

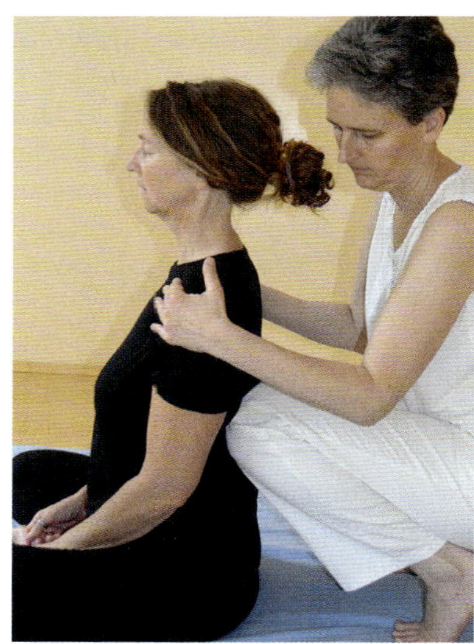

Abb. 2.170 Rücken mit den Knien 1 [K401]

Übung 148 Rücken mit den Knien 2 Bleiben Sie in der Hocke mit Ihren Knien möglichst kranial und bitten Sie Ihre Klientin, ihre Hände hinter dem Kopf zu verschränken. Umfassen Sie die Oberarme von unten (Gabelgriff) und ziehen Sie damit den Rücken weich gegen Ihre Knie (➤ Abb. 2.171), bewegen Sie den Oberkörper Ihrer Klientin wieder nach vorne. Positionieren Sie Ihre Knie etwas weiter kaudal und holen Sie wieder den Rücken zu sich. Wieder nach vorne und so weiter bis zum Sakrum, dann wieder zurück. Achten Sie darauf, dass Ihre Knie in X-Stellung mit den Fersen nach außen sind, damit sie auf den Rückenstreckern liegen und nicht auf den Rippen. Wenig Druck! Achtsam arbeiten! Mit dem Ausatmen nach hinten holen!

- Entspannung der Rückenstrecker, Bewegung der Wirbelgelenke, Öffnung der Körpervorderseite.
- Dehnung der Mm. pectorales, des M. latissimus dorsi und der Mm. teres.
- Faszien: Druckdehnung an der oberflächlichen Rückenlinie, der Spirallinie sowie leichte Zugdehnung der oberflächlichen und tiefen Frontallinie.
- Sen: Stimulation von Sen Ittha/Pingkhala und auch von Sen Sumana.
- Gute Loslassübung!
- Vorbereitung für den „Flieger" (Übung 149).
- Yoga: unterstützt sämtliche Loslassübungen wie die „Totenstellung" (➤ Abb. 3.25), aber auch Positionen wie die „Kobra" (➤ Abb. 3.16) oder die „liegende Heldenstellung" (➤ Abb. 3.13).

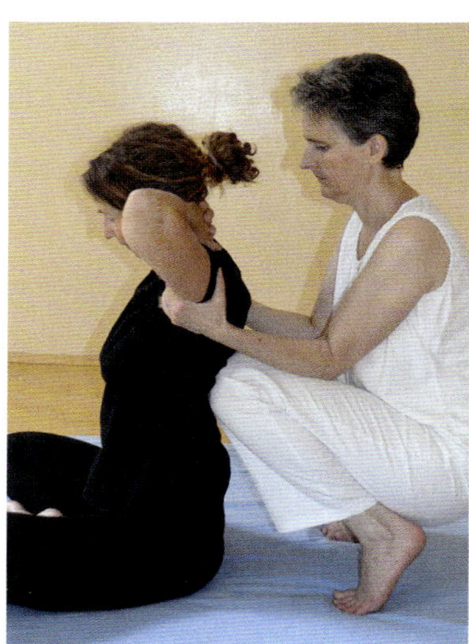

Abb. 2.171 Rücken mit den Knien 2 [K401]

Übung 149 Flieger Die Klientin sitzt im Schneidersitz. Idealerweise machen Sie die Übung 148 direkt vor dem „Flieger", indem Sie sich mit Ihren Knien von kranial nach kaudal arbeiten. Dann legen Sie beide Knie paravertebral knapp kranial des Sakrum an, stark x-beinig hockend. Die Hände Ihrer Klientin sind im Nacken verschränkt, Sie halten die Oberarme nahe der Schultergelenke von unten, der Daumen ist auf Ihrer Seite. Nun bringen Sie den Oberkörper der Klientin nach vorne, positionieren die Knie nochmals nach auf Höhe von L5 und mit etwas Schwung holen Sie den Oberkörper Ihrer Klientin nach hinten und über die Knie, während Sie sich selbst „wie einen gekippten Sessel" zwischen Ihren Fersen nach hinten legen und sofort Ihre Unterschenkel anheben. Eventuell können Sie umgreifen und den Oberkörper an den Schulterblättern stemmen. Nun halten Ihre Arme die Schultern, das Gesäß und die Oberschenkel liegen auf Ihren Unterschenkeln (➤ Abb. 2.172a–e). Dann darf Ihre Klientin die Arme öffnen und hängen lassen, die Beine ebenfalls. Wenn für Sie möglich, heben Sie Ihre Unterschenkel noch etwas an und strecken Sie Ihre Arme. Bleiben Sie einige Atemzüge in dieser Position.

Zum „Landen": Die Klientin soll die Knie strecken. Winkeln Sie nun Ihre Arme und Beine an, öffnen Sie Ihre Knie etwas, sodass Ihre Klientin dazwischen durchrutschen kann. Dann geben Sie mit den Armen einen begleitenden Impuls zum Aufsetzen (➤ Abb. 2.172f, g)

- Öffnen und Dehnen der gesamten Körpervorderseite.
- Faszien: Zugdehnung an der oberflächlichen und tiefen Frontallinie.
- Sen: aktiviert alle Energielinien.

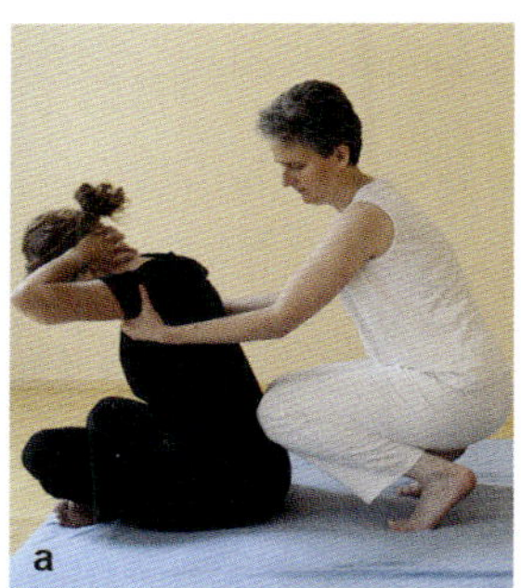
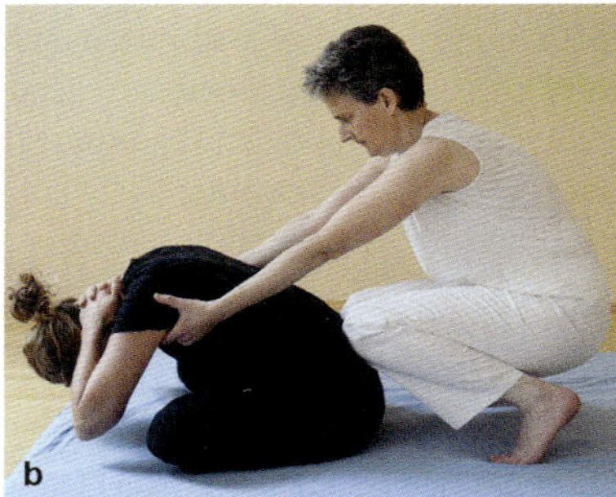
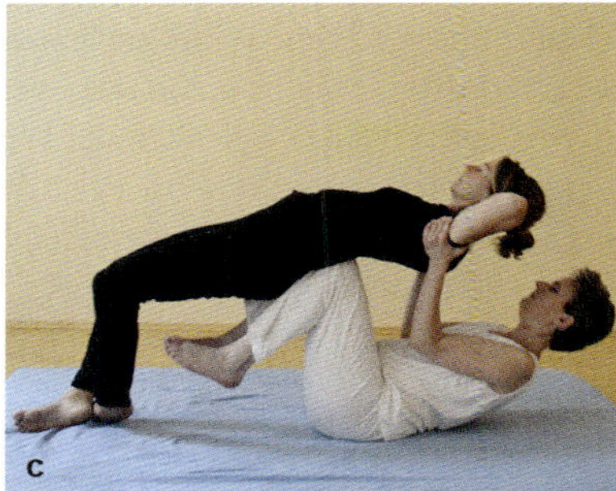
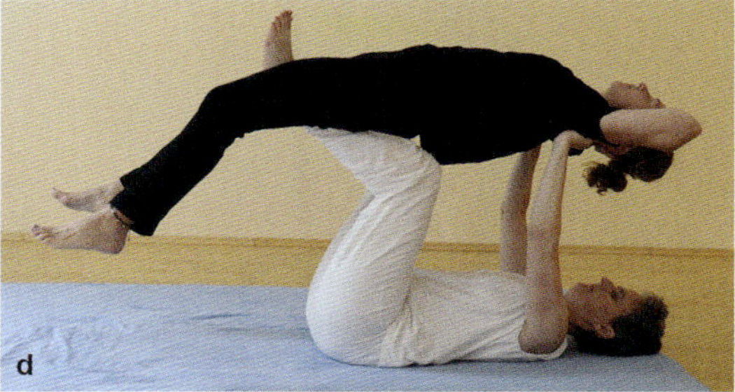
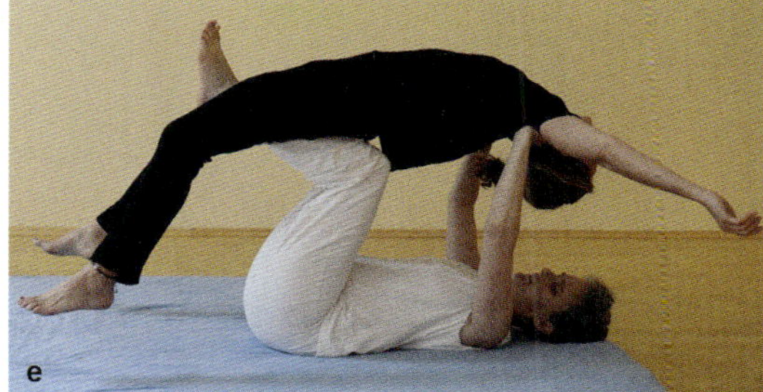
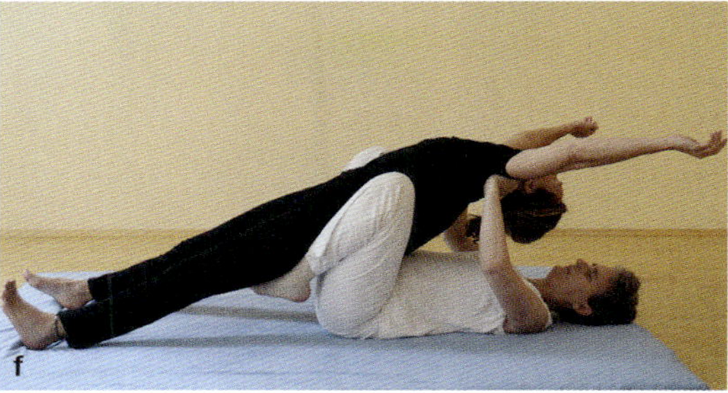
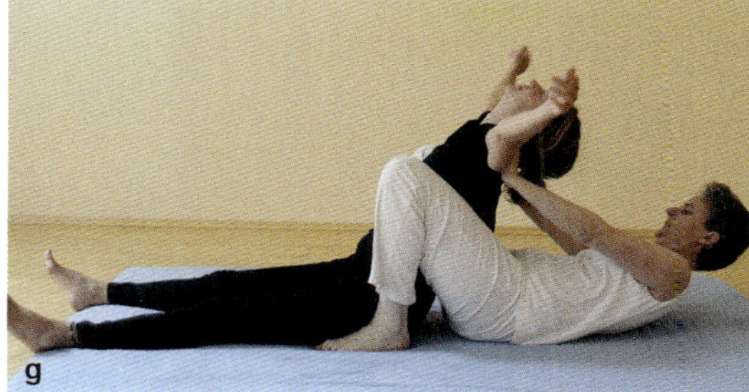

Abb. 2.172 Flieger [K401]

2

- Sehr gute Loslassübung! Allerdings ist Übung bei steifen oder ängstlichen Klientinnen wahrscheinlich nicht durchführbar und auch nicht zu empfehlen!
- Yoga: unterstützt Loslassübungen wie die „Totenstellung" (➤ Abb. 3.25).
- **Achtung:** Nicht in der Schwangerschaft! Nicht bei Bandscheibenproblemen oder Gleitwirbeln!

Übung 150 In den Himmel heben Nehmen Sie die Arme Ihrer Klientin und setzen sich hinter sie mit einer dreiviertel Beinlänge Abstand. Legen Sie Ihre Vorfüße medial/kaudal der Schulterblätter auf. Dann geben Sie Druck, rollen mit den Füßen ab, sodass eine leichte Rückbeuge entsteht („in den Himmel heben"), während Sie an den Armen die Bewegung führen und sichern (➤ Abb. 2.173). Ebenso ein paar Positionen Richtung Lende, ohne Ihre Klientin zu schieben. Dann auch wieder Richtung Schulterblätter. Möglichst mit dem Ausatmen.

- Verbessert die Beweglichkeit der Wirbelsäule, besonders bei starker Kyphose der BWS.
- Faszien: leichte Dehnung der tiefen Frontallinie.
- Sen: Stärkung von Sen Ittha/Pingkhala, Sen Sumana und Sen Lawusang/Ulangka.
- Gute Loslassübung!
- Yoga: unterstützt Positionen mit Öffnen und Beweglichkeit im Brustkorb wie den „Fisch" (➤ Abb. 3.23), die „Kobra" (➤ Abb. 3.16), den „Bogen" (➤ Abb. 3.18).

Übung 151 Abklopfen Legen Sie Ihre Handflächen aufeinander, die Daumen überkreuzt, die Finger abgespreizt; dann drücken Sie die Hände zusammen (Ellenbogen stark angewinkelt) und klopfen mit den Kleinfingerseiten locker auf den Rücken (Rückenstrecker, Schultermuskeln). Beginnen Sie auf einer Schulter, wandern Sie die Rückenstrecker nach kaudal bis Höhe Th12 und wieder nach kranial (➤ Abb. 2.174). Dann die andere Seite. Versuchen Sie, ein weiches, schmatzend-klingendes Geräusch zu erzeugen. Sie können das Klopfen auf Ihren eigenen Oberschenkeln üben.

- Tiefenvibration und Tiefendurchblutung.
- Allgemein anregend!
- Gut bei Hypotonie (besonders als Abschluss!).
- **Achtung:** Nicht auf Knochen klopfen!

Hände auflegen, ausstreichen = verabschieden oder an Schultern, Nacken, Kopf und Gesicht in Rückenlage weitermachen.

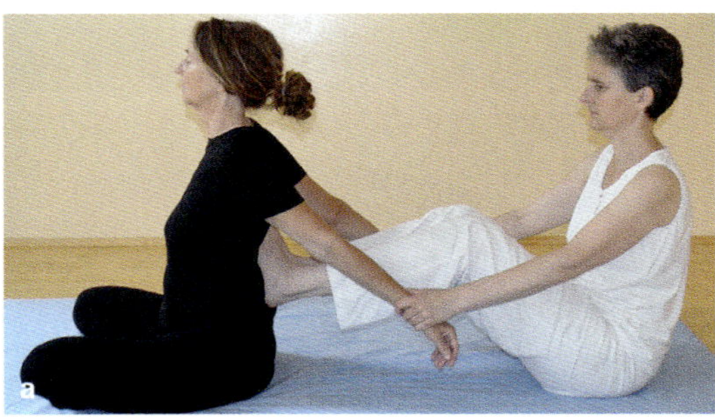

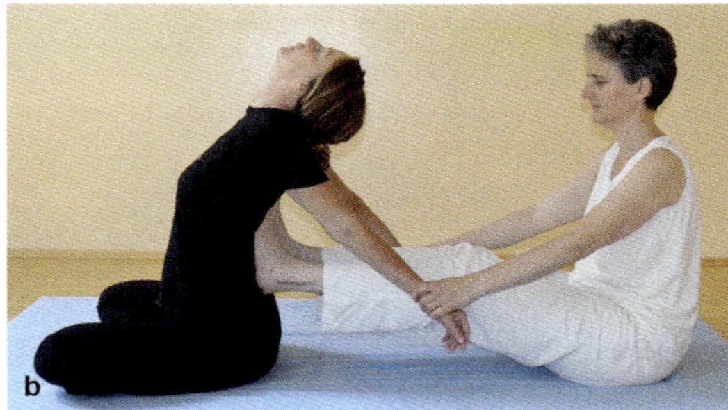

Abb. 2.173 In den Himmel heben [K401]

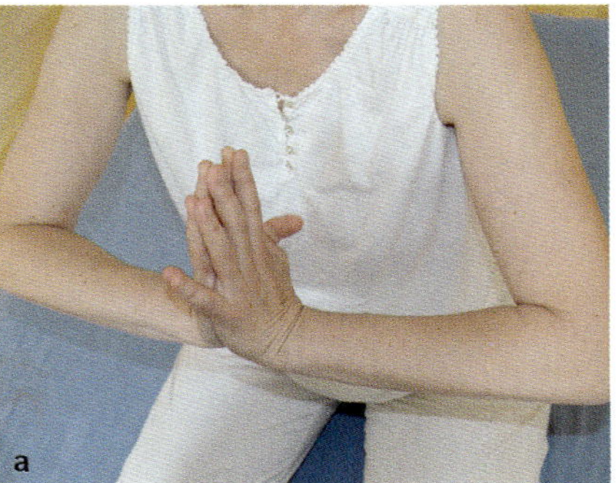

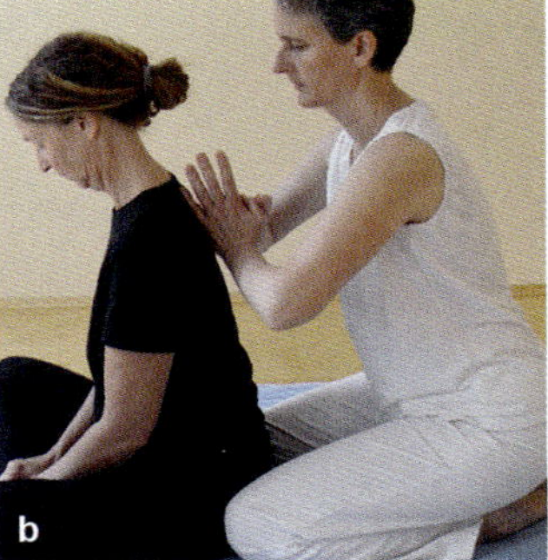

Abb. 2.174 Abklopfen [K401]

2.3.6 Dritte Rückenlage

Schultergürtel und Nacken

Übung 152 Leichter Kopf-Schulter-Stretch und Handflächendruck Sie sitzen am Kopfende, nehmen den Kopf in eine Hand, legen die andere auf die Schulter und bewegen den Kopf zur anderen Schulter: leicht beginnen, Dehnung stärker werden lassen, maximal bis das Ohr nahezu die Schulter berührt. Dann hält die Hand den Kopf in der Medianebene (ohne Dehnung) und Sie geben Handflächendruck von der Schulter zum Nacken und zurück (➤ Abb. 2.175).

- Dehnung des M. trapezius pars descendens, der Mm. scaleni und des M. levator scapulae.
- Faszien: Dehnung der rückwärtigen Armlinien.
- Gut bei sämtlichen Schulterverspannungen und auch stressbedingten Schulter-Nacken-Problemen
- Yoga: gut als Vorbereitung für Positionen wie den „Pflug" (➤ Abb. 3.22).
- **Achtung:** Nicht bei Bandscheibenproblemen an der HWS!

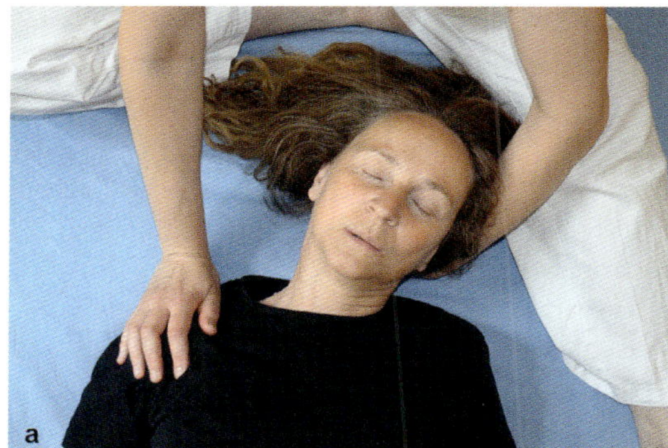

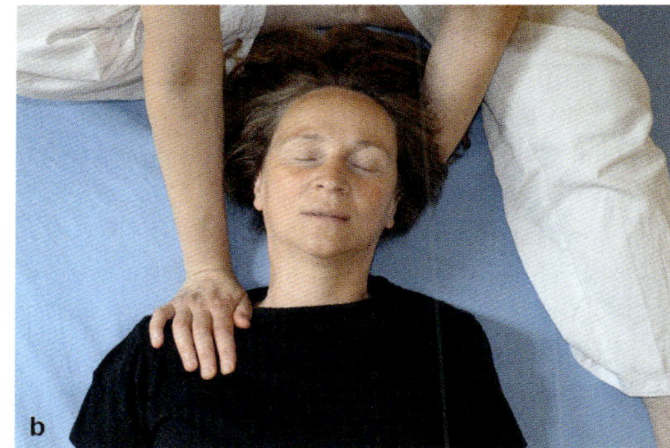

Abb. 2.175 Leichter Kopf-Schulter-Stretch, Handflächendruck [K401]

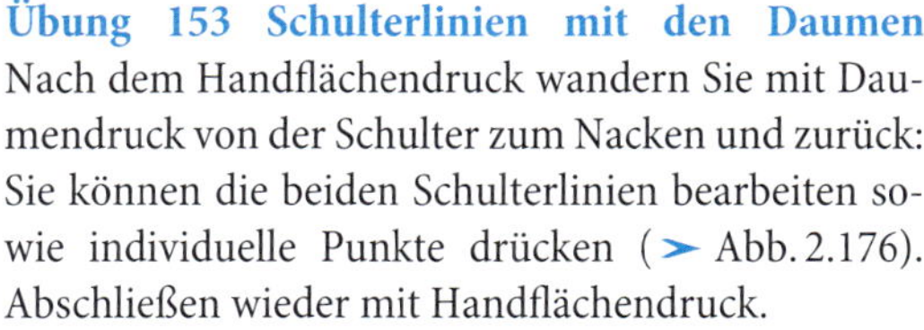

Übung 153 Schulterlinien mit den Daumen Nach dem Handflächendruck wandern Sie mit Daumendruck von der Schulter zum Nacken und zurück: Sie können die beiden Schulterlinien bearbeiten sowie individuelle Punkte drücken (➤ Abb. 2.176). Abschließen wieder mit Handflächendruck.

- Besonders gut, oft schmerzhaft, bei verspannten Schultermuskeln.
- Hilft gegen Kopfschmerzen.
- Yoga: gut als Vorbereitung für Positionen wie den „Pflug" (➤ Abb. 3.22).

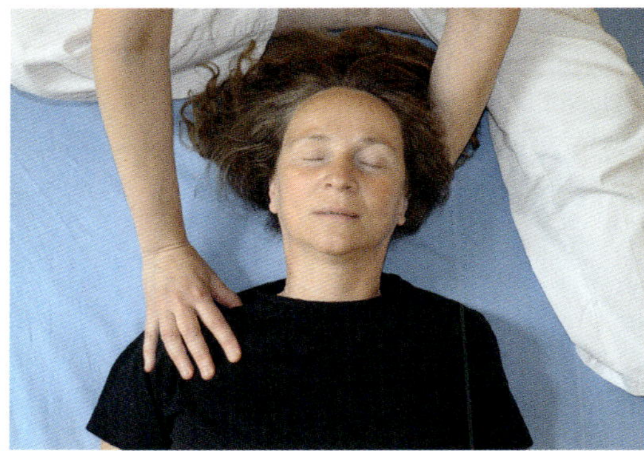

Abb. 2.176 Schulterlinien mit den Daumen [K401]

2

Übung 154 Fingerkreise am Nacken Legen Sie Zeige- und Mittelfinger neben den Dornfortsatz von C7, kreisen Sie entlang der Wirbelsäule nach kranial und zurück (➤ Abb. 2.177). Die Druckrichtung der Kreise soll von der Wirbelsäule nach lateral gehen. Bei Kopfschmerzen kreisen Sie nur vom Kopf zu C7. Mehrmals.

- Lockert angespannte Nackenmuskeln.
- Faszien: Druckdehnung an der oberflächlichen Rückenlinien, der Spirallinie sowie den rückwärtigen Armlinien.
- Sen: Anregung für Sen Ittha/Pingkhala.
- Die Behandlung von Schultern und Nacken ist nötig und gut bei Angstzuständen („Die Angst sitzt im Nacken").
- Yoga: gut als Vorbereitung für Positionen wie den „Pflug" (➤ Abb. 3.22).

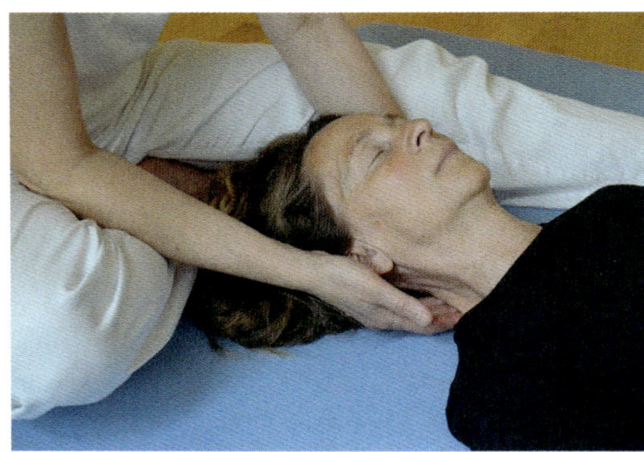

Abb. 2.177 Fingerkreise am Nacken [K401]

Übung 155 Fingerkreise am Hinterhauptrand Kreisenden Druck am Übergang vom Nacken zum Kopf (➤ Abb. 2.178).

- Ebenfalls wichtig zur Entspannung der Nackenmuskeln, bei Kopfschmerzen.
- Faszien: Druckdehnung an der oberflächlichen Rückenlinien, der Spirallinie sowie den rückwärtigen Armlinien.
- Gut bei psychischen Problemen.
- Yoga: gut als Vorbereitung für Positionen wie den „Pflug" (➤ Abb. 3.22).

Seitenwechsel: Wiederholen Sie Übung 152 bis 155 auf der anderen Seite.

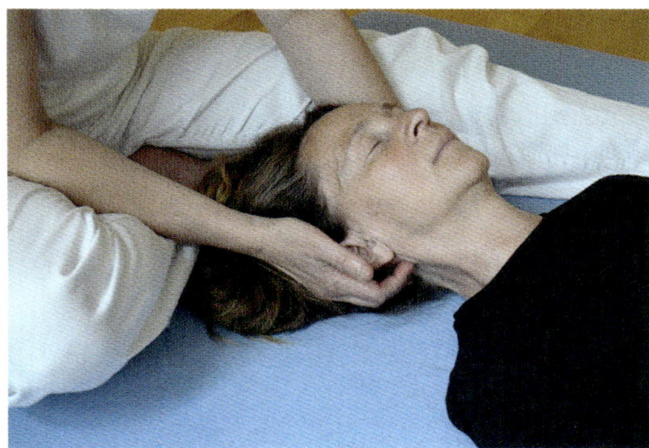

Abb. 2.178 Fingerkreise am Hinterhauptrand [K401]

Kopf und Gesicht

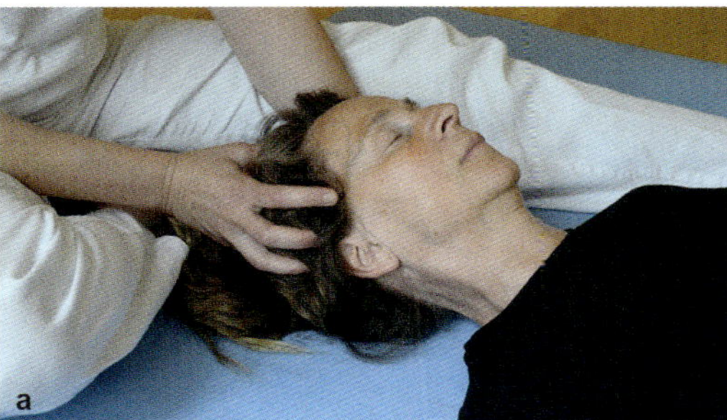

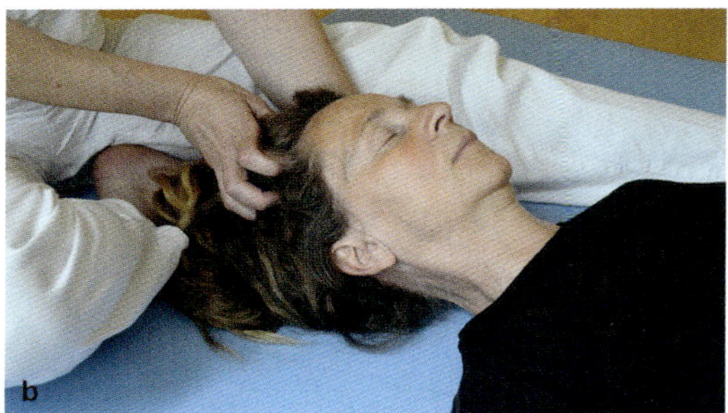

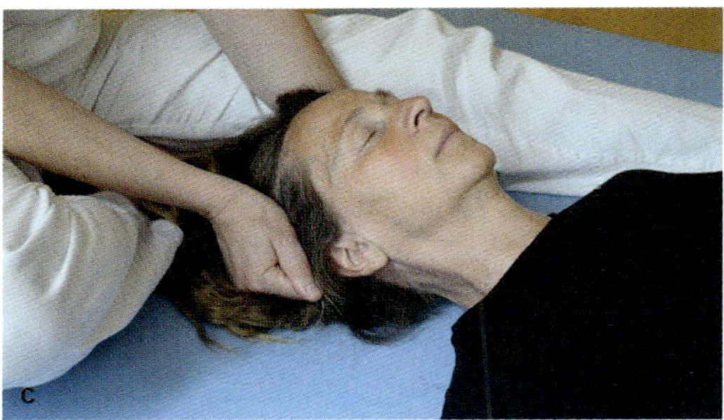

Abb. 2.179 Haare waschen und Haare ziehen [K401]

Übung 156 Haare waschen und Haare ziehen Zum „Haare waschen" kreisen Sie mit allen Fingern auf der Kopfhaut, auch hinter den Ohren. Entweder mit beiden Händen gleichzeitig oder eine Hand hält den Kopf leicht schräg, während die andere kreist. Zum „Haare ziehen" fahren Sie mit den gespreizten Fingern beider Hände entlang der Kopfhaut in die Haare, schließen die Finger dann langsam zu Fäusten und ziehen damit sachte und gleichmäßig an den Haaren (➤ Abb. 2.179).

- Sen: Anregung von Sen Ittha/Pingkhala und Sen Lawusang/Ulangka (Ohren).
- Meist sehr entspannend!

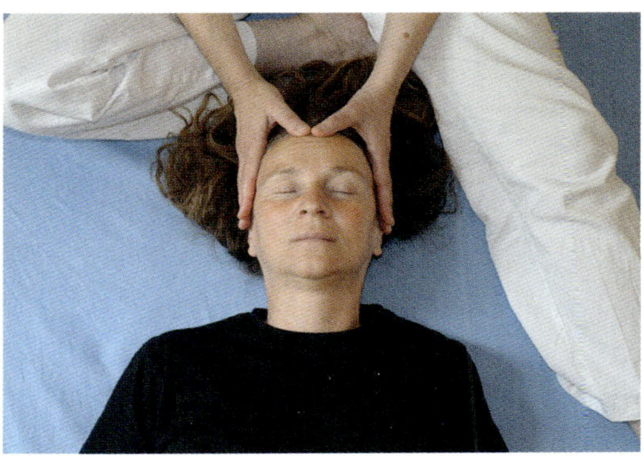

Abb. 2.180 Gesichts-Nuad [K401]

Übung 157 Gesichts-Nuad Daumenkreise auf der Stirn, immer von der Mitte weg, jeweils bis zur Schläfe (➤ Abb. 2.180). Auf der Schläfe nur ausstreichen. Setzen Sie die Kreise auf den Wangen fort, links und rechts der Nase, ebenso seitlich der Nasenfalten, der Mundwinkel und des Kinns.

- Unterstützt die Entspannung der Mimik und des M. masseter.
- Hilft gegen Kopfschmerzen.
- Sen: Anregung von Sen Ittha/Pingkhala (Stirne, Auge), Sen Sahatsarangsi/Thawari (Kiefer bis Auge) sowie Sen Sumana (Kinn).

Übung 158 Schläfen kreisen Mit den flachen Zeige-, Mittel- und Ringfingern beider Hände kreisen Sie ohne Druck gleichzeitig an den Schläfen (> Abb. 2.181). Dabei können die Kreise mal größer und wieder kleiner werden.

- Gut bei Kopfschmerzen.

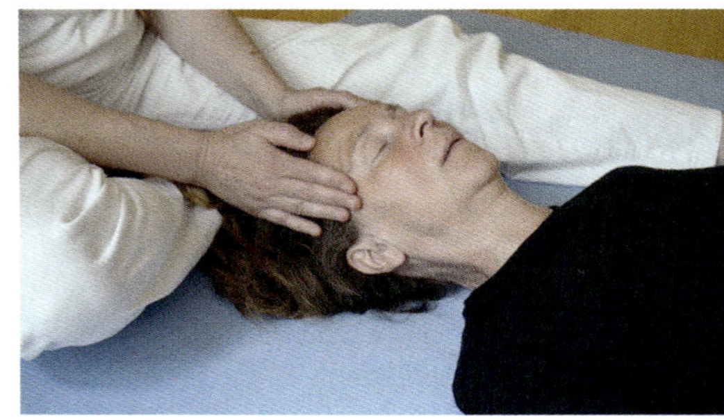

Abb. 2.181 Schläfen kreisen [K401]

Übung 159 3. Auge halten Mit Daumen auf Daumen, die anderen Finger liegen sanft seitlich am Kopf an (> Abb. 2.182).

- Zentriert und ist eine gute spirituelle Übung.

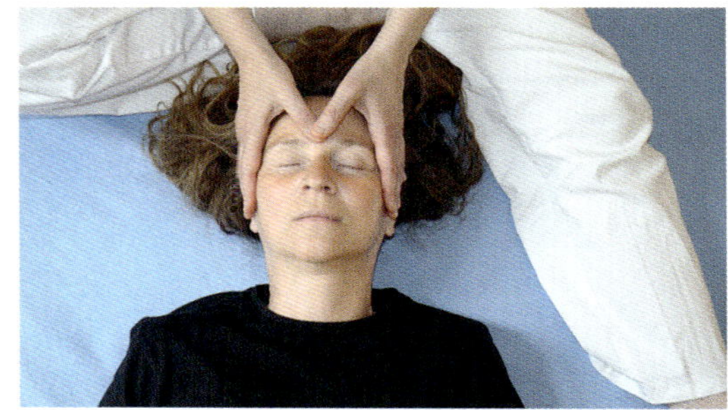

Abb. 2.182 3. Auge halten [K401]

Übung 160 Ohren zuhalten Legen Sie die Handflächen auf die Ohren Ihrer Klientin, Ihre Finger schauen dabei schräg nach hinten (> Abb. 2.183). Sie können auch etwas Druck aufbauen. Bleiben Sie einige Sekunden in dieser Position.

- Da wir die Ohren nicht ohne Hilfe von Händen schließen können, gibt uns diese Übung die Möglichkeit, unseren Aufmerksamkeitsradius deutlich einzuschränken und ganz nah bei uns zu sein.

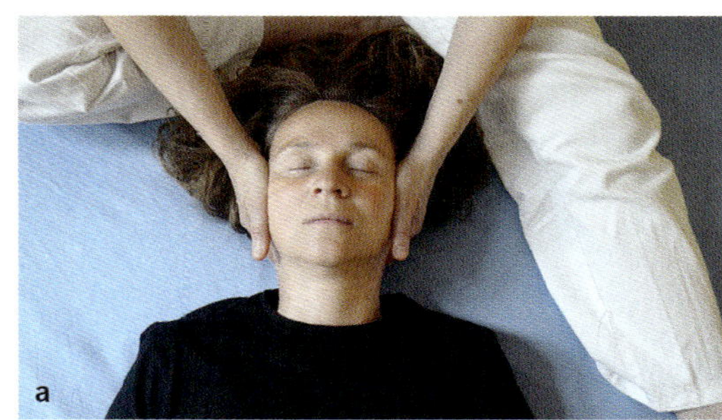

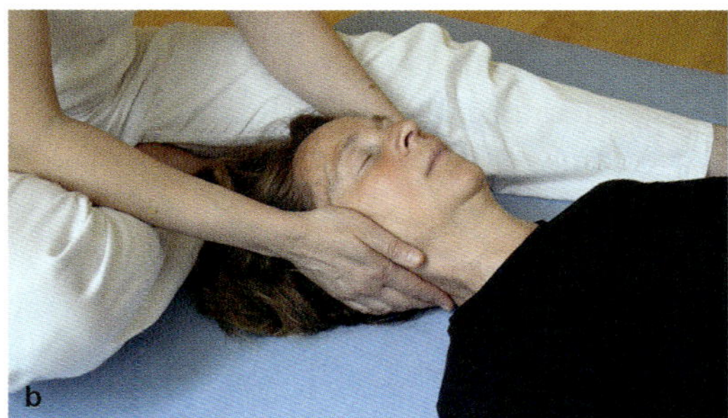

Abb. 2.183 Ohren zuhalten [K401]

Übung 161 Augen zuhalten Machen Sie Hohlhände und legen Sie die Handflächen über die Augen Ihrer Klientin, lassen Sie dabei die Nase frei (➤ Abb. 2.184). Alternativ können Sie auch mit einigen Zentimetern Abstand Ihre Hände über das Gesicht halten. Bleiben Sie einige Atemzüge in dieser Position.

- Wirkung ähnlich wie Übung 160, obwohl wir die Augen permanent selbst schließen. Die Einschränkung unserer Wahrnehmungsmöglichkeit anderen zu überlassen, ist für manche Menschen emotional und spirituell eine Herausforderung.

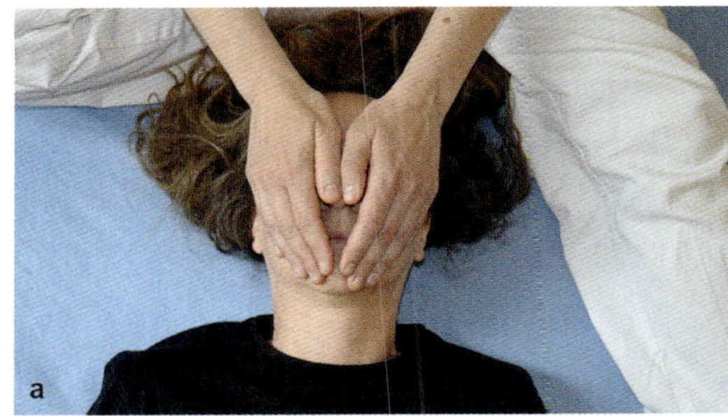

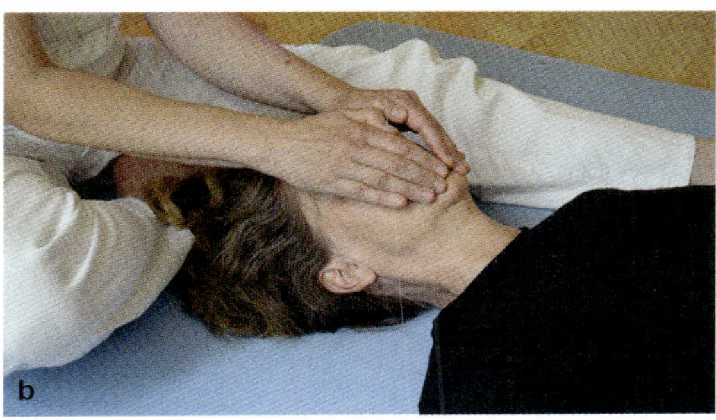

Abb. 2.184 Augen zuhalten [K401]

KAPITEL

3 Yoga

Nuad hat sich historisch auch aus Yoga entwickelt. Sie sehen das bei den Dehnungen und Positionen. Ihre Klientinnen müssen aber nicht Yoga machen, um mit Nuad behandelt zu werden. Beweglichkeit wird ebenfalls nicht vorausgesetzt. Mit Nuad unterstützen wir unsere Klientinnen in ihrem Alltag und bei ihrer Gesundheit.

Die angeführten Yoga-Übungen stellen die Verbindung zwischen Nuad und Yoga her, helfen Ihnen, Nuad-Positionen noch besser zu verstehen und im Besonderen, den Yoga-Unterricht individuell mit Nuad zu ergänzen.

Asana bedeutet „ruhiges Sitzen" und ist der Begriff für die Körperpositionen im Yoga.

Folgendes gilt für alle Asanas:

- Sie erhalten den Körper kräftig, gelenkig und geschmeidig.
- Sie stärken und regenerieren das Nervensystem.
- Sie fördern die Durchblutung und versorgen dadurch den Körper mit Sauerstoff und Nährstoffen.
- Sie fördern die Konzentration und verbessern das Gedächtnis.
- Sie lösen körperliche und geistige Anspannung.
- Sie fördern Ausgeglichenheit und innere Ruhe.
- Sie stärken das Selbstbewusstsein.
- Asanas reinigen die Energiekanäle und fördern den Energiefluss.
- Asanas haben tiefgreifende Wirkung auf den ganzen Menschen.

Padmasana – Lotussitz

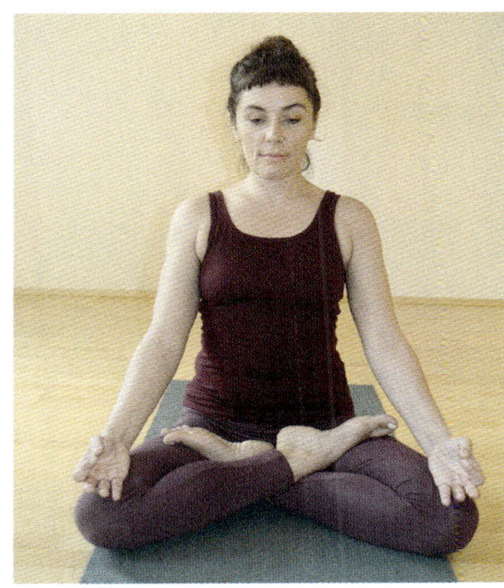

Abb. 3.1 Padmasana, Lotussitz [K401]

- Fördert die Konzentration und gilt daher als Haltung für Meditation und Atemübung (➤ Abb. 3.1).
- Wichtigste Meditationshaltung.
- **Achtung:** Eine Meditationshaltung soll den Fokus auf Körper, Atmung und Geist unterstützen und längere Zeit ohne Anstrengung gehalten werden können. Daher bei Bedarf eher eine „bequemere" Position wie Schneidersitz oder Kniesitz wählen.

Padangusthasana – stehende Vorwärtsbeuge/Zange

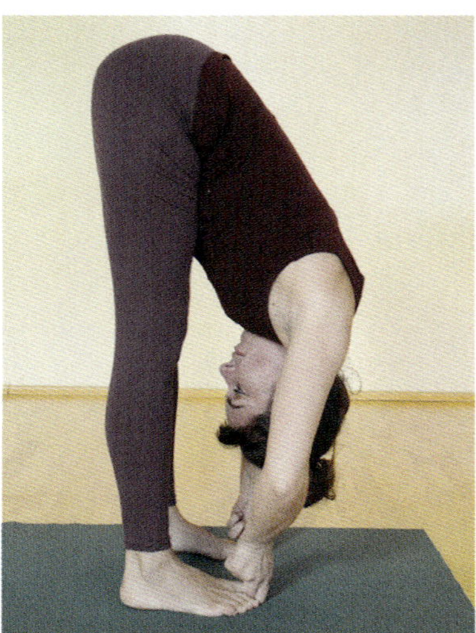

Abb. 3.2 Padangusthasana, stehende Vorwärtsbeuge/Zange [K401]

- Dehnt die Wirbelsäule, macht sie beweglich und geschmeidig, dehnt und kräftigt die Beine und den Rücken, steigert die Beweglichkeit der Hüft- und Kniegelenke (➤ Abb. 3.2).
- Lindert stressbedingte Kopfschmerzen sowie Bauch- und Rückenschmerzen während der Menstruation.
- Wirkt beruhigend auf das Nervensystem, reguliert den Blutdruck.
- Nuad: „Kopf zu Knie" (➤ Abb. 2.150).
- **Achtung:** Nicht bei Kniegelenkarthritis und Bandscheibenproblemen!

Trikonasana – Dreieck

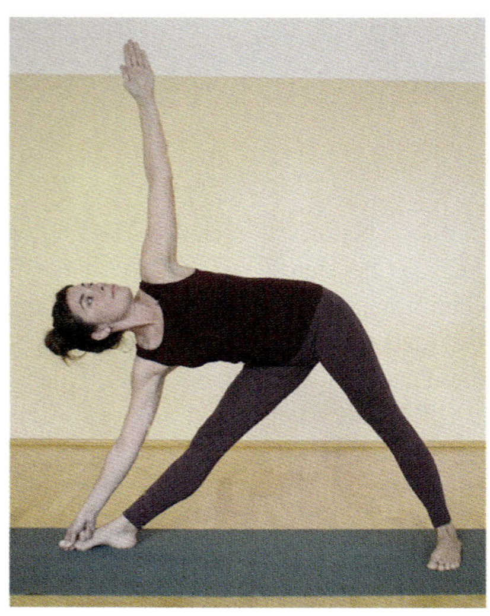

Abb. 3.3 Trikonasana, Dreieck [K401]

- Fördert die Beweglichkeit von Becken, Wirbelsäule und Beinen, stärkt Bein-, Rücken- und Schultermuskulatur (➤ Abb. 3.3).
- Lindert Schmerzen im unteren Wirbelsäulenbereich, löst Verspannungen in Hals, Schultern, Rücken und Knien.
- Stimuliert Darmtätigkeit und Verdauung, lindert Menstruationsbeschwerden.
- Nuad: „Raupe" (➤ Abb. 2.40)
- **Achtung:** Nicht bei Migräne/Kopfschmerzen, Herzproblemen, niedrigem Blutdruck! Bei Erkrankung der Halswirbelsäule den Kopf nicht nach oben drehen!

Parshvakonasana – Variante vom seitlichen Winkel

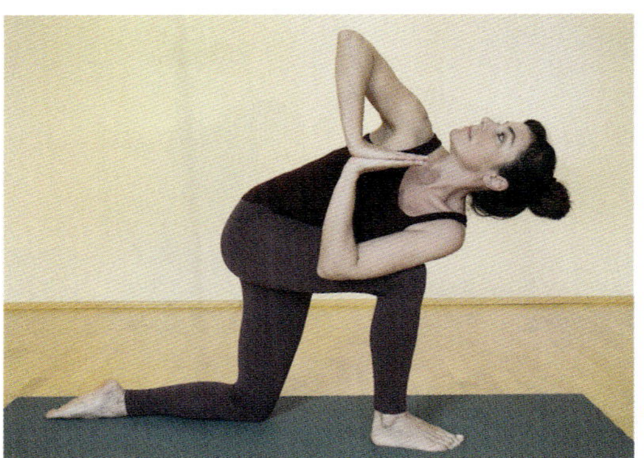

Abb. 3.4 Parshvakonasana, Variante vom seitlichen Winkel [K401]

- Die seitliche Drehung und Flexibilität der Wirbelsäule werden gefördert (➤ Abb. 3.4).
- Hilft, Fehlhaltung der Schultern und Schulterblätter zu korrigieren.
- Kann Nacken- und Rückenschmerzen lindern.
- Dehnt bzw. stärkt alle großen Muskelgruppen und Gelenke.
- Stimuliert die Verdauung, lindert Menstruationsbeschwerden.
- Nuad: „Flankendehnung" (➤ Abb. 2.106), „Twist im Sitzen" (➤ Abb. 2.168), Hand- und Armbeugerbehandlung (➤ Abb. 2.66 ff.).
- **Achtung:** Nicht bei Migräne, Kniegelenkarthritis, Verdacht auf Bandscheibenvorfall in der Halswirbelsäule; bei Bluthochdruck den Blick nicht hinauf, sondern zum Boden richten! Nicht in der Schwangerschaft!

Vrkshasana – Baum

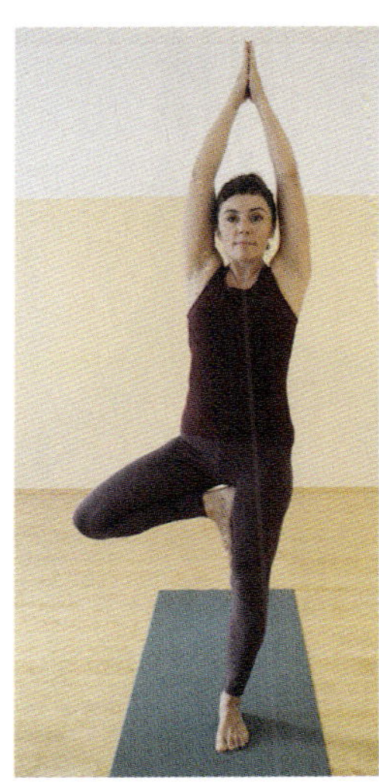

Abb. 3.5 Vrkshasana, Baum [K401]

- Fördert Gleichgewicht und Konzentration, streckt den Körper (➤ Abb. 3.5).
- Unterstützt eine tiefe, gleichmäßige Atmung und wirkt beruhigend auf das Nervensystem.
- Gute Übung zur Erdung.
- Nuad: „Beckenschaukel" (➤ Abb. 2.32, ➤ Abb. 2.33, ➤ Abb. 2.34).
- **Achtung:** Vorsichtig üben bei Knöchel- oder Knieverletzungen sowie bei Ischiasproblemen!

Virabhadrasana – Krieger

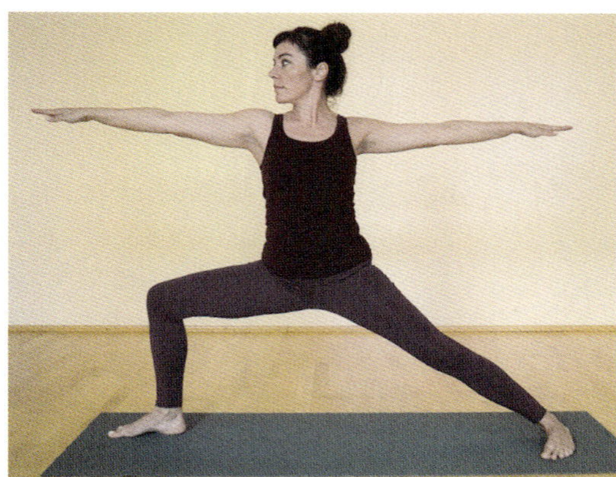

Abb. 3.6 Virabhadrasana, Krieger [K401]

- Weitet die Brust und verbessert das Lungenvolumen (➤ Abb. 3.6).
- Dehnt und kräftigt die Extremitäten sowie Hüften, Rücken, Schultern, Nacken.
- Fördert eine aufrechte Körperhaltung und das Gefühl für Gleichgewicht.
- Hilft bei Menstruations- und Verdauungsstörungen.
- Nuad: „Raupe" (➤ Abb. 2.40).
- **Achtung:** Nicht bei Herzproblemen, hohem Blutdruck, Leistenzerrung, akuter Knieverletzung!

Paschimottanasana – sitzende Vorwärtsbeuge/Zange

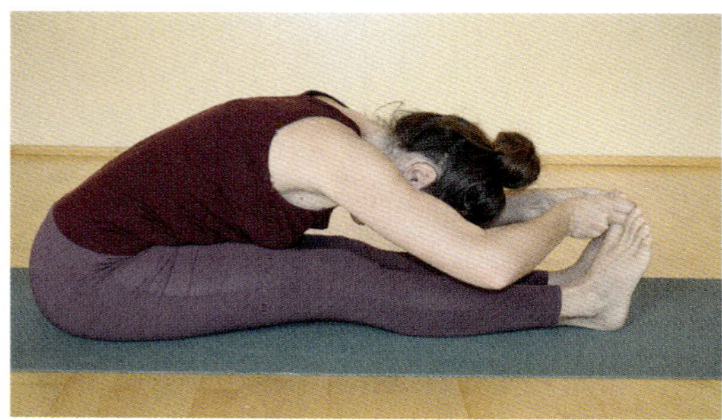

Abb. 3.7 Paschimottanasana, sitzende Vorwärtsbeuge/Zange [K401]

- Dehnt die gesamte Rückseite des Körpers, macht die Gelenke flexibler (➤ Abb. 3.7).
- Reguliert Leber, Verdauung, Funktion der Bauchspeicheldrüse, wirkt auf Niere, Blase und Fortpflanzungsorgane.
- Wirkt beruhigend.
- Nuad: „Kopf zu Knie" (➤ Abb. 2.150).
- **Achtung:** Nicht bei Asthma! Sehr vorsichtig üben bei Problemen im unteren Rücken!

Janu Sirsasana – Kopf-zu-Knie-Stellung

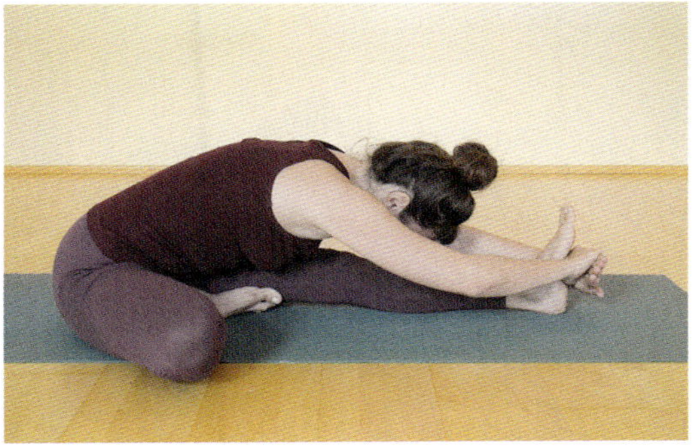

Abb. 3.8 Janu Sirsasana, Kopf-zu-Knie-Stellung [K401]

- Dehnt Beine und Rücken, hält die Wirbelsäule geschmeidig und beweglich, stärkt die Nackenmuskulatur und entspannt Schultern und Hüften (➤ Abb. 3.8).
- Regt die Verdauung an, hilft bei Menstruationsproblemen sowie stressbedingten Kopfschmerzen.
- Wirkt entspannend.
- Nuad: „Kopf zu Knie" (➤ Abb. 2.150), alle Hüftbeugen, wie z. B. „Hüft-Vierer" (➤ Abb. 2.48 ff.).
- **Achtung:** Nicht bei Asthma, Bronchitis, Knieproblemen!

Purvottanasana – schiefe Ebene

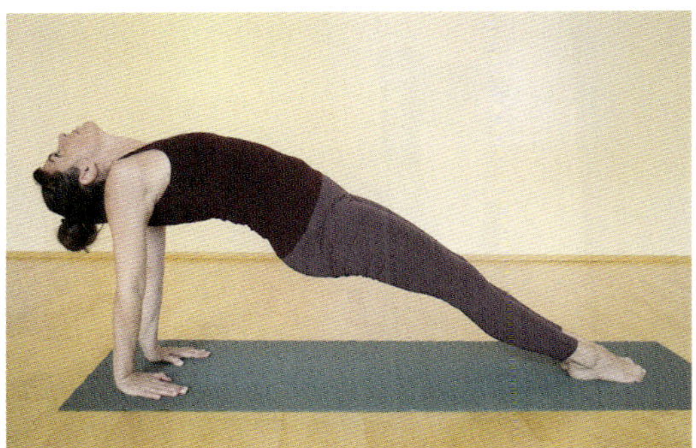

Abb. 3.9 Purvottanasana, schiefe Ebene [K401]

- Kräftigt Schultern, Arme und Becken und macht sie elastischer (➤ Abb. 3.9).
- Verbessert das Gleichgewichtsgefühl.
- Nuad: „Hüft-Vierer, 1" (➤ Abb. 2.48) über die Förderung der Dehnfähigkeit des M. iliopsoas.

Marichyasanavariante – Drehsitz

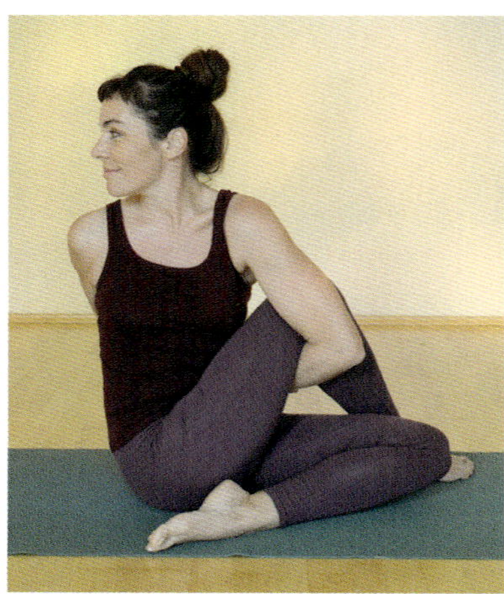

Abb. 3.10 Marichyasanavariante, Drehsitz [K401]

- Fördert die Beweglichkeit der Wirbelsäule bzw. des gesamten Rückens, gut für sämtliche Gelenke (➤ Abb. 3.10).
- Kann leichte Rückenschmerzen sowie Versteifungen in Schultern und Nacken lindern.
- Stärkt und massiert die Bauchmuskeln und Bauchorgane, stimuliert die Verdauung.
- Wirkt allgemein kräftigend und steigert das Energieniveau.
- Nuad: „Twist in Rückenlage" (➤ Abb. 2.141), „Hängender Twist im Sitzen" (➤ Abb. 2.168) und „Aufrechter Twist im Sitzen" (➤ Abb. 2.169), aber auch „Wirbelschupfen" (➤ Abb. 2.39) zur Förderung der Beweglichkeit der Wirbelsäule.
- **Achtung:** Nicht bei Kopfschmerzen, Migräne, extremen Erschöpfungszuständen (Burnout), Durchfall, Herzproblemen, Bandscheibenproblemen, Schwangerschaft!

Pavana Muktasana – Knie-zur-Brust

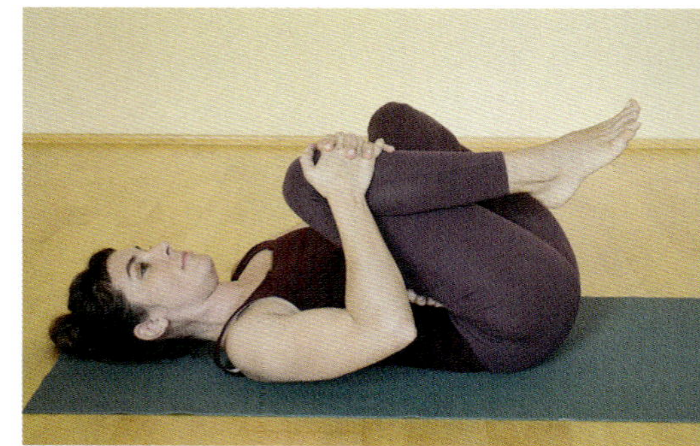

Abb. 3.11 Pavana Muktasana, Knie-zur-Brust [K401]

- Dehnt den unteren Rücken und fördert dessen Beweglichkeit, fördert die Beweglichkeit in Hüfte und Knie (➤ Abb. 3.11).
- Unterstützt den Abgang von Blähungen, fördert die Durchblutung im Bauch- und Beckenraum, unterstützt die Verdauung.
- Lindert Menstruationsschmerzen.
- Nuad: „Verkehrter Vierer, 3" (➤ Abb. 2.140), „Beine zusammenklappen" (➤ Abb. 2.146), „Hüft-Vierer, 1–3" (➤ Abb. 2.148 ff.) und andere Übungen, die die Beweglichkeit in Hüfte und Knie unterstützen
- **Achtung:** Nicht bei Arthritis im Knie!

Supta Padangushthasana – liegende Streckung von Bein, Fuß, Zeh

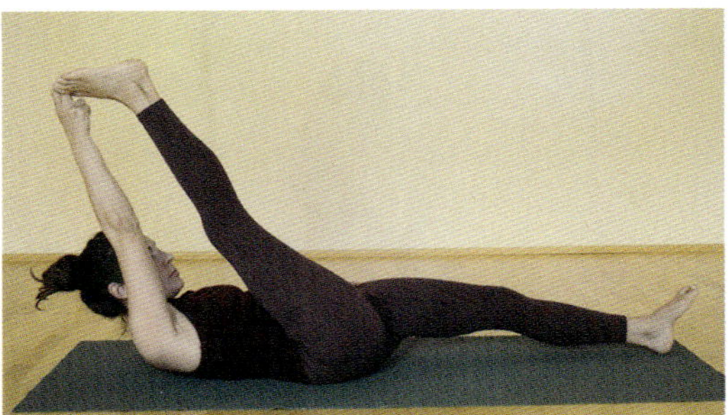

Abb. 3.12 Supta Padangushthasana, liegende Streckung von Bein, Fuß, Zeh [K401]

- Stärkt und dehnt die gesamte Beinmuskulatur, hilft bei Steifheit in den Hüftgelenken, löst Verspannungen im Rücken und kann Rückenschmerzen und Ischiasbeschwerden lindern, verbessert die Ausrichtung des Beckens (➤ Abb. 3.12).
- Kann Prostata-/Menstruationsbeschwerden und Leistenbruch vorbeugen.
- Nuad: alle Übungen, die die Beinrückseite dehnen, wie „Beinstretch“ (➤ Abb. 2.47), aber auch den M. iliopsoas fördern, z. B. „Hüft-Vierer, 1“ (➤ Abb. 2.48), unterstützen diese Yoga-Position.
- **Achtung:** Nicht bei Schwangerschaft, Migräne, Herzerkrankungen, Asthma!

Supta Virasana – liegende Heldenstellung

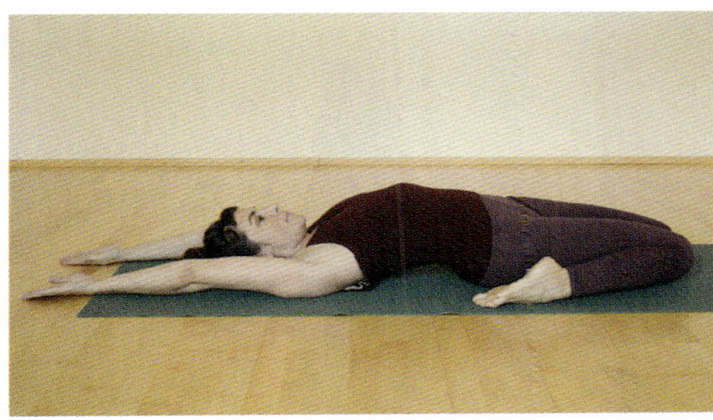

Abb. 3.13 Supta Virasana, liegende Heldenstellung [K401]

- Entspannt und dehnt Beine und Füße (➤ Abb. 3.13).
- Stärkt das Immunsystem, wirkt positiv auf den gesamten Herzbereich (bessere Durchblutung der Herzkranzgefäße), kann Sodbrennen, Blähungen, Verdauungsprobleme lindern.
- Nuad: „Einkaufssackerl“ (➤ Abb. 2.166), „Ferse zum Gesäß“ (➤ Abb. 2.118), aber auch der „Hebel“ (➤ Abb. 2.37) – über die Dehnung der Beinvorderseite.
- **Achtung:** Nicht bei Knieproblemen, Herzproblemen wie Angina pectoris, Arteriosklerose, nach Herzoperationen!

Baddha Konasana – Lotusvariation

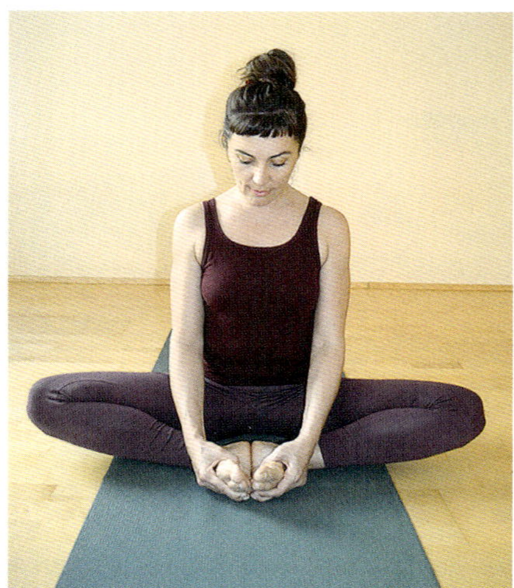

Abb. 3.14 Baddha Konasana, Lotusvariation [K401]

- Lindert Verspannungen in Hüft- und Kniemuskulatur (> Abb. 3.14).
- Hilfreich bei Ischias- und Menstruationsschmerzen, wirkt positiv auf Fortpflanzungs- und Ausscheidungsorgane.
- Sehr gute Übung für schwangere Frauen.
- Nuad: „Brezerl“ (> Abb. 2.151).

Ghomukhasana – Kuhgesicht

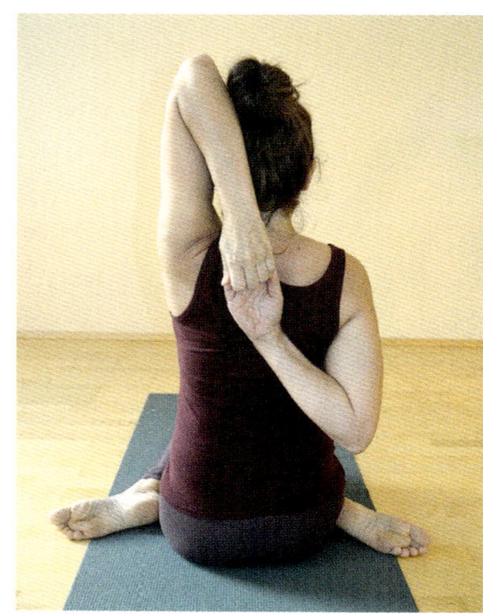

Abb. 3.15 Ghomukhasana, Kuhgesicht [K401]

- Aktiviert Schulter- und Rückenmuskeln, wirkt lindernd bei Problemen in Schultern, Ellbogen und Händen sowie der Halswirbelsäule (> Abb. 3.15).
- Nuad: „Schulter-Vierer, 1–3“ (> Abb. 2.162 ff.)
- **Achtung:** Nicht bei Migräne, Kopfschmerzen, Schlaflosigkeit!

Bhudschangasana – Kobra

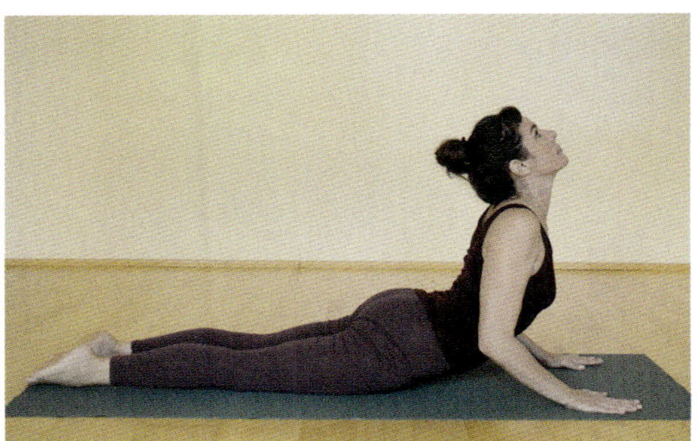

Abb. 3.16 Bhudschangasana, Kobra [K401]

- Macht die Wirbelsäule beweglich und stärkt den ganzen Rücken (➤ Abb. 3.16).
- Unterstützt das sympathische Nervensystem.
- Sorgt für gute Durchblutung, lindert Menstruationsbeschwerden.
- Wirkt ausgleichend, entspannend.
- Nuad: „Kobra" (➤ Abb. 2.137). Außerdem „in den Himmel heben" (➤ Abb. 2.173) und alle Übungen, die die Beweglichkeit der Wirbelsäule und die Öffnung des Brustkorbs fördern.
- **Achtung:** Nicht in der Schwangerschaft! Nicht bei Verdacht auf Bandscheibenvorfall!

Salabhasana – Heuschrecke

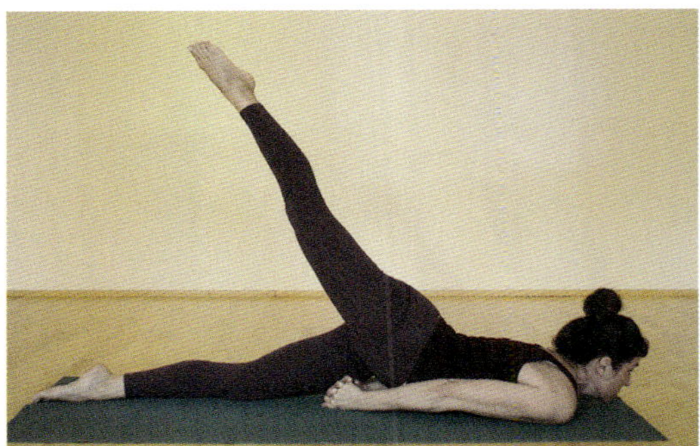

Abb. 3.17 Salabhasana, Heuschrecke [K401]

- Kräftigt den Rücken und macht die Wirbelsäule geschmeidig (➤ Abb. 3.17).
- Hilft, die Verdauung zu regulieren, dehnt die Brust und hilft bei Atembeschwerden.
- Nuad: „Bogen" (➤ Abb. 2.108, ➤ Abb. 2.109) über die Bewegung der Wirbelsäule und Dehnung der Hüftbeuger
- **Achtung:** Nicht bei Verdacht auf Bandscheibenvorfall!

3

Dhanurasana – Bogen

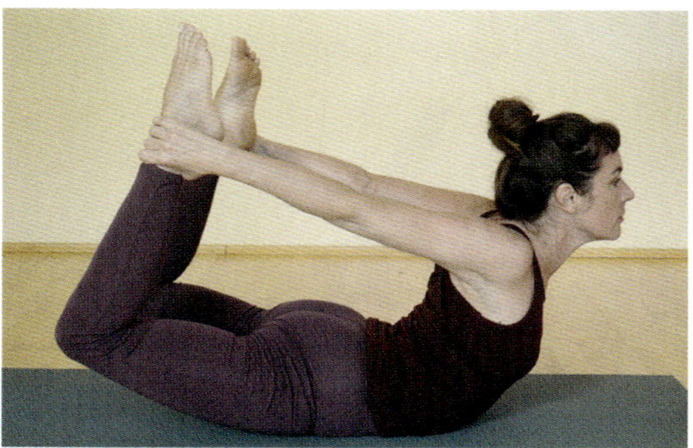

Abb. 3.18 Dhanurasana, Bogen [K401]

- Fördert die Durchblutung des ganzen Körpers, die Wirbelsäule wird flexibel, der Brustbereich gedehnt und die Rückenmuskeln werden gekräftigt (➤ Abb. 3.18).
- Massiert und kräftigt die inneren Organe, Bauch- und Rückenmuskulatur.
- Nuad: „Bogen" (➤ Abb. 2.108, ➤ Abb. 2.109)
- **Achtung:** Nicht in der Schwangerschaft! Nicht bei Verdacht auf Bandscheibenvorfall!

Urdhva Dhanurasana – Schulterbrücke

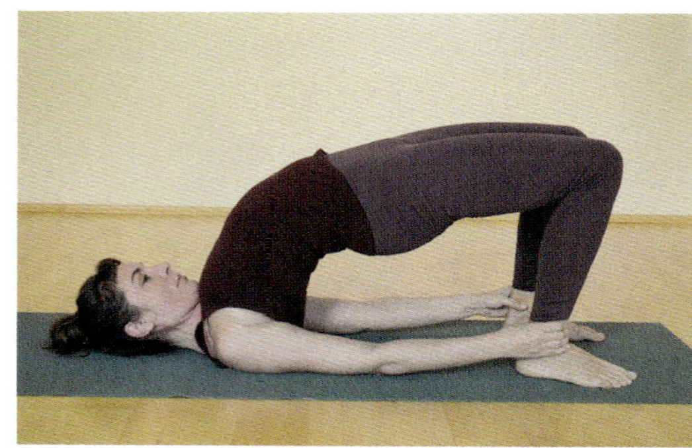

Abb. 3.19 Urdhva Dhanurasana, Schulterbrücke [K401]

- Kräftigt die Rückenmuskeln und dehnt die Wirbelsäule; löst Spannungen im Brust-/Lendenwirbelbereich, dehnt den Brustkorb und erhöht das Lungenvolumen (➤ Abb. 3.19).
- Wirkt beruhigend, lindert Unausgeglichenheit und stressbedingte Kopfschmerzen.
- Wirkt positiv auf die Verdauung und bei Menstruationsbeschwerden.
- Nuad: „Zugbrücke" (➤ Abb. 2.149).
- **Achtung:** Nicht bei Migräne, überanstrengten Augen, Schlaflosigkeit, Entzündungen im Bauchraum, Verletzungen in Nacken oder unterem Bauchraum!

Balasana – Kindhaltung

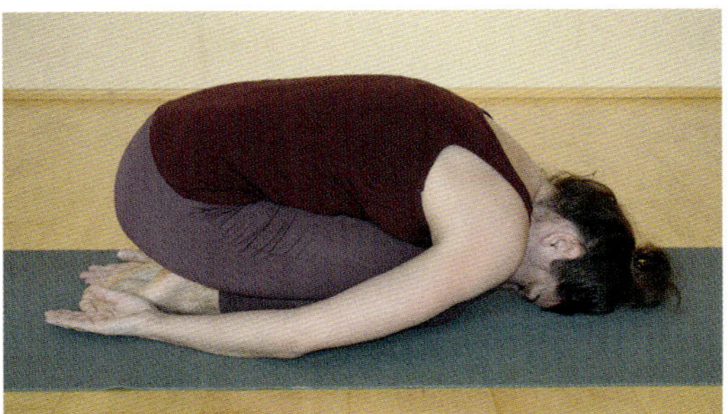

Abb. 3.20 Balasana, Kindhaltung [K401]

- Entspannt (➤ Abb. 3.20).
- Hilft bei hohem Blutdruck.
- Lindert Menstruationsprobleme.
- Nuad: „Rücken im Sitzen" (➤ Abb. 2.153), aber nur, wenn die Position wirklich angenehm ist. Alle Nuad-Übungen, die das „Zusammenfalten" fördern, unterstützen die Kindhaltung.

Sarvangasana – Schulterstand

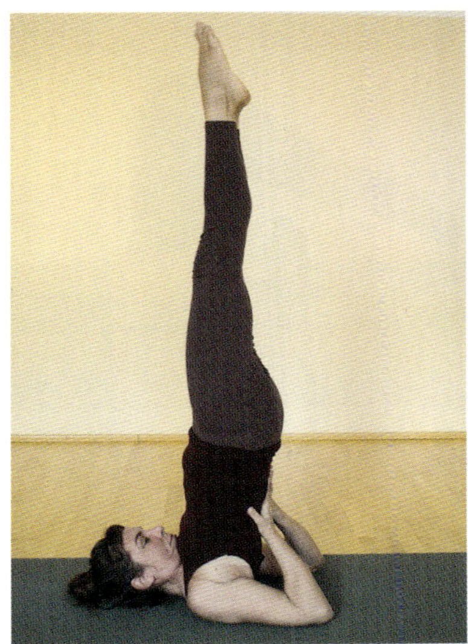

Abb. 3.21 Sarvangasana, Schulterstand [K401]

- Dehnt Schulter- und Nackenbereich sowie die obere Rückenpartie (➤ Abb. 3.21).
- Hält die Wirbelsäule und ihre Muskeln stark und elastisch.
- Fördert allgemein die Durchblutung, hilfreich bei Asthma, beugt Krampfadern vor bzw. lindert durch Krampfadern verursachte Beschwerden.
- Wirkt beruhigend und ausgleichend.
- Nuad: „Schulterstand" (➤ Abb. 2.142), „Pflug" (➤ Abb. 2.143) „Gummimensch 1" (➤ Abb. 2.144).
- **Achtung:** Nicht bei hohem Blutdruck, Arteriosklerose, Menstruation, Migräne, Verdacht auf Bandscheibenvorfall!

Halasana – Pflug

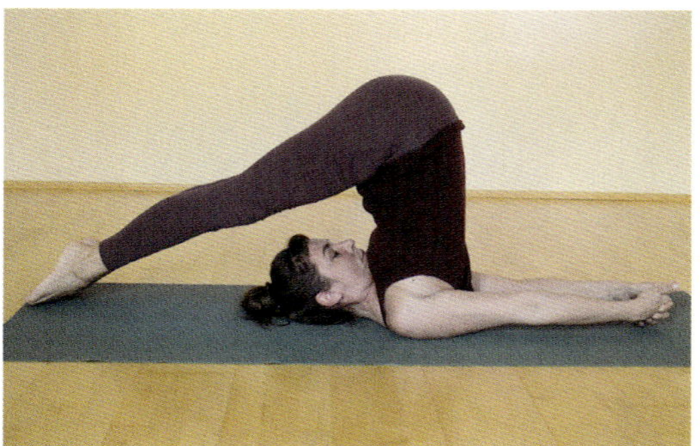

Abb. 3.22 Halasana, Pflug [K401]

- Fördert die Durchblutung und belebt den Kreislauf (> Abb. 3.22).
- Hält die Wirbelsäule flexibel und löst Verspannungen im Nacken-, Schulter- und oberen Rückenbereich; hilft, Rückenschmerzen und Arthritis im Rücken zu lindern.
- Unterstützt die Verdauung und hilft bei Verstopfung.
- Hilft bei Schlafstörungen und Erschöpfungszuständen, unterstützt körperliche und geistige Entspannung.
- Nuad: „Pflug“ (> Abb. 2.143). Aber auch Übungen wie der „Gummimensch 1“ (> Abb. 2.144) unterstützen diese Asana.
- **Achtung:** Nicht bei arteriellen Durchblutungsstörungen, Verdacht auf Bandscheibenvorfall, Kopfschmerz/Migräne, Bluthochdruck! Nicht in der Schwangerschaft!

Matsyasana – Fisch

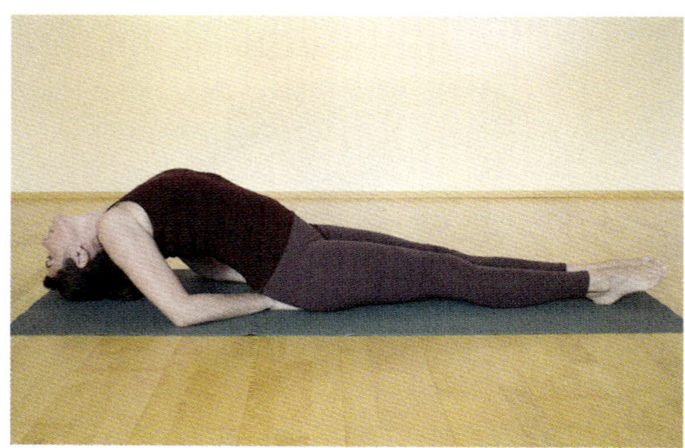

Abb. 3.23 Matsyasana, Fisch [K401]

- Dehnt den Rücken und fördert dessen Beweglichkeit, Schultern und Nacken werden durchblutet (> Abb. 3.23).
- Hilft bei flacher Atmung und vergrößert die Lungenkapazität.
- Hilfreich bei Stress, geistiger Unruhe, Stimmungsschwankungen.
- Nuad: alle Übungen mit Brustöffnung wie „in den Himmel heben“ (> Abb. 2.173).
- **Achtung:** Nicht bei Migräne/Kopfschmerzen, Verdacht auf Bandscheibenvorfall!

Makarasana – Krokodil

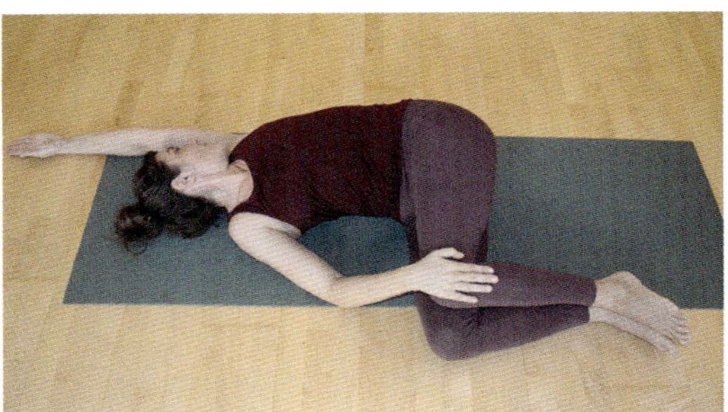

Abb. 3.24 Makarasana, Krokodil [K401]

- Dehnt den unteren Rücken und die Gesäßmuskeln, dehnt den Brustkorb und die Schulter (➤ Abb. 3.24).
- Nuad: Übungen wie „Traktus drücken" (➤ Abb. 2.38).
- **Achtung:** Nicht bei Entzündungen in Brustkorb oder Bauchraum! Nicht in der Schwangerschaft!

Savasana – Totenstellung

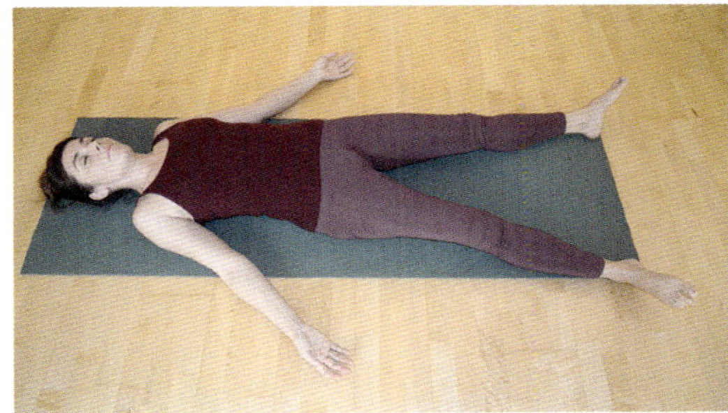

Abb. 3.25 Savasana, Totenstellung [K401]

- Zum Abschluss jeder Yoga-Praxis (➤ Abb. 3.25).
- Entspannt und beruhigt das Nervensystem.
- Gute Loslassübung.
- Der Körper taucht in ein tiefes Entspannungsgefühl ein, während der Geist wach bleibt und die Entspannung in den verschiedene Körperregionen beobachtet.
- Nuad: Übungen wie der „Flieger" (➤ Abb. 2.171) fördern das Loslassen. Die Einstimmung zu Beginn und der mögliche Ausklang nach der Kopfbehandlung entsprechen dieser Asana.

KAPITEL

4 Energiepunkte

Bei Nuad werden hunderte Punkte zur Harmonisierung der Energie in den Sen und damit zur Behandlung von Beschwerden verwendet. Dabei unterscheidet man grundsätzlich lokale Punkte, Fernpunkte sowie persönliche Punkte, wie wir das z. B. auch aus der traditionellen chinesischen Medizin kennen. Wenn in Thailand jemand Schmerzen oder Beschwerden hat, wird zuerst lokal getastet und wahrgenommen. Falls der Schmerz schon länger besteht, muss die Energie lokal intensiv aktiviert werden. Bei sehr akuten Schmerzen wird bei Nuad oft zuerst mit Berühren, Handauflegen oder sanftem Druck versucht, die Schmerzspirale zu durchbrechen. Dann arbeitet die Praktikerin von der Peripherie aus, um die Beschwerde zu mildern: einerseits mit Energiepunkten und -linien und andererseits mit Positionen. Die Punkte werden in den Gesamtablauf, am besten während der Linienarbeit, eingebaut.

Wer Akupunktur- oder Marmapunkte kennt, wird Ähnlichkeiten zu den Energiepunkten der Sen finden, allerdings gibt es bei Nuad keine Namen. Die Punkte sind nur nummeriert und ihre Indikationen in der traditionellen thailändischen Nomenklatur umschrieben mit z. B. „wirkt, wenn das Bein schläft". Die nachstehend angeführten Punkte sind eine Auslese; alle Punkte und Indikationen anzuführen, würde den Rahmen dieses Buches sprengen.

Wer sich mehr für Nuad-Energiepunkte interessiert, dem empfehle ich das Buch „Thai Acupressure" von Noam Tyroler (Tyroler, 2014).

Die folgende Liste enthält Punkte, die sich in der Praxis bewährt haben:

- Auf der Mitte des Schädeldaches, auf dem Schnittpunkt des höchsten Punktes der Ohrmuschel mit der Kopfmittellinie.
  Indikation: Kopfschmerzen.
- Auf der Fußsohle, unterhalb des Zehenballens, zwischen den Grundgelenken der 2. und 3. Zehe.
  Indikation: Kopfschmerzen, Müdigkeit, Hypotonie.
- Auf der ersten Beininnenlinie, vier Fingerbreit nach proximal.
  Indikation: Menstruationsprobleme.
- Auf der ersten Beininnenlinie, direkt unterhalb des medialen Condylus.
  Indikation: Menstruationsprobleme, Knieschmerzen.
- Zwischen den Grundgelenken der zweiten und dritten Zehe.
  Indikation: Fußschmerzen, Kopfschmerzen.
- Am Anfangspunkt der ersten Beinaußenlinie am oberen Sprunggelenk.
  Indikation: Kopfschmerzen, müde Beine, Knieschmerzen.
- Auf der ersten Beinaußenlinie, fünf Fingerbreit unterhalb des Endes der Tuberositas tibiae.
  Indikation: Beinschmerzen, Schulterschmerzen.
- Auf der ersten Beinaußenlinie, direkt unter dem Ende der Tuberositas tibiae.
  Indikation: Knieschmerzen, Hypertonie, Menstruationsprobleme, Verdauungsprobleme.
- Auf der ersten Beinaußenlinie, sechs Fingerbreit proximal des Außenrandes der Patella.
  Indikation: Knieschmerzen, Hüftschmerzen, Lendenschmerzen.
- Auf der zweiten Beinaußenlinie, am Rand des Fibulaköpfchens.
  Indikation: Fußschmerzen, Knieschmerzen, Rückenschmerzen.
- Auf der dritten Beinaußenlinie, in der Vertiefung neben dem Knöchel.
  Indikation: Fußschmerzen, Knieschmerzen, Rückenschmerzen, Hypertonie.
- Auf der dritten Beininnenlinie, auf der Hälfte zwischen der Ferse und der Kniekehle.
  Indikation: müde Beine, Krampfneigung, Rückenschmerzen.
- Auf der dritten Beininnenlinie, in der Mitte der Kniekehle.
  Indikation: Knieschmerzen, Rückenschmerzen.

- Auf der dritten Beininnenlinie, ein Fingerbreit proximal von der Hälfte zwischen der Kniekehle und dem Tuber ischiadicum.
  Indikation: Knieschmerzen, Lähmungserscheinungen in den Beinen, Rückenschmerzen.
- Auf der dritten Beininnenlinie, knapp distal des Tuber ischiadicum.
  Indikation: Rückenschmerzen.
- Auf der Schulter, wenn man die Strecke zwischen Akromion und 7. HW halbiert.
  Indikation: Nackenschmerzen, Schulterschmerzen, Spannungskopfschmerzen.
- Auf der Höhe der Spina des 1. BW, zwei Fingerbreit lateral der Mittelllinie.
  Indikation: Schulterschmerzen, Nackenschmerzen.
- Am Rand des Hinterhauptes, lateral des Ursprungs des M. trapezius.
  Indikation: Nackenschmerzen, Kopfschmerzen, steifer Nacken.
- Auf der Armaußenlinie im Bereich der Hand, zwischen Daumen und Zeigefinger zwei Fingerbreit proximal der Schwimmhaut.
  Indikation: Schmerzen.
- Auf der Armaußenlinie in der Handgelenksfalte.
  Indikation: Schulterschmerzen, steifer Nacken.
- Auf der Armaußenlinie drei Fingerbreit proximal der Handgelenksfalte.
  Indikation: Handgelenksschmerzen, Schulterschmerzen, Brustkorbschmerzen.
- Auf der Armaußenlinie, am proximalen Ende nahe dem Schultergelenk.
  Indikation: Schulterschmerzen.
- Auf der Arminnenlinie drei Fingerbreit proximal der Handgelenksfalte.
  Indikation: Handgelenksschmerzen, Armschmerzen.
- Auf den Rückenlinien liegen viele Punkte für Rückenschmerzen – diese Punkte sind jeweils individuell zu finden.

KAPITEL

5 Anwendung

5.1 Fallbeispiele

Bei den angeführten Beispielen erfahren Sie, wie ich den jeweiligen Menschen behandelt habe und worauf eventuell zu achten ist.

Hüftprobleme

Anamnese Frau, 50 Jahre, 165 cm groß, 60 kg schwer, Personalchefin. Schulter-Nacken-Verspannungen, rechte Hüfte diffus problematisch, weniger beweglich, ziehende Schmerzen bei Dehnung. Macht Yoga.

Nuad Einige Male 60 Minuten, dann länger. Beine bearbeiten mit Augenmerk auf Hüftgelenk, vorsichtig in Dehnungen gehen (z. B. „Baum", „Tretboot"), aber auch „Hüftvierer" und „Wirbelschupfen"; in Seitenlage der „Bogen". Für Schultern und Nacken eignet sich ebenfalls die Seitenlage sehr gut, aber auch die Griffe/Positionen im Sitzen. Falls der Schneidersitz unangenehm ist, kann man die Knie mit einem Kissen unterstützen.

Ischias

Anamnese Mann, 42 Jahre, 168 cm groß, 70 kg schwer, mittleres Management. Sportlich, drahtig. Leichte, wiederkehrende Ischiasschmerzen rechts. Auslöser sind verspannte „Hamstrings" (Oberschenkelrückseite).

Nuad Zu Beginn 60 Minuten, dann regelmäßig 90 Minuten. Behandlung in Seitenlage (Beine, Rücken). Ausgiebiges „Tretboot". Dann in Rückenlage (wenn Ischiasschmerzen nicht akut) „verkehrter Vierer" zur Dehnung der Hamstrings und „Gummimensch 2".

In Bauchlage (statt Seitenlage oder auch ergänzend) ist die ausgiebige Bearbeitung der Beinrückseite sinnvoll, ebenso wie die Fußsohle (Plantarfaszie), Gesäß und Rücken.

Schmerzender Ellbogen

Anamnese Frau, 65 Jahre, 165 groß, 80 kg schwer, Pensionistin. Geht spazieren, macht Gymnastik. Schmerzen im linken Ellbogen, ausstrahlend nach distal. Punktueller Schmerz am Trochanter links.

Nuad 60 Minuten. In Rückenlage und Bauchlage. Armbehandlung (evtl. den Unterarm mit einem Kissen unterstützen), aber Übungen mit Zug am Arm meiden („Brezerl", „Kobra"). In Bauchlage Oberschenkel, Gesäß und Rücken ausgiebig drücken.

Schulterschmerzen

Anamnese Mann, 27 Jahre, 185 cm groß, 80 kg schwer, Bildschirmtätigkeit. Sportlich. Schmerzen im Schultergelenk bei Bewegung.

Nuad 60 Minuten. Gesamtes Rücken- und Schulterprogramm in Seitenlage. Vorsichtig, um keinen Schmerz auszulösen. Schulter- und Nackenbehandlung in Rückenlage und im Sitzen. „Schultervierer" erst bei späteren Behandlungen.

Verspannung

Anamnese Mann, 45 Jahre, 170 cm groß, 72 kg schwer, Angestellter. Keine Beschwerden, allgemein verspannt.

Nuad 60 Minuten. Intensives Nuad mit kräftigem Druck. Rückenlage, Bauchlage und Sitzen. Abschluss im Sitzen, weil nachher fit zum Autofahren.

Überforderung

Anamnese Frau, 52 Jahre, 155 cm groß, 65 kg schwer, Selbstständige. Überfordert. Liegt nicht gerne auf der Seite.

Nuad 60 Minuten oder länger. Ausgiebiges Nuad in Rückenlage, besonders Füße und Unterschenkel. Schultergürtel in Rückenlage. Rücken in Bauchlage, „Kobra". Sitzen, wenn noch Zeit. Abschluss mit Kopf und Gesicht gerne in Rückenlage.

5

Multiple Sklerose

Anamnese Frau, 35 Jahre, 160 cm groß, 62 kg schwer, Karenz, mit zwei kleinen Kindern. MS ohne Schub (medikamentös sehr gut eingestellt), keine Beschwerden. Macht Yoga.

Nuad 60 Minuten, grundsätzlich alles möglich. Eher entspannendes Arbeiten mit viel Handflächendruck. Einige Behandlungen zu 60 Minuten, dann auch länger. Zwischen den Terminen zwei Wochen Abstand, wegen eventueller Reaktionen.

Geschwollener Zeigefinger, Knieprobleme und hoher Blutdruck

Anamnese Mann, 70 Jahre, 180 cm groß, 82 kg schwer, Pensionist. Sehr fit, spielt Golf. Nimmt blutverdünnende Medikamente wegen hohen Blutdrucks. Linker Zeigefinger geschwollen und druckempfindlich. Rechtes Knie bei Belastung (Abwärtsgehen) schmerzhaft.

Nuad 60 Minuten zu Beginn, dann 90 Minuten. Finger auslassen; auch alle Griffe, die indirekt Druck oder Zug am Finger ausüben. Ober- und Unterschenkel des betroffenen Knies mitbehandeln (Handflächendruck, Nussknacker, Hebel). Keine Umkehrübungen wegen Blutdruck.

Essstörung

Anamnese Frau, 32 Jahre, 165 cm groß, 43 kg schwer, arbeitslos. Essstörung. Macht gelegentlich Yoga.

Nuad 60 Minuten, Rückenlage, Bauchlage, Sitzen. Viel Katzenpfoten, weiche Nuad-Übungen, Füße und Hände ausgiebig. Bauchbehandlung erst nach einigen Terminen und in Absprache. Abschluss im Sitzen zwecks Aktivierung.

Spannungsschmerz in der Schwangerschaft

Anamnese Frau, 29 Jahre, 172 cm groß, 62 kg schwer, schwanger im vierten Monat ohne Komplikationen. Sportlich aktiv, Spannungsschmerz im oberen Rücken.

Nuad 60 Minuten, Rückenlage – Füße, Beine kurz, Hebel, Schultergürtel ausgiebig, Arme, Hände. Den Rücken in Seitenlage. Schultergürtel mit „Flügerlputzen"; Bereich zwischen den Schulterblättern mit Drückungen bearbeiten. Bei Folgesitzungen länger, dann auch im Sitzen arbeiten. Beinübungen können mehr dazu genommen werden.

5.2 Was tun bei ...?

In diesem Abschnitt werden weitere Themen besprochen, mit denen wir in der Praxis konfrontiert sind.

Krampfadern

Krampfadern sind bekanntlich mitbedingt durch schwaches Bindegewebe und eine schwache Muskelpumpe, Strukturen in der direkten Umgebung der insuffizienten Vene. Auch Verklebungen des Bindegewebes herzwärts der betroffenen Vene können die Überforderung der Venenklappen mitverursachen. Der Druck direkt auf die Krampfader ist in Nuad untersagt.

Drücken und dehnen Sie den Oberschenkel, wenn im Unterschenkel oder in der Kniekehle Krampfadern sind. Das Lösen der Verklebungen schmerzt, hilft aber, die Venen zu entlasten.

Achtung: Die tiefen Venen sollen intakt sein! Im Zweifelsfall unbedingt Rücksprache mit einer Venenspezialistin oder Hautärztin halten!

Sehnenscheidenentzündung

Bei Entzündungen durch Überlastung oder einseitige Beanspruchung können Sie Nuad machen, sollten den entzündeten Bereich aber auslassen. Kein Zug und kein Druck! Bei Sehnenscheidenentzündungen im Handgelenksbereich sollten Sie auch Übungen wie „Einkaufssackerl“, „Kobra“, „Armdehnung in Rückenlage“, „Schulter-Vierer“ oder „in den Himmel heben“ vermeiden. Da ist zwar das direkte Augenmerk auf andere Strukturen gerichtet, dennoch wird an den Unterarmmuskeln gezogen und damit der Schmerz der Entzündung verstärkt.

Nacken-, Schulter- und Armbehandlung ist sinnvoll, um Spannungen abzubauen, die durch Schmerzen und Schonhaltung entstehen.

Ischiasschmerzen

Ischiasschmerz kann viele Ursachen haben, die zuvor abgeklärt werden müssen. Auszuschließen ist in jedem Fall ein Bandscheibenvorfall. Falls sich der Schmerz stark ausgebreitet hat und dem Verlauf des Nervs im Bein folgt, könnte eine Entzündung vorliegen, die von einer Ärztin behandelt werden soll. Da wir uns dem Gesunden, Intakten im Menschen zuwenden, stellt sich die Frage, ob wir Nuad trotz dieses Problems sinnvoll anwenden können.

Machen Sie jedenfalls keine Dehnungen auf der betroffenen Seite, wie z. B. den „Minnesänger“, den „Hüft-Vierer“ oder den „Schulterstand“ in der zweiten Rückenlage. Verzichten Sie auch auf das passive Aufsetzen mit dem „Brezerl“, weil durch die Position der Nerv nahe dem Os ischium massiv gedehnt und nach außen gedrückt wird.

Mit Nuad können wir versuchen, uns dem verspannten Areal vorsichtig zu nähern, um Druck von Muskeln und Faszien zu nehmen.

Diabetes mellitus, Typ 2

Diabetes mellitus ist eine Stoffwechselerkrankung („Zucker“), die langfristig die arteriellen Gefäße funktionell beeinträchtig (Arteriosklerose), wodurch die Durchblutung sämtlicher Strukturen behindert wird. Langzeitschäden sind z. B. offene Füße. Bei der erworbenen Diabetesform (Typ 2) kann die Betroffene mit Bewegung und Ernährung die Krankheit positiv beeinflussen.

Bei der Gesundenuntersuchung in Österreich wird zur Früherkennung regelmäßig der Zucker im Blut getestet. Die Erkrankung zeigt sich durch Müdigkeit, häufiges Wasserlassen, starken Durst, häufige Haut- und Schleimhautinfektionen, Juckreiz; später auch Muskelschmerzen bei Bewegung, der bei Bewegungspause sehr rasch verschwindet. Deshalb wird diese klinische Auffälligkeit auch „Schaufensterkrankheit“ genannt.

Sollte es außer den Blutwerten auch erste klinische Symptome (s. o.) geben, lassen Sie sämtliche Umkehrübungen weg.

Mit Nuad können wir einerseits Lust auf Bewegung fördern, wir können aber auch wohltuend auf die arterielle Versorgung einwirken, mit besonderem Augenmerk auf die Faszien und das allgemeine Bindegewebe. Machen Sie viel Handflächen- und Linienarbeit an den Beinen.

Bursitis

Die Bursa (Schleimbeutel) bildet eine Dämpfung, ein Kissen, zwischen Knochen und Muskel bzw. Sehne. Sie schützt die Strukturen vor Abrieb und verbessert die Gleitfähigkeit. Bei starken Verspannungen oder wiederholtem massivem Druck kann es zu Überlastung und damit zu einer Entzündungsreaktion kommen.

Nuad ist möglich, jedoch sollte kein starker Zug/ Druck am lädierten Gewebe stattfinden. Behandeln Sie achtsam, aber ausgiebig den Bereich rund um den Schleimbeutel mit Druck und Linienarbeit. Achten Sie dabei auch auf die Lagerung!

Fersensporn

Durch wiederholte Fehlbelastung oder Überlastung kann es zu Mikroverletzungen der Sehnenansätze am Fersenbein kommen. Dies führt zu einer Verkalkung und schließlich zu einer Verknöcherung der Sehne. Auffällig wird der Sporn meist erst, wenn er sich durch wiederholte Belastung entzündet.

Mit Nuad können wir proximal und distal davon die Spannung reduzieren. Wichtig ist die Bearbeitung der Plantarfaszie und der Wade.

Impingement-Syndrom der Schulter

Zwischen dem Oberarmkopf und dem Schulterdach (Akromion) läuft die Sehne des M. supraspinatus zur Gelenkkapsel. Bei Verspannungen des Schultergürtels, besonders des M. supraspinatus, des M. trapezius pars descendens und des M. deltoideus, aber auch anderer auf das Schultergelenk einwirkender Muskeln, kann es zu einer Verschmälerung des Spalts zwischen den beiden Knochen kommen, wodurch die Sehne „eingezwickt" wird. Die Bewegung im Schultergelenk ist schmerzhaft und die Beweglichkeit eingeschränkt. Dies hat, wenn es chronisch wird, Mangelernährung, Verkalkung und Dysfunktion der Sehne zur Folge. Zugdehnungen wie z. B. „in den Himmel heben" oder „Flankendehnung" sind nicht sinnvoll und meist auch nicht durchführbar (Schmerzen!). Arbeiten Sie ausgiebig mit Druck- und Linienarbeit im Bereich des Schultergürtels und des Arms, in Seitenlage und im Sitzen.

Schulter-Arm-Syndrom

Dieses Syndrom geht von der Halswirbelsäule aus und kann unterschiedlichste Ursachen haben, vom Bandscheibenvorfall über haltungsbedingte Verspannungen bis hin zu Arthrose und Osteoporose. Es strahlt meist in nur eine Schulter ein und setzt sich oft in den ganzen Arm fort.

Je nach Ursache können Sie nur Schulter und Arm behandeln oder auch die HWS (nicht bei akutem Bandscheibenvorfall!). Ich empfehle die Behandlung des gesamten Rückens sowie Übungen zur Dehnung des Brustkorbes. Arbeiten Sie in Seitenlage und/oder Rückenlage (die Bauchlage ist ungünstig) und entspannen Sie den Schultergürtel auch im Sitzen.

Kopfschmerzen, Migräne

Diese Schmerzen können sehr viele Ursachen haben, die abgeklärt werden sollen, falls sie chronisch auftreten. Verspannungen sind immer anzutreffen, egal ob ursächlich oder als Folge. Eine ausgiebige Behandlung der Füße sowie Druck auf Rücken, Schultergürtel und Nacken bringt meist Erleichterung.

KAPITEL

6 Energetisierungsübung

Die hier beschriebene Abfolge eignet sich als Übung sowohl zu Beginn des Tages als auch überleitend nach der Arbeit und hilft, sich zu zentrieren und energetisch zu kräftigen. Sie dauert etwa 10 Minuten und kann gut in den Alltag integriert werden. Ob für Sie als Nuad-Praktikerin, als Yoga-Lehrerin oder für Ihre Klientinnen: Die Übung ist leicht zu lernen und auszuführen. Wenn Ihre Klientin nicht am Boden sitzen kann oder will, bietet sich auch ein Sessel dafür an. Die Klopfrichtung und die Bezeichnung der Meridiane der 2. und 3. Position stammen aus der chinesischen Medizin.

1. Position: kniend im Diamantsitz (= Fersensitz)

1. **Reiben der Hände** vor der Brust (Erwärmung).
2. Drei Finger beider Hände flach gegen die **Stirn legen,** hin und her reiben.
3. Mit zwei Fingern **Schläfenpunkte** (tay-yang) massieren; Kreise immer größer und wieder kleiner werden lassen.
4. Mit den Zeigefingern entlang den **Nasenflügeln** auf und ab streichen.
5. **Backenknochen** mit je drei oder vier Fingern reiben, auf und ab.
6. Mit der Zeigefingerkante **unterhalb der Nase** drücken.
7. Entlang des **Unterkiefers bis zum Kiefergelenk** drücken – acht Finger oben, Daumen unten.
8. **Ohren „schlagen"** – mit offenen Händen, die Finger weggestreckt, von hinten nach vorne über die Ohren ziehen (gut für Nieren und Kreislauf).
9. **Hinterhauptrand** zwischen Warzenfortsatz und Hinterhauptsloch punktuell mit beiden Daumen gleichzeitig drücken.
10. **Klopfen des ganzen Kopfes** mit der Fingerseite der locker geschlossenen Fäuste.
11. **Nacken kneten** mit der jeweils gegenüberliegenden Hand.
12. Klopfen des **Brustkorbs** mit der lockeren Faust.
13. **Nierengegend reiben,** gegengleich, auf und ab.
14. **Bauch** rund um den Nabel im Uhrzeigersinn streichen, mit beiden Händen übereinander.

2. Position: stehend

1. Klopfen der **Gesäßmuskeln** mit der Faust, beide Seiten gleichzeitig.
2. **Oberschenkel und Unterschenkel** ebenfalls klopfen, beide Beine gleichzeitig:
   - vorne hinunter (Magenmeridian)
   - seitlich außen hinunter (Gallenblasenmeridian)
   - hinten hinunter (Blasenmeridian)
   - innen herauf (Leber-, Milz-, Nierenmeridian).

3. Position: sitzend im Schneidersitz/ Lotussitz

1. **Fußsohle** klopfen
2. **Arme** klopfen:
   - von der Schulter zur Hand innen (Herz-, Lunge-, Kreislauf-Sexusmeridian)
   - von der Hand zur Schulter außen (Dickdarm-, Dünndarm-, 3E-Meridian)

Arme und Beine ausschütteln, auch eventuell zwischendurch.

KAPITEL

7 Literatur

WESTLICHE MEDIZIN

Anderhuber F., Pera F., Streicher J. Waldeyer – Anatomie des Menschen. 19.A. Berlin: De Gruyter, 2012.

Biel A., Bauroth J. Trail Guide Anatomie: Anatomie praktisch begreifen. Berlin: KVM, 2014.

Buckup J., Hoffmann R. Klinische Tests an Knochen, Gelenken und Muskeln. 6.A. Stuttgart: Thieme, 2018.

Deutsch B. Was sitzt mir im Nacken? Wien: Morawa Lesezirkel, 2018.

Dvorak J., Dorak V., Largiadèr F., Sturm A., Wicki O., Baumgartner H. Checkliste Manuelle Medizin. Stuttgart: Thieme, 2000.

Firbas W., Gruber H., Mayr R. Neuroanatomie. 3.A. Wien: Maudrich, 2002.

Klinke R., Silbernagl S. Lehrbuch der Physiologie. 4.A. Stuttgart: Thieme, 2005.

Lucius R., Schwegler J. S. Der Mensch – Anatomie und Physiologie. 6.A. Stuttgart: Thieme, 2016.

Myers TW. Anatomy Trains – Myofasziale Leitbahnen (für Manual- und Bewegungstherapeuten). 3.A. München: Elsevier, 2015.

Netter F. H. Atlas der Anatomie. 6.A. München: Elsevier, 2015.

Paulsen F., Waschke J. Sobotta, Atlas der Anatomie Band 1. 24.A. München: Elsevier, 2017.

Platzer W., Shiozaea-Bayer T. Taschenatlas Anatomie, Band 1: Bewegungsapparat. 12.A. Stuttgart: Thieme, 2018.

Pschyrembel – Klinisches Wörterbuch. 367.A. Berlin: De Gruyter, 2017.

Ramsay V. Der Stretching-Anatomie-Guide. München: Südwest-Verlag, 2015.

Reimann S. Befunderhebung. 5.A. München: Elsevier, 2019.

Schleip R. Lehrbuch Faszien. Grundlagen – Forschung – Behandlung. München: Elsevier, 2014.

Schünke M. Topografie und Funktion des Bewegungssystems. 3.A. Stuttgart. Thieme, 2018.

Stecco C. Atlas des menschlichen Fasziensystems. München: Elsevier, 2016.

Zalpour C. Anatomie Physiologie für die Physiotherapie. 4.A. München: Elsevier, 2016.

THAILÄNDISCHE MEDIZIN UND MASSAGE

Alagoda-Coeln E, Vielhaber P. Nuad Tao verstehen & richtig anwenden: Der Zauber des Stäbchens. Wien: Maudrich, 2012.

Alagoda-Coeln E. Nuad verstehen und richtig anwenden: Der Traum vom Fliegen. Wien: Maudrich, 2008.

Asokananda C. K. T. The art of traditional Thai massage: Energy Line Charts. Bangkok: Editions Duang Kamol, 1995.

Asokananda. Die Kunst traditioneller Thai-Massage. Bangkok: Duang Kamol, 1990.

Asokananda: Die Kunst der traditionellen Thai-Massage für Fortgeschrittene. Bangkok: Duang Kamol, 2000.

Chow KT. Thai-Yoga-Massage: eine dynamische Therapie für körperliches Wohlbefinden und geistige Energie. Baden, München: AT Verlag, 2005.

Evans H. D. A Myofascial Approach to Thai Massage – East meets West. London: Churchill-Livingstone, 2009.

Jacobsen N. Seven Peppercorns: Traditional Thai Medical Theory For Bodyworkers. Vermont: Findhorn Press, 2015.

Kasik H. Sen Massage. 2.A. Albstadt: Ka-Verlag, 1997.

Mercati M. Thai Massage Manual. New York: Sterling Publishing, 2018.

Möller H, Patanant M. Lehrbuch der traditionellen Thai-Massage-Therapie. München: Elsevier, 2014.

Muangsiri K., Chaithavuthi J. Thai Massage the Thai Way. Chiang Mai: Thai Massage Book Press, 2005.

Pape U. Praxis Thai-Massage. Stuttgart: Sonntag, 2009.

Salguero C. P. A Thai Herbal. Forres: Findhorn Press, 2003.

Salguero C. P. Encyclopedia of Thai Massage. 2.A. Forres: Findhorn Press, 2011.

Setthakorn C, Setthakorn A. The Art of Nuad Bo-Rarn. 6.A. Chiang Mai: ITM, 2008.

Stürmer E. Nuad. Die traditionelle Thai-Massage. München: Humboldt, 2002.

Theelen R, Wetzler N Nuad Thai: Grundlagen und Praxis der traditionellen Thai-Massage. München: Pflaum, 2003.

Tyroler N. Thai Acupressure. 2.A. Israel: Eigenverlag, 2014.

CHINESISCHE MEDIZIN

Hempen C.-H. Taschenatlas Akupunktur. 6.A. Stuttgart: Thieme, 2005.

YOGA

Kaminoff L, Matthew A. Yoga Anatomie. München: Riva, 2013

Karel E. Om, Oida! Yoga ohne Maskerade. Wien: Punktgenau, 2018.

Larsen C, Wolff C, Hager-Forstenlechner E. Medical Yoga 2 – Anatomisch richtig üben – Bewegungsprobleme lösen. Stuttgart: Trias, 2016.

Shivananda Yoga Centre. The Book of Yoga. London: Ebury Press, 1990.

BINDEGEWEBE

Berrueta L, Bergholz J, Munoz D, Muskaj I, Badger GJ, Shukla A, Kim HJ, Zhao JJ, Langevin HM. Stretching Reduces Tumor Growth in a Mouse Breast Cancer Model. Sci Rep. 2018; 8(1): 7864. DOI: 10.1038/s41598-018-26198-7

https://www.amboss.com/de/wissen/Bindegewebe (letzter Zugriff: 7. November 2019).

BEHANDLUNG VON RÜCKEN- UND GELENKSCHMERZEN

Horn S. Ein Vergleich verschiedener Leitlinien zur Therapie des chronisch unspezifischen Rückenschmerzes. Diplomarbeit an der Medizinischen Universität Graz. https://online.medunigraz.at/mug_online/wbabs.getDocument?pThesisNr=52078&pAutorNr=73918&pOrgNR=1 (letzter Zugriff: 7. November 2019).

Juntakartn C, Prasartritha T, Petrakard P. The Effectiveness of Thai Massage and Joint Mobilization. International Journal of Therapeutic Massage & Bodywork Research Education & Practice 10(2): 3. DOI: 10.3822/ijtmb.v10i2.350

KAPITEL 8 Glossar

Knochen und Knochenteile

Akromion	Schulterhöhe, Teil des Schulterblattes
Femur	Oberschenkelknochen
Fibula	Wadenbein
Humerus	Oberarmknochen
Klavikula	Schlüsselbein
Kondylus	mediale und laterale Verbreiterung des Schienbeins und des Oberschenkels
Kosta	Rippe
Kranium	Schädel
Malleolus lateralis	äußerer Knöchel (Teil des Wadenbeins)
Malleolus medialis	innerer Knöchel (Teil des Schienbeins)
Patella	Kniescheibe
Pes anserinus	Gänsefüßchen; Ansatzstelle mehrerer Oberschenkelmuskel unterhalb des Knies
Phalanx	Grund-, Mittel-, Endglied der Finger und Zehen
Processus	Vorsprung, Fortsatz
Processus coracoideus	Rabenschnabelfortsatz, Schulterblattvorsprung nach ventral
Processus mastoideus	Warzenbeinfortsatz am Hinterkopf
Protuberantia occipitalis	Knochenverdickung oberhalb des Hinterhauptloches
Radius	Speiche
Sakrum	Kreuzbein
Skapula	Schulterblatt
Spina	Gräte, Dorn
Sternum	Brustbein
Thorax	Brustkorb
Tibia	Schienbein
Trochanter	Rollhöcker (Teil des Oberschenkels)
Tuber ischiadicum	Sitzbeinhöcker
Tuberositas tibiae	Rauigkeit am Schienbein
Ulna	Elle
Vertebra	Wirbel

Richtungen, Bewegungen

Abduktion	Abspreizen
Adduktion	Heranziehen
afferent	von der Peripherie zurück geführt
Agonist	Spieler, Wettkämpfer, der Handelnde, der Führende
Antagonist	Gegenspieler
anterior	der Vordere
Anteversion	nach vorne Wegführen der Extremität
distal	an den Extremitäten weg vom Rumpf
dorsal	nach hinten, Richtung Rücken
efferent	in die Peripherie geführt
Elevation	Abduktion des Oberarms über 90°
Extension	Streckung
externus	der Äußere
Flexion	Beugung
frontal	nach vorne
inferior	der Untere, unten
internus	der Innere
interossea	zwischen Knochen liegend
Inversion/Eversion	nach medial, nach lateral im Bereich der Fußwurzelknochen
kaudal	Richtung Steißbein
kranial	Richtung Kopf
lateral	seitlich, äußerlich
Lateralflexion	Seitwärtsbeugung
medial	Richtung Mitte
Opposition	Gegenüberstellung
palmar	handflächenwärts
paravertebral	neben der Wirbelsäule
peripher	weg vom Rumpf
plantar	fußsohlenwärts
posterior	der Hintere, hinten
Pronation	Einwärtsdrehen der Handfläche/Fußsohle (Handrücken zeigt nach vorne, Fußgelenk „knickt“ nach innen)

proximal	an den Extremitäten Richtung Rumpf
Radialabduktion	Bewegung Richtung Radius
Retroversion	nach hinten Wegführen der Extremität
Rotation	Drehung
superior	der Obere, oben
Supination	Auswärtsdrehen der Handfläche/Fußsohle (Handrücken zeigt nach hinten, Fußgelenk „knickt" nach außen)
Synergisten	Spieler, die einander unterstützen
Ulnarabduktion	Bewegung Richtung Ulna
ventral	nach vorne, Richtung Bauch
Zirkumduktion	Kreisen

Krankheitsbegriffe

Arteriosklerose	Ablagerungen in den arteriellen Blutgefäßen
Arthritis	Gelenkentzündung, oft rheumatische Ursachen
Arthrose	Gelenkabnützung
Atrophie	Gewebeschwund, physiologisch oder pathologisch
Bursitis	Schleimbeutelentzündung
Degeneration	Abnützung, Abbau überwiegt gegenüber Aufbau
Diabetes mellitus	Zuckerkrankheit, eine chronische Stoffwechselkrankheit
Embolie	Gefäßverschluss, ausgelöst durch eingewanderte Blutgerinnsel, Fremdkörper oder z. B. Knochensplitter
Epicondylitis	Entzündung am Ellbogenvorsprung, medial oder lateral, meist durch Überlastung, z. B. „Tennisellbogen".
Fersensporn	schmerzhafte Verknöcherung an einem Sehnenansatz am Fersenbein
Frozen Shoulder	schmerzhafte Schultersteife, verschiedene Ursachen
Ganglion	bindegewebige Verdickung meist auf Gelenkkapseln oder oberflächlichen Sehnenscheiden, meist Hand- oder Fußwurzel
Impingement	Gelenksyndrom mit Einengung, meist der Schulter, kann aber auch andere Gelenke betreffen
Ischämie	Mangeldurchblutung
Ischialgie	Schmerzen entlang des Ischiasnervs
Karpaltunnelsyndrom	Kompression im Handwurzelbereich, meist den N. medianus betreffend
Kompartmentsyndrom	Schmerzen und Bewegungseinschränkungen einer Muskelgruppe durch Verengung mit Druck auf Blutgefäße und Nerven, oft traumatisch bedingt
Kontraktur	pathologisches Zusammenziehen im Weichteilbereich eines Gelenks (z. B. bei Rheuma, auch durch Schonung oder traumatisch)
Lumbalgie, Lumbago	Schmerzen im Bereich der LWS, kann auch ausstrahlen, „Hexenschuss"
Luxation	Auskegeln des Gelenkkopfes aus der Pfanne
Multiple Sklerose	Erkrankung des Zentralnervensystems, verläuft meist in Schüben
Osteoporose	verringerte Knochendichte
Parästhesie	sensorische Lähmungserscheinung
PAVK	periphere arterielle Verschlusskrankheit, auch Schaufensterkrankheit genannt, durch schlechte arterielle Versorgung der Muskeln verursachte geringe Belastbarkeit verbunden mit Schmerzen, unterschiedliche Ursachen
Prolaps	Vorfall, meist auf Bandscheiben der Wirbelsäule bezogen, Faserring defekt
Protusion	Vorwölbung der Bandscheiben, Faserring intakt
Rheuma	unterschiedliche Erkrankungen des Stütz- und Bewegungs-

	apparates, häufig „Gelenkrheumatismus", verläuft in Schüben; Rheuma im engeren Sinn ist eine Autoimmunerkrankung
Schulter-Arm-Syndrom	Schmerzen und Bewegungseinschränkungen in Schulter und Arm, von der HWS ausgehend
Tendovaginitis	Sehnenscheidenentzündung, Entzündung der bindegewebigen Ummantelung der Sehnen
Thrombose	Blutgerinnsel mit Gefäßverschluss, teilweise oder gänzlich, meist der Venen
Zervikalsyndrom	Sammelbegriff für Probleme der HWS und deren Folgen (z. B. Kopfschmerzen)

Diverses

Anulus	Ring
Aponeurose	Sehnenhaut, flächenhafte Sehne
Arteria femoralis	Beinschlagader
Arteria humeralis	Armschlagader
Articulatio iliosacralis	Kreuzbein-Darmbein-Gelenk, Iliosakralgelenk (ISG)
Articulatio sternoclavicularis	Brustbein-Schlüsselbein-Gelenk
Axilla	Achselhöhle
Diffusion	phys.: gleichmäßige Verteilung von Teilchen; med.: Konzentrationsaustausch durch eine halbdurchlässige Membran, z. B. Gasaustausch in der Lunge und Nährstoffaufnahme der Gelenkknorpel
endokrin	wenn Hormone direkt an das Blut abgegeben werden
Endorphine	„Glückshormone"
Facettengelenke	kleine Wirbelgelenke
Fascia lata	breite Faszie, die den Oberschenkelmuskel umgibt
Faszie	Muskelhaut, Organhaut
fibrös	aus Bindegewebe bestehend
Filtration	mechanisches Trennverfahren durch dünne, feinporige Membran, z. B. in der Niere
Glykogen	Speicherform von Kohlenhydraten im Körper
hyalin	durchscheinend
hypermobil	sehr beweglich
hyperton	mit hoher Spannung, hohem Druck
hypomobil	weniger beweglich
Hypophyse	Hirnanhangdrüse, für Hormonhaushalt
Hypothalamus	Teil des Zentralnervensystems (ZNS), Schaltstelle zwischen ZNS und Hormonhaushalt
hypoton	mit niedriger Spannung, niedrigem Druck
inguinalis	die Leiste betreffend
inkongruent	uneben, passt nicht zusammen
Kollagen	leimartiger Eiweißstoff
Kompression	Druck Einengung
Kontraindikation	Gegenanzeige
kontraktil	fähig zum Zusammenziehen
Kontraktion	Zusammenziehen
Kyphose	dorsal konvex verlaufende Krümmung der Wirbelsäule, physiologisch an Brustwirbelsäule und Kreuzbein
Ligament	Band
Ligamentum patellae	Band, in das die Kniescheibe eingebettet ist; bindegewebige Fortsetzung (= Sehne) des M. quadriceps
Lordose	ventral konvex verlaufende Krümmung der Wirbelsäule, physiologisch an Lenden- und Halswirbelsäule
Medulla oblongata	am weitesten kaudal gelegener Teil des Gehirns, „verlängertes Rückenmark"
Membran	dünne Haut
Membrana interossea	Zwischenknochenhaut (Unterarm, Unterschenkel)
morphologisch	die Form und Struktur von Organismen, Organen und Körpern betreffend

motorische Endplatte	Nervenzelle am Muskel
Myofibroblasten	Bindegewebezellen mit kontraktilen Eigenschaften
Neurotransmitter	Botenstoffe für Nerven
Pars	Teil (z. B. eines Muskels)
Periost	Knochenhaut
Resilienz	psychische Widerstandsfähigkeit (Belastbarkeit, innere Stärke)
retikulär	netzartig
Rezeptoren	Reizempfänger
sensorisch, sensibel	wahrnehmend
Solarplexus	Plexus solaris, Sonnengeflecht
Spasmolytika	krampflösende Medikamente
Spindelzellen	messen die Länge des Muskels oder die Spannung des Gewebes und stehen in Verbindung mit dem Nervensystem
Symphysis pubica	Verbindung zwischen den Schambeinen
Tendo	Sehne
Tractus iliotibialis	Verstärkung der Faszia lata am lateralen Oberschenkel vom Beckenrand zum Schienbein
vaskulär	auf das Blutgefäß bezogen
Vastus	lat: weit. Üblicherweise: Bauch (z. B. eines Muskels)

zwischenraum

im raum, der da ist zwischen werden und sein
im raum zwischen außen und innen
im raum, der da ist zwischen dein und mein
im raum zwischen stille und singen

im raum, der da ist zwischen schmerz und gesund
im raum zwischen tränen und lachen
im raum, der da ist zwischen oder und und
im raum zwischen warten und machen

Im raum, der da ist zwischen engen und weiten
im raum zwischen fülle und leere
im raum, der da ist zwischen all den zeiten
im raum zwischen leichtem und schwere

im raum, der da ist zwischen ruhe und beben
zwischen traum und der realität
im raum, der da ist zwischen nehmen und geben
da tanzt es und schwingt es –
das leben

Lena Raubaum

Sachregister